KB155763

맨발걷기학 개론

무병장수의 인류건강학

맨발걷기학 개론

초판 1쇄 인쇄 · 2024년 2월 15일
초판 1쇄 발행 · 2024년 3월 5일

지은이 · 박동창
펴낸이 · 이종문(李從聞)
펴낸곳 · (주)국일미디어

등   록 · 제406-2005-000025호
주   소 · 경기도 파주시 광인사길 121 파주출판문화정보산업단지(문발동)
영업부 · Tel 031)955-6050 | Fax 031)955-6051
편집부 · Tel 031)955-6070 | Fax 031)955-6071
평생전화번호 · 0502-237-9101~3
홈페이지 · www.ekugil.com
블 로 그 · blog.naver.com/kugilmedia
페이스북 · www.facebook.com/kugilmedia
E-mail · kugil@ekugil.com

· 값은 표지 뒷면에 표기되어 있습니다.
· 잘못된 책은 구입하신 서점에서 바꿔드립니다.

ISBN 978-89-7425-904-4(13510)

무병장수의 인류건강학

맨발걷기학 개론

박동창 지음

국일미디어

현대의학과 대체의학
그리고 맨발걷기학

동서고금을 막론하고 무병장수와 함께 살아 있는 동안 건강하게 살고 싶은 것이 세상 모든 사람의 염원이다. 그러나 사람의 건강문제는 모든 사람들의 관심사이면서도 누구도 그를 완벽하게 관리하는 방법은 잘 모르는 블랙박스와도 같은 존재이기도 하다.

10만 년 인류가 진화하는 동안 인간이 추구해온 몸의 건강한 유지와 보존을 위한 노력들은 수많은 질병과 노화로 인해 번번이 좌절을 맛볼 수밖에 없었다.

서양에서는 해부학, 생리학을 중심으로 한 수천 년 의학의 발전과정을 거치며 최근에 들어 분석적인 방법으로 인체의 블랙박스를 들여다보고 그 안의 DNA 분리 등 과학적인 접근을 시도하였다. 반면 동양에서는 오감을 통해 인체의 신비를 직접 느끼면서 통찰력을 통해 전일적인 방식으로 인간의 몸을 이해하여 왔다. 기氣의 움직임 등으로 표현하면서 몸을 알려고도 하였다.

전자는 제도권에서 과학이라는 이름으로 큰 성공을 거두어 온 반면, 후자는 비제도권의 방법으로 전래되어 왔다.

2015년 1월 오바마 대통령은 연두교서에서 오늘 태어나는 아이들은 120세의 수명을 누리게 될 것이고 암, 당뇨 등의 질병으로부터 벗어나는 삶을 살게 될 것이라고 선언하였다. 게놈정보와 그 속의 변이들을 알게 되면 인류의 숙원인 무병장수의 꿈도 현실로 곧 다가온다는 것이다. 과학 발전 300년의 결과로 얻게 된 인간의 유전자 정보를 개개인의 질병기록과 비교하여 무병장수에 도전하는 정밀맞춤의학이 시작됨을 선포한 것이다. 이것은 제도권의 최근 몸에 대한 과학적 정보추구의 진전된 결과다.

반면에 몸의 보존과 유지에 대하여 전혀 다른 접근을 시도해 온 수많은 비제도권의 방식들이 존재하고 있다. 생태계 일반을 두루 관통하고 있는 우주적 생명력인 기氣를 다스리는 각종 가르침과 운동은 물론 자연치유에 관한 수많은 전래 요법 등이 그러하다. 그러한 다양한 전래 요법 등은 최근 대체의학, 보완의학이라는 이름 등으로 일부 제도권으로의 편입을 시도하고 있다. 1992년 미국 국립보건원NIH 내에 대체의학실이 설립되고, 그것이 1998년 국립대체보완의학센터National Center for Complementary and Alternative Medicine, NACCAM로 확대 개편된 것이 그 실례다.

문제는 현대의학에서의 유전자 분석기술과 암의 생존률 개선 등 질병의 치유를 위한 제도권 내의 비약적 발전이 지속되고 있고, 또 비제도권에서 전래되어 온 수많은 자연치유 요법 등이 상존하며 대체의학으로 발전하고 있음에도 불구하고 인간의 삶에 수반되는 생生·노老·병病·사死의 한계를 벗어날 수 있는 근원적인 해법에 이르기에는 아직도 긴 시간이 더 필요해 보인다.

암, 당뇨, 심혈관질환 등 치명적인 비감염성 만성질환을 가진 환자들의 숫자가 줄기는 커녕 갈수록 늘어만 가고 관련 사망자 숫자 역시 급증하고 있을 뿐만 아니라, 지난 수년간 코로나19라는 감염병으로 전 세상이 멈추어 서고 2022년 8월까지 확진자는 6억 명, 목숨을 잃은 사람만도 650만 명에 육박한다.

본서《맨발걷기학 개론》에서 저자가 제시하는 숲길 맨발걷기와 접지의 해법은 현대의 우리 인간이 당면하고 있는 어쩔 수 없는 질병에 점철된 현실의 한계를 극복하기 위한 '세상에 없던' 새로운 시도다. '신발을 벗고 맨발로 숲길을 걷고 땅과 접지하면 된다'는 '지극히 단순하고, 실천이 용이하고, 무해, 무비용의 새로운 건강 추구방식'이라는 점에서도 그러하다. 그리고 앞서 이야기한 인체의 블랙박스를 '조물주의 설계도'로 해석하고, 또 그 설계도에 따른 근원적인 인간생명의 작동원리이자 운영기제operation mechanism로서의 삶의 방식으로 숲길 맨발걷기와 접지의 의미를 찾아간다는 점에서도 그러하다.

특히 맨발로 걷고 뛰도록 한 유치원이나 초등학교의 학생들에게 나타난 집중력 강화나 사회성의 확장, 또 청장년층이 갖는 사회생활에서의 스트레스로 발생되는 심인성질환의 해소 그리고 노년기의 사람들이 질병과 노화의 고통 없이 건강하고 아름다운 삶을 영위해 가는 방식으로서의 숲길 맨발걷기는 건강에 관심이 있는 그 누구든 시도해 볼 수 있는 인류의 보편적인 건강 추구방식임을 밝히고자 하였다.

이에 전술한 제도권 내 현대의학의 눈부신 유전자정보 분석기술과 맞춤정밀의학의 발전, 그리고 비제도권의 대체의학, 보완의학 등이 무병장수의 인류의 꿈을 이루어 낼 수 있을 때까지, 저자가 본서에서 제시하는 '맨발걷기학'이라는 지극히 '단순하고, 용이한 또 무해, 무비용의' 세상에 없던 새로운 건강 추구방식이 우리 사회는 물론 더 나아가 동시대 전 세상 사람들의 건강과 삶의 질 향상을 위한 근원적인 대안의 하나로 공유되고 실천되는 계기가 되었으면 한다.

아울러 당장 질병의 고통에 빠진 세상 사람들에게 맨발걷기를 통한 건강한 생명의 대안을 제시함과 동시에 맨발걷기와 접지의 이론체계를 정리하고, 관련 해외 임상논문들과 저자가 직접 실험으로 입증한 접지의 효과를 서술함으로써 본서가 '맨발걷기학'이라는 인류 역사상 최초의 새로운 학문의 근간이 될 뿐 아니라 향후 각급 학교에서의 맨발걷기학의 강의와 교육의 교재로 활용되어 세상 사람들을 질병의 질곡에서 구하는 건강한 삶과 생명의 길잡이가 되기를 바라는 간절한 마음으로 집필에 임하였음을 밝혀 둔다.

2024년 1월 새해를 맞이하며
박동창

생명의 자유전자
충전

2019년 시작된 코로나19 팬데믹 이후 전 세계인들의 일상생활과 경제 활동들이 대폭 위축되었다. 소위 말하는 언택트, 즉 비대면 시대가 열린 것이다. 그뿐만 아니라 세상은 아날로그가 아닌 디지털 시대로, 또 AI가 사람의 판단을 대신하는 초문명 사회로 급속히 이전하면서 앞날을 알 수 없는 불확실성의 시대에 직면하고 있다. 혹자는 이를 '문명사적 대전환 시대의 도래'라고 규정한다.

우리는 이러한 코로나19 팬데믹의 원인이 무엇인지 정확하게 알아야 한다. 그래야 그 정확한 해법을 내놓을 수 있기 때문이다. 관련하여 필자는 세상의 그 누구도 주목하지 않고 있는 코로나 팬데믹의 치명적인 이유는 바로 현대인들의 땅과의 분리, 즉 접지의 차단에 있는 것으로 본다.

지난 19세기 이후 합성소재 고무 밑창을 댄 신발을 신기 시작하면서 현대인의 땅과의 접지 차단이 시작되었고, 도로들이 땅과의 접지를 차단하는 아스팔트, 시멘트, 우레탄 등으로 포장되고, 집도 단층의 흙집에서 고층 건물이나 아파트로 바뀌면서 현대인들의 땅과의 접지 차단이 고착화되었다. 한마디로 하루 24시간, 1년 365일 땅과의 접촉이 차단된 삶을 살면서, 인간의 면역력이 근원적으로 저하되었고, 그 결과 코로나19와 그 변이 바이러스들이 창궐하고 암, 심혈관질환 등 비감염성 만성질환의 현대 문명병이 일상화되면서 우리 인류가 속수무책으로 당하고 있다.

코로나19 팬데믹의 해소에 전 세상의 관심과 눈이 쏠려 있지만, 사실상 우리 주변에는 코로나19보다 더 무서운 비감염성 질병들이 많다. 그리고 수많은 사람이 고통 속에 놓여 있다. 지금도 코로나19 희생자 수보다 훨씬 많은 사람이 고통받고 있거나 죽어가고 있다.

현대의학의 눈부신 발전에도 불구하고, 심혈관질환, 암, 고혈압, 고혈당, 알츠하이머 등 현대 문명병의 매년 발병자 수, 사망자 수는 갈수록 더 높아져 가고 있다. 전 세계 사망률 1위를 지키고 있는 심혈관질환 환자 수는 1990년 2억7,100만 명에서 2019년에는 5억2,300만 명으로 2배로 급증했고, 동 사망자 수는 1990년 1,210만 명에서 2019년 1,860만 명으로 증가했다.* 전 세계 암환자 수도 2000년 1,000만 명에서 2018년 1,810만 명으로 늘어나고 있고, 암 사망자 수도 2000년 600만 명에서 2018년 960만 명으로 늘어났다. 동 증가추세를 유지한다면, 2030년에는 암환자 수가 2,540만 명, 사망자 수는 무려 1,640만

---

*   미국 심장학회 저널, 2020.10월호

명에 이를 것으로 추정하고 있다.*

지난 2020년 1월~2022년 7월까지 2년 7개월 동안 코로나19 팬데믹으로 인한 사망자 수가 640만 명이었는데(1년 평균 약 237만 명), 그보다 무려 7.8배가 넘는 사람들이 매년 심혈관질환으로 사망하고 있고, 4배가 훨씬 넘는 사람들이 매년 암으로 사망하는 것이다. 따라서 인류의 안녕과 건강한 삶의 영위를 위협하는 만성질병의 치명적 상황은 코로나19 팬데믹보다 사실은 더 심각한 상황이라 할 것이다.

하지만 전 세계는 당장 감염병 백신과 치료제 개발에만 총력을 기울이고 있을 뿐 근원적인 인류의 면역력 증강 방법에 대해서는 무관심이다. 또 그보다 훨씬 더 많은 사망자 수를 내는 각종 치명적인 비감염성 질병들에 대한 예방책 없이 오로지 사후적인 대증적 치료약물과 주사제의 개발에만 급급하여 인류의 건강한 미래를 위한 질병 예방에 대한 자성과 대책이 절실히 요구되고 있다.

이에 저자는 지난 2006년 발간한 《맨발로 걷는 즐거움》**, 2019년 발간한 《맨발걷기의 기적》, 2021년 발간한 《맨발로 걸어라》를 통해 코로나19와 같은 감염병을 예방할 수 있는 방법을 제시했다. 그리고 인간의 근원적인 면역력 증진은 물론, 암, 심혈관질환, 뇌질환, 고혈압, 당뇨병,

—

* WHO 산하 국제암연구소

** 2023년 《맨발걷기의 첫걸음》으로 개정 발행

치매, 알츠하이머 등 무서운 만성질병들의 예방을 위해 반드시 실천해야 할 핵심적인 요소들을 본서《맨발걷기학 개론》에 담고자 한다.

현대 문명병 원인의 약 90%를 제공하는 활성산소의 중화, 심혈관질환과 뇌질환의 원인이 되는 혈전의 해소, 인류의 영원한 고민인 노화의 예방, 우리나라 최대의 현안인 저출산, 인구절벽 위기의 극복, 현대인의 정신을 좀먹는 불안과 스트레스의 완화 및 진정, 각종 염증과 통증의 해소 및 치유, 그리고 코로나19는 물론 미래의 '감염병 X'로부터 우리 인류를 보호할 수 있는 근원적인 면역력의 증강과 자가면역질환의 예방까지… 그 모든 것을 해결하는 근원적인 치유책이 바로 '맨발걷기와 접지'이기 때문이다.

땅속에 무궁무진하게 존재하는 음(-)전하를 띤 자유전자들이 맨발로 걷거나 접지할 때, 우리 몸 안으로 올라와 위와 같은 전방위적인 생리적 치유의 메커니즘을 촉발한다. 그래서 저자는 그것을 '생명의 자유전자'라 일컫는다. 신발을 벗고 맨발로 땅과 접지하게 되면 그러한 생명의 자유전자가 마치 전기차에 전기가 충전되듯 우리 몸속으로 충전된다.

따라서 코로나19 팬데믹으로 인해 초래된 21세기 문명사적 대전환의 시대, 그 근원적인 해법은 우리 인간의 땅과의 접지 회복을 통해 우리의 발밑 땅속에 무궁무진하게 존재하는 생명의 자유전자를 우리 몸속으로 받아들임으로써 근원적인 면역력을 증강시키고, 당초 우리의 조물주가 설계해 놓은 인간의 생리적 작동과 치유의 시스템을 완벽하게 가동하는 것이 그 근원적인 답이라 할 것이다.

이러한 저자의 생각은 지난 2020년 12월 이라크 바스라Basrah 의과대학의 하이더 압둘-라디프 무사Haider Abdul-Lateef Mousa 교수가 59명의 코로나19 환자들을 대상으로 한 맨발걷기와 접지를 통한 치유를 입증한 세계 최초의 연구논문으로도 일부 확인이 되었다.

결국 저자의 주장대로 우리 현대인들이 다시 땅과의 접지를 회복하는 일이 전 세상을 멈추어 세운 코로나19 팬데믹은 물론 앞으로 언제든 닥쳐올 수 있는 '미래의 감염병 X'에 대비하는 근원적인 처방이 될 것이고, 또 우리 모두를 질병의 고통과 사망의 위험 속으로 내몰고 있는 암과 심혈관질환, 고혈압, 고혈당, 치매, 알츠하이머, 파킨슨병 등 수많은 현대 문명병들에 대한 단순·용이·무해·무비용의 천연의 예방과 치유책이 될 것이다.

아울러 저자는 본서를 통해 헌법 제35조 제1항에 따른 국민의 기본권인 '건강권', '환경권'의 일환으로 일상의 삶에서 땅을 밟고 접지하며 건강하게 살 수 있는 권리인 '접지권'의 입법을 제안한다. 동시에 모든 사람이 언제든 신발을 벗고 맨발로 걷고 살 수 있도록 우리의 주거 공간을 땅과 연결하는 근원적인 생활공간의 혁신을 추진해 나갈 것을 정부 당국에 호소한다.

아파트 등 주거단지와 주변의 근린공원 등의 산책로들은 물론 각급 학교 운동장들을 덮고 있는 아스팔트, 시멘트, 아스콘, 야자매트 등을 걷어내어 흙길의 산책로, 흙으로 된 운동장 등을 조성하고, 곳곳에 세족 시설을 설치함으로써, 우리 국민 모두가 일상의 생활 속에서 언제든 맨발로 걷고 흙과 접지할 수 있도록 사회적 인프라를 구축해 나갈 것을 촉구하는 것이다.

또한 본서 《맨발걷기학 개론》이 우리 국민은 물론 세계보건기구WHO를 중심으로 한 전 세계인들이 맨발걷기를 연구하고 실천하는 계기가 되기를 바란다. 그렇게 모든 사람이 맨발로 걷고 땅과 접지함으로써 코로나19 팬데믹은 물론 혹시 또 닥칠 미래의 감염병이나 치명적인 만성질병들로부터 자유로워질 수 있음을 믿기 때문이다.

이에 앞으로 맨발걷기가 국민 건강 운동은 물론 전 세계 인류 공통의 건강 운동으로 공식 채택되고, 관련 사회적 인프라 등이 조성되어 전 국민과 세계인들이 큰 비용 들이지 않고 건강하고 행복하게 살 수 있는 무병장수의 건강 세상을 향해 나아갈 수 있기를 희망하고, 동시에 본서를 앞으로 각급 학교에서 채택될 맨발걷기학에 대한 강좌의 교본으로 삼았으면 한다.

포스트 코로나 시대, 인류의 구원의 꿈인 무병장수는 '맨발걷기와 접지'를 중심으로 한 맨발걷기학의 연구와 실천에서 시작될 것이다.

제1장
인류건강 최초 무병장수의 발제 : 맨발걷기

제2장
맨발걷기와 접지의 이론체계

제3장
접지 효과의 임상적 연구 결과

제4장
맨발걷기와 접지의 6가지 천연 치유제

제5장
맨발걷기와 섭생의 중요성

제6장
맨발걷기의 방법과 시간 그리고 발관리

제 **1** 장

인류건강 최초 무병장수의 발제 : 맨발걷기

01

천지인天地人의 조화와
인법지人法地의 이치

　인간을 중심으로 한 우주는 하늘天과 땅地 그리고 사람人으로 이루어져 있다. 우주를 나타내는 하늘 천天 자는 위에 가로지른 일一 자가 하늘을 나타내고, 아래에 가로놓인 일一 자가 땅을 나타낸다. 그리고 그 중간에 사람 인人 자가 서 있다. 하늘을 머리에 두고 땅을 밟고 존재하고 있는 사람을 중심으로 우주의 모습을 형상화한 것이다. 하늘 천天 자는 이렇게 우주의 모습과 함께 우리 존재의 근본을 시사한다.

　실제 우리 인간은 하늘이 내리는 따뜻한 햇빛과 산소를 마시며 산다. 한 시도 그 햇빛과 산소 없이는 살아갈 수가 없다. 그것은 생명의 유지를 위한 절대적 조건이다. 사람의 존재는 하늘天이 주는 적정한 햇빛과 산소의 시혜라는 조건이 주어질 때만이 존재가 가능함을 의미한다.

　같은 이치로 사람의 존재는 땅을 딛고 살 때만 건강한 존재로서 생존할 수 있다. 마치 모든 식물이 땅에 뿌리를 박고, 모든 동물이 땅을 밟고 살아가듯, 우리 인간 역시 땅에 뿌리를 두고, 땅을 밟고 살아야 함을 의미한다. 맨발로 지구의 땅을 밟고 접지해야 우리의 모든 생리적 작용들이 정상으로 돌아갈 수 있다는 또 하나의 절대적 조건이다.

하늘을 머리에 두고 살며 하늘에서 따뜻한 햇빛을 받고 신선한 산소를 마셔야 생명을 유지하며 살아갈 수 있듯, 건강한 지구의 땅을 맨발로 밟고 살아야 땅속 생명의 자유전자를 받아 인간의 모든 생리적 작용들이 최적으로 돌아가면서 건강한 삶을 유지할 수 있는 것이다. 그것이 조물주가 설계해 놓으신 천지인의 이치이자 인체의 작동 원리다.

그런데 지금 세상의 모든 사람들이 고무 밑창을 댄 부도체의 신발을 신고 살고 있다. 그리고 고층의 집이나 건물에서 살고 있다. 거기에다 우리가 걷는 길은 대부분 땅과의 전기가 통하지 않는 절연체의 아스팔트, 시멘트, 우레탄, 인조잔디 등으로 철저히 포장되어 있다. 사실상 세상의 거의 모든 사람들이 하루 24시간, 1년 365일을 땅과의 접지가 차단된 삶을 살고 있는 것이다.

하늘의 햇빛과 산소는 좋던 싫던 누구나 한 시도 빠짐없이 받고 마시며 살아가지만, 땅속으로부터의 생명의 자유전자는 현대에 들어와 거의 모든 사람들이 부도체의 신발이나 부도체의 건물과 포장된 도로 위에 살면서 그 공급이 차단된 채 살아가고 있는 것이다. 그 결과 소위 '전자의 결핍electron deficiency' 현상으로 오늘날 현대인들은 수많은 염증과 만성질병의 질곡에 빠져 있다.

그런데 이제 우리는 그를 해결할 수 있는 놀랍도록 단순한 해법을 찾아내었다. 바로 천지인의 조화 속 맨발로 땅을 밟고 사는 일이다. 2006년 저자가 《맨발로 걷는 즐거움》이라는 책을 통해 확립한 '자연의 지압이론'과 2010년 미국의 전기기술자, 심장의학자, 에너지의학자 등이 펴낸 《어싱, 땅과의 접촉이 치유한다》는 책과 30여 편의 임상논문들을 통해 밝힌 '접지earthing 이론'이 그를 뒷받침한다. 그리고 그러한 이론들이 지난 8여 년 '맨발걷기국민운동본부' 회원들이 증언해 온 맨발걷기 치유사례들과 그대로 일치한다는 사실도 확인하였다. 그 결과가 2019년 발간된 '두 달 안에 아픈 곳이 나아지는'《맨발걷기의 기적》과 2021년 발간된 '땅이 주는 치유의 선물'《맨발로 걸어라》에 보고되고 체계화되었다.

그 중에서도 특히 맨발로 걸을 때 다음 여섯 가지의 효과를 볼 수 있다.

첫째, 땅속의 무궁무진한 음(-)전하를 띤 자유전자들이 몸 안으로 들어와 몸속에서 끊임없이 생성되는 양(+)전하를 띤 만병의 근원이자 염증의 원인인 활성산소와 중화되어 각종 만성질환들을 예방, 치유할 수 있다는 사실이 확인되었다(접지의 항산화 효과).

둘째, 동시에 땅속의 자유전자가 몸 안으로 올라와 적혈구의 표면전하를 올리고, 세포 간의 밀어내는 힘을 나타내는 제타전위zeta potential

를 올려 혈액의 점도 ^{viscosity}를 낮추고, 혈류의 속도 ^{velocity}를 높여 침묵의 살인자로 불리는 무서운 심혈관질환, 뇌질환들을 예방, 치유할 수 있다는 사실도 확인하게 되었다(접지의 혈액 희석 효과).

셋째, 그리고 땅속의 자유전자를 받을 경우 세포의 발전소인 미토콘드리아에서 에너지대사의 핵심 물질인 ATP(아데노신삼인산)를 생성 촉진하여 삶의 활력을 충전하고, 노화를 방지하며, 당뇨를 예방하는 등 활기찬 생명활동을 담보할 수 있게 되고(ATP 생성 촉진 효과),

넷째, 스트레스 호르몬 코르티솔 분비를 진정시켜 숙면을 돕고, 불안, 초조, 과민 등으로부터 자유로워질 수 있다는 사실도 확인하게 되었다(천연의 신경안정 효과).

다섯째, 또한 땅속에서 자유전자를 받을 경우, 그 전자들이 세포의 원자핵의 궤도를 도는 짝 잃은 전자들인 활성산소의 잃어버린 짝을 찾아주어 정상세포로 바뀌게 함으로써 염증과 통증의 원인을 해소할 뿐만 아니라(염증과 통증의 치유 효과),

여섯째, 그 전자들이 우리의 면역계를 정상적으로 작동케 충전함으로써 면역력을 증강시킴과 동시에 각종 자가면역질환들을 예방하고 치유하는 기능을 담당하게 된다는 사실도 확인하게 되었다(면역계의 정상작동 효과).

이렇게 맨발을 통한 땅과의 접지를 통해 땅속 자유전자를 몸 안으로 받아들임으로써 인체의 모든 생리적 작용이 최적으로 작동하게 하게 되고, 그 결과 우리는 땅에 깊이 뿌리를 박은 초목들이나 야생의 동물들처럼 건강한 생명활동을 유지할 수 있게 되는 것이다. 그래서 저자는 그러한 땅속 자유전자를 '생명의 자유전자'로 부른다. 바로 땅이 주는 치유의 선물의 핵심요소다.

이에 모든 사람들에게 땅속 자유전자의 공급이 충분히 이루어질 수 있도록 흙길을 만들고 보존하여 누구나 일상 삶의 주변에서 맨발로 땅을 밟으며 건강한 삶을 이룰 수 있도록 만들어 나가야 한다.

그를 위해 저자는 헌법 제35조 제1항이 규정한 "모든 국민은 건강한 환경에서 생활할 수 있는 권리를 가지고 있다"는 조항에 근거한 '접지권' 입법을 제안한다. 우리 국민 누구나 일상에서 손쉽게 맨발로 땅과 접지하며 천지인의 조화 속 땅이 주는 치유의 선물을 향유하며 건강한 환경에서 생활할 수 있는 인프라를 조성해야 하기 때문이다.

그 경우 진정한 천지인의 조화와 인법지의 이치를 실천하고 구현할 수 있게 될 것이다.

인류가 꿈꾸어온
무병장수의 열쇠
- 조물주의 인간설계론

인류는 지난 수천 년간 무병장수의 꿈을 이루기 위해 부단히 노력해 왔다. 수많은 의학 서적이 발간되었고, 그에 따른 수많은 민간요법과 약의 조제 및 처방 등이 전수되어 왔다. 하지만 아직도 근원적으로 예방되거나 치유되지 아니하는 치명적인 질병들로 인류는 여전히 고통받고 있고, 무병장수의 꿈은 여전히 요원한 상태다.

물론 지난 300년 의학의 눈부신 발전으로 수많은 질병에 대한 대증치료법 역시 비약적인 발전이 있었다. 최근 암 치유의 생존율이 크게 높아졌고, 심혈관질환 등에 대한 의학적 처치의 성공적 시행 등은 그를 뚜렷이 증거한다. 그렇지만 우리에게는 여전히 그러한 질병들이 발생하지 않도록 예방하거나 그 발병 자체를 차단하는 방법을 발견하기 위한 치열한 노력이 필요하다. 병원에서 수술을 받아도 또 수많은 약을 처방받아도 치유되지 않는 많은 질병들이 존재하고, 또 한의원에 가서 매일 대침을 맞아도 근원적인 치유가 되지 않고 통증이 계속되는 경우들도 많이 있기 때문이다.

그런데 저자가 2016년부터 시작해온 무료 숲길 초대 프로그램인 '맨발걷기숲길힐링스쿨' 참여자들로부터 맨발로 매일 걷고 즐겼더니 두통이나 이명증, 비염, 아토피 피부염, 섬유근염 등은 물론 족저근막염, 무릎 관절염이나 척추관협착증 등이 치유되었다는 증언들이 나왔다. 그리고 재발한 비호지킨림프종 혈액암의 악성종양이 불과 2달 여 맨발걷기로 사라졌다거나, 갑상선암 종양이 절반으로 줄었다거나 다발성 가성 점액종(일명 충수암)의 암 종양들이 맨발걷기 5개월 만에 반이 사라졌고, 9개월이 지나며 그 나머지 반의 암 종양들까지도 다 사라졌다는 경우도 생겼다. 병원에서 치료불가를 선언한 말기 전립선암이 맨발걷기 2개월 만에 PSA지수 935.8에서 0.358로 정상화되고, 까맣게 썩었던 흉추 9, 10번이 하얗게 재생되는 경우까지 생겼다. 거기에다 파킨슨병으로 7년간 고생하던 600병상의 양한방 협진병원 이사장인 80세 한 의사가 맨발걷기 11개월에 거의 모든 증상이 정상으로 회복되는 경우도 생겼다. 제도권 의학계도 맨발걷기의 이러한 경이로운 치유 효과를 더 이상 부인할 수만은 없게 되었다.

이에 한 걸음 더 나아가 저자는 맨발걷기가 이제까지 수천 년의 제도권과 비제도권의 의학계가 꾸준히 추구해 온 '인류의 무병장수'라는 미완의 해결 과제를 찾는 새로운 실마리를 제공하고 있다는 통찰에 이르렀다.

지난 2006년 '자연의 지압이론'이라는 새로운 개념을 제시한 저자의《맨발로 걷는 즐거움》에 이어, 2010년 미국의 전기기술자 클린트 오버Clint Ober와 심장의학자 스티븐 시나트라 박사Stephen Sinatra, M.D. 등이 공저한《어싱, 땅과의 접촉이 치유한다》를 통해 '접지이론'이라는 또 다른 한 과학적 근거가 제시되었다. 지난 2011년 폴란드의 쏘칼 부자 박사에 의해 발표된 임상논문 〈접지는 인체의 생리적 과정에 영향을 미친다Earthing the Human Body Influences Physiologic Processes〉와 2013년 공학물리학자 가에탕 쉬발리에 박사G. Chevalier, Ph.D, 스티븐 시나트라 박사 등의 논문 〈접지가 심혈관질환의 주 요인인 혈액의 점성을 낮춘다 Earthing (Grounding) the Human Body Reduces Blood Viscosity—a Major Factor in Cardiovascular Disease〉와 2015년 에너지의학자 제임스 오쉬만 박사, 공학물리학자 가에탕 쉬발리에 박사 등이 발표한 임상논문 〈접지가 염증, 면역 반응, 상처 치유, 만성 염증 및 자가면역질환의 예방 및 치료에 미치는 영향The effects of grounding (earthing) on inflammation, the immune response, wound healing, and prevention and treatment of chronic inflammatory and autoimmune diseases〉 등 30 여 편의 임상논문으로 밝혀졌다.

또한 저자는 위 폴란드, 미국 의학자들의 접지를 통한 임상실험 결과들이 우리의 맨발걷기에 따른 놀라운 치유와 힐링의 결과와 그대로 일치한다는 사실을 확인하고, 2019년《맨발걷기의 기적》, 2021년《맨발로 걸어라》, 2023년《맨발걷기가 나를 살렸다》 등을 저술한 바 있다.

한편 동 당위를 실증적으로 입증하는 매우 중요한 새로운 치유사례가 최근 다시 확인되었다. 바로 '맨발걷기국민운동본부'의 이용자 씨(여, 64세) 사례다. 그녀는 2018년 가을 몇 달간의 맨발걷기로 수년간 앓고 있던 무릎 연골의 통증이 거의 치유되었다는 놀라운 소식을 전했다. 그런데 그해 겨울 한동안 그녀의 소식이 들리지 않아, 다음 해 3월 저자가 그녀에게 전화하여 그간의 경과를 물었다. 그랬더니 그녀는 겨우내 추위로 맨발걷기를 중단하여 무릎 통증이 다시 시작되었고, 대모산까지 걸어오기조차 힘들게 되었다는 안타까운 소식을 전했다.

그래서 저자가 "맨발로 걸을 수 있는 봄이 왔으니, 이제부터 매일 맨발로 걸으시면 다시 치유될 것이다"라고 이야기하였다. 그 후, 실제 그녀는 지난 2019년 4월 1일부터 매일 양재천 흙길을 맨발로 다시 걷기 시작하였다. 그랬더니 약 한 달 반 만에 통증이 다시 왔던 무릎도 괜찮아졌을 뿐만 아니라, 내내 통증으로 고생했던 오십견까지 호전되었다고 전했다.

여기서 우리는 참으로 중요한 시사점을 읽게 된다. 첫째, 매일 맨발로 걸으면 근골격계질환은 물론 거의 모든 질병들이 치유된다. 둘째, 그러나 일정 기간 맨발로 걷는 것을 중단하면, 질병에 따라서 또다시 동 질병들이 재발할 수 있다. 셋째, 그리고 다시 매일 맨발로 걸으면 그러한 통증들이 다시 치유된다.

인간은 원래 맨발로 걷도록 설계되었다. 맨발로 걷고 땅과 접지하면 인간의 몸은 건강한 상태를 유지하며 살 수 있게 창조되었다. 저자의 '조물주의 인간설계론'의 지론이다. 그래서 비록 평생 신발을 신고 살아 병이 생긴 사람이라 하더라도, 지금부터라도 맨발로 걷기 시작하면 위와 같은 이유로 웬만한 질병들, 즉 현대 문명병들은 자연스럽게 치유될 수 있다는 사실을 뒷받침한다. 그리고 맨발걷기야말로 그러한 질병들이 발생하지 않도록 예방하거나 그 발병 자체를 차단하는, 이제까지 세상에는 없었던, 인류 구원의 건강증진 방법이라는 결론에 이르게 된다.

그러한 점에서 저자의 '맨발걷기국민운동본부'의 모든 회원들의 지난 수년간의 혈액암, 갑상선암, 다발성 가성 점액종 등 각종 암을 치유한 증언은 물론 이용자 씨의 새로운 차원의 근골격계 치유의 증언은 맨발걷기가 우리 인류가 꿈꾸어 왔던 무병장수의 열쇠임을 다시 한번 더 명확하게 확인해 주었다.

03

맨발걷기는
인류 최초의 근원적 건강법

저자는 어린 시절 스스로 졸라 시골의 조부모님 밑으로 가서 자랐다. 당연히 매일 논두렁을 뛰고 산을 오르내리고 뛰어놀며 컸다. 그러다 보니 수시로 날카로운 칼이나 낫에 손가락을 베이고, 찢기는 일이 다반사였다. 하지만 당시에는 오늘과 같은 상처 치료용 연고 등이 있을 리 만무했다. 그래서 보드라운 흙을 한 줌 쥐어서 피가 나는 상처에 뿌리곤 하였던 기억이 난다. 흙이 상처를 치유한다는 사실을 그 당시 어린 나이에 이미 알아차렸던 것이다.

그렇다면 과거 인류의 문명 전 고대에는 어떠했을까? 똑같은 자연치유의 방법이 있었을 것이다. 오랜 경험을 한 나이 많은 사람이나 제사장 또는 승려들이 원시적이나마 각종 상처와 질병에 대한 응급처치 요령을 익혀 주변의 다치고 아픈 사람들을 치유케 하였을 것이다.

2006년 이부영 박사가 쓴 《의학개론》은 "질병이 언제부터 있었는지는 확실치 않다. … 병은 생명과 더불어 존재했을 것이라는 추정도 있다. 왜냐하면 병은 곧 생명현상의 일부기 때문이다. … 미셸 푸코Michel Foucault는 구석기 시대의 의학은 의사 없이도 있을 수 있었을 것이라고 말하고 있다. 그것은 환자가 모두 스스로 의사라고 믿었기 때문이다. 의술의 시작은 본능적인 행위였을 것이다. 개들도 위가 불편하면 구토를 일으킬 때까지 풀을 먹고 토해내듯이, 또한 원숭이가 가시를 뽑고 피를 멎게 하듯이 인류도 단순한 본능적 행동으로 아픔을 완화하기 위해 손으로 비비거나 식물을 채취해서 쓰거나 해와 물 등을 이용하여 처치를 하고, 그것이 효과가 있으면 구전되어 치료법을 발전시켜 왔을 것이라고 보는 것이다"라고 선사 시대의 의학을 정의하고 있다.

실제 약 4000년 전인 BC 1,750년 고대 바빌로니아의 인류 최초 성문법전인 함무라비법전에 이미 "의사와 의료행위에 대한 법적인 규정이 자세히 기록되어 있다. … 특히 의사의 보수에 관한 조항이 있는데 법전 215장에 큰 수술로 환자를 고치거나 백내장을 수술해서 눈이 나으면 10제켈의 은銀을 받아도 좋다고 되어 있다. 5제켈은 1년간의 고급주택 임대료에 해당하며, 직공장職工長의 일당은 법전 274장에 의하면 1/30제켈이었다고 하니 막대한 돈이라고 할 수 있다"라고 서술하고 있음이 그를 증거한다.

3000년 전 중국의 황제내경도 "천인합일설天人合一說, 음양오행설陰陽

五行說 등 자연학에 입각한 병리학설을 주로 하고 실제 치료에 대한 기록은 적다. 영추는 침구鍼灸와 도인導引 등 물리요법을 상술하고 있다"라고 기록하고 있다.

약 2500년 전 현 인류 의학의 아버지라 불리는 그리스의 히포크라테스는 그의 저서에서 "대자연이 바로 의사다", "대자연은 스스로의 치유법을 찾아내는 능력이 있다"라며 자연치유에 대한 믿음을 토로하면서, 주로 식이요법, 공기욕, 안마, 해수욕, 사혈 요법, 부항 등의 치료 방법을 사용했다고 기록하고 있다. 약은 주로 설사, 진정제 등에 사용했으며 약품의 종류도 그리 많지 않았다는 것이다. 그러나 그 어디에도 맨발걷기로 건강해질 수 있다거나 병이 치유된 기록은 나오지 않는다.

고대의 말기와 중세 시대를 지나 근대 초기까지 의학의 황제로 칭송을 받았던 인물인 약 2000년 전 그리스의 갈레노스Galenos(129~200)는 서양의학의 역사에서 해부학과 생리학, 진단법, 치료법에 이르기까지 의학의 모든 분야에 걸쳐 1000년 이상 오랫동안 큰 영향을 끼쳤고 그 역시 해부학자로서 위대한 해부학 저서인《해부 방법에 관하여》와《인체 각 부위의 유용성》등 두 권을 집필하였다.

그 이후 이탈리아의 해부학자 모르가니Morgagni G B는 서양 해부병리학의 아버지로 불리며, 이탈리아 파도바 대학교의 해부학 교수로 56년간 재직하면서 많은 나라의 수만 명 의과대학생을 가르쳤다. 그리고 약 350년 전인 1761년 서양 근대의학을 연《해부로 인하여 검색된 질병의 위치와 원인에 관하여De Sedibus et Causis Morborum》라는 기념비적 의서를 남겼다.

한편 약 500년 전 조선 시대 태의^{太醫} 허준은 1596년 선조의 왕명을 받아, 중국과 조선의 의서를 집대성하기 시작한 지 15년만인 1610년에 완성하여 1613년에 그 유명한《동의보감》을 펴내었다.

한국학중앙연구원이 펴낸 한국민족문화대백과에 의하면, 동의보감은 기존 중국과 조선 의학의 핵심을 체계적으로 정리하였는바, 중국의 한나라에서 명나라에 이르는 200여 종의 문헌과《의방유취^{醫方類聚}》,《향약집성방^{鄕藥集成方}》,《의림촬요^{醫林撮要}》와 같은 수종^種의 조선 의서를 참고한 내용을 자신의 학식과 경륜에 결합하여 집대성한 것이다. 당시 의학의 경전이었던《영추^{靈樞}》와《소문^{素問}》의 정신에 따라 의학의 줄기와 가지를 잡고, 다양한 학설과 처방을 병의 증상·진단·예후·예방법 등으로 일목요연하게 정리하였다. 그 결과《동의보감》은 출간 직후부터 조선을 대표하는 의서로 자리 잡았으며, 18세기 이후 국제적인 책이 되었다고 한다.

그러나 위의 다양한 기록들에서 맨발걷기의 효험과 중요성은 나타나 있지 않다. 서양 의학자들은 주로 해부, 병리학을 중심으로 의술을 발전시켜 왔기 때문에 질병이 생긴 후 그 대증적 치료요법을 중심으로 연구하였던 것으로 보이고, 우리의 동의보감은 병의 치료보다 병을 예방하거나 건강을 추구하는 양생의 정신을 강조하였다. 하지만 맨발걷기에 관한 기록은 저자가 아는 한, 찾아볼 수 없다. 다만 동의보감은 '약보^{藥補} 보다는 식보^{食補}, 식보^{食補} 보다는 행보^{行補}'라고 하여, 걷는 것이 먹는 것은 물론, 보약보다도 더 좋다는 사실을 지적하였지만, 그를 따로 맨발로 걸어 흙과 접촉해야 건강해진다는 점을 적시하지는 않았다.

결국 그동안 수많은 의학자가 수천 년 동안 인류의 무병장수를 위한 끈질긴 노력을 기울여왔지만, 놀랍게도 우리가 딛고 서 있는 이 땅, 대지를 맨발로 걷고 접지하는 것만으로도 에너지가 충전되고, 각종 질병이 치유된다는 이 놀라운 '단순·용이·무해·무비용'의 건강법을 주목하지 못했다.

따라서 '맨발걷기를 통한 질병 없는 건강 세상의 구축'이라는 인류사적인 큰 임무가 저자와 '맨발걷기국민운동본부'에 주어졌다고 생각하며, 그 점을 엄중하게 받아들이고 있다.

맨발걷기는 인류가 추구해온 무병장수의 꿈과 이데아

앞글에서 '저자는 어린 시절 스스로 졸라 시골의 조부모님 밑으로 가서 자랐다'고 썼더니, 그를 읽은 한 사람이 "왜 어린 나이에 시골에서 살고 싶으셨을까요? 대부분 부모 곁을 떠나기 두려운 나이인데요…" 하고 물었다.

이에 잠시 그 과정을 말씀드리고자 한다. 그 과정은 저자의 평생을 꿰뚫고 있는 꿈과 이데아를 찾아가는 구원久遠의 길이기도 하기 때문이다.

지금으로부터 약 68년 전 부산에 살던 저자의 부모님과 어린 형제들은 반 트럭(당시 쓰리쿼터라고 불렸다)의 뒤칸에 앉아 조부모님이 살고 계시는 지리산 밑 함양으로 올라갔다. 조부님의 회갑연에 참석하기 위해서였다. 당시 저자는 3살이었기 때문에, 당연히 모친의 무릎에 안겨

가고 있었다.

그런데 차가 진주 근처 산골을 돌아 달릴 때 찻길(당시는 신작로라 불렀다) 양쪽에 붉은 진달래꽃들이 만개한 붉은 산등성이들이 나타났고, 마침 그때 진달래꽃을 한아름 꺾어 안고 그 산등성이를 내려오고 있던 작은 소녀의 모습이 어머니 무릎에 안겨 있던 저자의 어린 눈에 번쩍 들어왔다. 그때 그 진달래꽃밭 속 진달래를 한아름 안은 작은 소녀의 모습이 너무나 인상적이었고, 그 장면이 3살짜리 저자의 눈과 뇌리에 깊이 각인되었다. 어쩌면 그것은 저자가 태어나서 처음 갖는 이데아의 한 모습이었다.

그로부터 3년이 지난 후, 저자가 6살 되던 때 고향의 일가친척 아저씨 한 분이 저자가 살던 부산 집을 방문하셨다. 바로 그때 3년 전 어머니 무릎에 안겨 보았던 붉은 진달래꽃을 한아름 안은 그 작은 소녀와 붉은 진달래꽃들을 기억해 내었다. 그리고 저자는 즉시 무슨 일이 있더라도 그 아저씨를 따라 함양으로 다시 올라가야 한다고 생각하였다. 어린 저자의 마음에 그 소녀를, 그 붉은 진달래꽃이라는 이데아를 다시 만나기 위함이 아니었을까 싶다.

그래서 그 아저씨를 무작정 따라나섰다. 그리고 그날 밤 다른 친척집에서 유숙하는 그 아저씨 옆에서 떨어지지 않고 내일이면 함양으로 올라간다는 사실에 가슴이 설레어 있었다. 그날 밤 어머니가 다시 달려오셔서 집으로 돌아가자고 끈질기게 종용하셨지만, 그를 끝내 거절하고 다음 날 그 아저씨를 따라 함양으로 홀연 따라나섰다.

그것이 바로 저자가 그로부터 5년간 할아버지, 할머니 밑에서 시골

생활을 하게 된 계기였다. 그리고 그로부터 시골의 대자연을 배경으로 일어나는 각종 삶의 아련한 모습들이 저자의 삶의 근저를 이루게 되었다. 그것은 어쩌면 어린 나이에 도시생활을 했더라면 가지기 어려웠을 서정적이고 목가적인 삶의 방식의 한 배경이 되지 않았나 싶다.

그리고 동시에 붉은 진달래꽃을 한아름 안은 그 소녀는 바로 저자가 좇고 추구하는 이데아의 한 상징이 되었다. 그래서 한 번 옳다고 판단하는 일이 생기면 무슨 일이든 그 일을 끝까지 밀고 나가는 그런 삶의 한 원동력이 되지 않았나 싶다.

그 이후 저자의 삶과 사회생활에서 두 가지의 큰 꿈이 저자가 추구하는 진달래를 한아름 든 소녀의 모습으로 등장하였다.

그 첫 번째는 금융인으로서 세계 시장을 정복한다는 그런 꿈이었다. 그래서 젊은 나이에 헝가리로, 폴란드로 유럽의 대평원을 말 달리며 곳곳에 적은 규모이지만 금융의 성곽을 성공적으로 구축하고, 우리의 태극기를 휘날리게 되었다. 하지만 귀국 후 우리나라 금융 회사의 글로벌화를 이루고자 하는 마지막 꿈에서 타의에 의한 좌절의 쓴맛을 보게 되었다. 저자가 꾸는 꿈이 다른 이들의 사적 야망의 덫에 걸려 그를 넘지 못하는 커다란 시련으로 등장하였기 때문이다. 결국 위 첫 번째 꿈을 이루기 위해 무던히도 노력하던 시련의 과정에 제2의 새로운 꿈이 잉태되고 태동하기 시작하였다.

그 두 번째가 바로 '맨발걷기를 통한 건강 세상의 구축'이라는 새로운 꿈이다. 바로 저자의 '맨발걷기숲길힐링스쿨'과 '맨발걷기국민운동본부'의 꿈이기도 하다. 그것은 저자만의 꿈이 아니라 우리 모두가 같이 꾸어 가는 꿈이다. 이 시대를 같이 살아가는 우리 국민, 더 나아가 전 세계인들이 맨발걷기를 통하여 질병의 고통 없는 건강 세상을 향해 나아가야 한다는 당위이자 간절한 소망인 것이다.

우리는 그 첫걸음을 성공적으로 이루어 나가고 있다. 지난 8년 맨발로 걸은 '맨발걷기국민운동본부'의 회원 여러분들이 이뤄낸 놀라운 치유의 증언들이 그를 증거하고 있고 또 확인시켜 주고 있는 것이다.

지난 수천 년간 이루지 못했던 질병의 고통 없는 무병장수의 인류의 꿈이 마침내 땅, 흙과의 지압 및 접지를 통한 맨발걷기를 통해서 구현될 수 있다는 가능성을 인류의 역사상 처음으로 우리가 열어 보이고 있다. 바로 맨발걷기를 통한 질병의 고통 없는 건강 세상 구축의 꿈이다.

궁극에 우리의 맨발걷기는 앞으로 인류의 건강을 위한 전에 없던 새로운 건강증진법으로 공식적으로 기록됨으로써, 지난 수천 년 인류의 건강증진 역사에 새로운 지평을 열게 되리라는 믿음이다.

결국 지난 60여년 전 저자의 꿈과 이데아가 이제 독자 여러분들과 같이 꾸는 더 큰 꿈으로 다져지고 확산되며, 맨발걷기를 통한 인류의 진정한 건강증진법으로, 최초의 무병장수 건강법으로 뚜렷이 자리매김할 날이 머지않았다 믿는다.

맨발걷기는
단순한 운동의 차원을 넘는
인류 건강증진의 과학

2021년 9월 말 통계청은 2020년 사망원인 통계발표에서 사망자 수를 30만4,900명으로 발표했다. 이는 전년보다 9,800명, 3.3% 증가한 수치다. 인구 10만 명당 조사망률은 593.9명으로 1984년 이래 사망자 수가 가장 높았다. 그 중 사망원인 1위는 암으로 10만 명 당 사망자 수인 조사망률 320.4명, 심혈관질환(고혈압, 협심증, 심근경색 등) 211.1명, 폐렴 86.7명 순이었다.

세계적으로는 사망자 수 1위를 지키고 있는 심혈관질환 사망자 수가 1990년 1,210만 명에서 2019년 1,860만 명으로 1.8배 늘어났다(2020년 10월호 세계 심장학회 저널). 2위인 암 사망자 수도 2000년 600만 명에서 2018년 960만 명으로 1.6배 증가했다. WHO 산하 국제암연구소는 동 증가추세 유지 시 2030년에는 암으로 인한 사망자 수가 무려

1,640만 명에 이를 것으로 추정하고 있다. 현대의학의 눈부신 발전에도 불구하고 암, 심혈관질환 등 현대 문명병의 사망자 수는 갈수록 더 높아지는 것이다.

거기에다 지난 2020년~2023년 코로나19 팬데믹으로 전 세상이 멈추어 섰고, 앞으로도 언제든 또 다른 감염병 X의 출현을 걱정해야 할 만큼 전 인류는 전례 없는 치명적인 질병들의 위기 앞에 직면해 있다. 감염병은 물론 비전염성 만성질환의 전방위적 공세 앞에 전 인류는 전전긍긍하고 있는 것이다.

하지만 세상은 인류의 근원적인 감염병의 예방과 면역력 증강 방법에 대해서는 별무관심이다. 코로나19의 백신과 치료제 개발에만 총력을 기울이고 있을 뿐이다. 또 코로나19보다 훨씬 더 많은 사망자 수를 내는 각종 치명적인 비감염성 질병들에 대한 예방책 없이 오로지 사후적인 대증적 치료약물과 주사제의 개발에만 급급하고 있다.

반면 저자가 지난 8년 가까이 운영해온 무료 숲길 맨발걷기 프로그램인 대모산 '맨발걷기숲길힐링스쿨'에서는 깜짝 놀랄 만한 치유사례들이 보고되고 있다. 각종 암과 심혈관질환, 뇌질환은 물론 고혈압과 당뇨, 고지혈증 등 대사성질환의 치유에서부터 일상의 변비, 아토피 피부염, 비염, 이명증, 이석증, 치주염, 손발 저림, 턱관절장애의 치유와 모발의 재생 등까지 효과를 보고 있다. 최근 저자의 유튜브 영상 '박동창의 맨발강의'와 '맨발걷기 치유사례' 등은 그를 생생하게 보여주고 있다.

이에 단지 신발을 벗고 맨발로 흙길을 걷는 일만으로 일어나는 이 놀라운 기적들이 도대체 어떠한 메카니즘으로 작동하여 경이로운 치유 사례들로 나타나는지 세상에 정확히 알려야 할 필요가 점증하고 있다. 비록 통계적 모집단수가 아직은 제한적이지만, 병원 치료와 병행하거나 또는 현대의학의 도움 없이 맨발걷기만으로도 치유되고 있기 때문이다. 일상의 소소한 질병들로부터 암, 심혈관질환 등 각종 만성질환들까지 깨끗이 치유되고 있는 것이다.

맨발로 촉촉한 땅을 밟는 순간순간의 행복으로 삶의 질이 개선될 뿐만 아니라 항노화와 젊음의 묘약까지 향유한다면 더 이상 바랄 것이 무엇이 있을 것인가 싶다. 21세기 코로나19 팬데믹과 각종 치명적 만성 질병들의 고통 앞에 떨고 있는 우리 모두 질병의 위험으로부터 우리 자신을 보호하고 예방·치유할 수 있는 맨발걷기를 알고 실천해야 할 이유다.

저자는 지난 20여 년간 맨발로 걸으며 자신과 맨발로 걷는 주변 사람들의 단 시간 내 놀라운 건강증진과 각종 질병들의 치유 사실들을 확인해왔다. 그 과정에서 맨발걷기는 단순한 운동의 차원을 넘는 삶의 원형이자 건강증진의 정밀한 과학의 영역이라는 사실을 주목하고 그 이론체계를 확립해 왔다.

그 첫째는 지압이론이다. 숲길을 맨발로 걸으면 땅 위의 돌멩이, 나무 뿌리, 나뭇가지 등 자연의 질료들이 우리의 발바닥에 산재해 있는 온몸 장기의 지압점들을 무차별적으로 지압한다는 걸 확인했다. 이에 따라 혈액순환이 왕성해지고 면역체계가 강화된다. 마치 발지압사들이 발바닥의 특정 장기의 반사구를 지압하여, 해당 장기의 활성화를 도모하듯이, 우리의 맨발걷기는 전 장기를 자연적, 무차별적으로 지압하여 온몸 전체 기관의 활성화를 돕고 면역체계를 강화하게 되는 것을 이름이다.

둘째는 맨발로 걸을 때 발바닥 아치의 스프링 작용, 혈액 펌핑 작용, 발가락의 꺾쇠 작용 등이 정상적으로 작동하며 건강한 생리적 활동을 담보한다는 사실도 발견하였다. 르네상스 시대 이탈리아를 대표하는 천재적 미술가이자 과학자였던 레오나르도 다빈치가 인간의 발은 인체공학 최고의 걸작품이라 지칭한 바로 그 이유다.

셋째는 접지이론이다. 나무나 동물들은 물론 뭇 생명체들은 땅을 맨발로 밟고 살아야 그 생리적 체계들이 정상적으로 작동되도록 설계되어 있다는 사실의 통찰이다. 바로 땅속에 무궁무진하게 존재하는 음(-)전하를 띤 자유전자들이 생체 안으로 올라와 각종 생명활동의 촉매로 작용한다는 것이다. 맨발걷기를 통한 접지충전으로 땅속 생명의 자유전자를 받아들여 건강한 생리적활동과 면역체계의 정상작동을 도모함이 그것이다.

그래서 맨발걷기는 단순한 운동의 영역을 넘는 인류 건강증진의 정밀한 과학이다.

06

'접지권'이 헌법상 건강권, 환경권의 하나로 입법되어야 한다

우리나라 헌법 제35조 제1항은 "모든 국민은 건강하고 쾌적한 환경에서 생활할 권리를 가지며 국가와 국민은 환경보존을 위하여 노력하여야 한다"라고 규정하고 있고, 제3항은 "국가는 주택개발정책 등을 통하여 모든 국민이 쾌적한 주거생활을 할 수 있도록 노력하여야 한다"고 규정하고 있다. 인간으로서의 존엄을 유지하기 위한 기본권 중의 하나로 '건강권', '환경권', '쾌적한 주거생활권' 등을 천명하고 있다.

위 헌법 조항에 따라 모든 국민은 일상의 주거환경에서 햇빛을 받으며 살 수 있는 일조권, 바다나 강, 아름다운 경관 등을 바라보며 살 수 있는 조망권과 마찬가지로 일상에서 건강한 흙길을 맨발로 밟음으로써 땅속으로부터 무궁무진한 자유전자를 공급받아 건강하고 쾌적한 생활을 영위할 수 있는 권리가 있다. 그리고 국가는 그를 보장할 수 있는 법적, 제도적 장치와 인프라를 조성해야 할 근원적 책무가 있다. 제2항이 "환경권의 내용과 행사에 관하여는 법률로 정한다"고 규정하고 있음이 그를 증거한다.

일조권과 관련된 현행 법령으로는 건축법 제53조, 건축법시행령 제86조, 서울특별시 건축조례 제60조 등이 있고, 대법원은 "건축법 등 관계 법령에 일조방해에 관한 직접적인 단속법규가 있다면… 구체적인 경우에 있어서는 어떠한 건물신축이 건축 당시의 공법적 규제에 형식적으로 적합하다고 하더라도 현실적인 일조방해의 정도가 현저하게 커 사회 통념상 수인한도를 넘은 경우에는 위법행위로 평가될 수 있다(대법원 1999. 1. 26. 선고 98다23850 판결)"고 판시하여 사법상 일조권 침해 여부는 공법적 규제의 적합 여부와 상관없이 판단하고 있는 것으로 보고 있다. 여기서 일조권이란 햇빛을 받아 쬘 수 있도록 법률상 보호하는 권리를 말한다. 생활을 하는 데에 햇빛을 받아야 하는 것은 인체의 발육을 위해서나 건강관리를 위하여, 또는 정신건강을 위해서도 매우 중요한 일이 아닐 수 없기 때문이다.

조망권도 마찬가지다. 조망권이란 특정한 위치에서 바라볼 때 보이는 바다나 강, 산 등 자연경관이나 역사 유적, 문화유산 등 특별한 경관을 볼 수 있는 권리를 말한다. 대부분은 건물과 관련되어 있어서 좁은 의미로 보면 건물 창문이나 베란다 등에서 경관을 볼 수 있는 권리로도 한정되고 있다. 수평 수직 시야의 범위 안에서 외부 공간, 특히 바다나 강, 산 등을 얼마나 조망할 수 있는지에 따라 주거환경, 건물 가격 등이 달라질 수 있기 때문이다.

같은 취지로 땅을 밟고 살 권리에 대해서도 생각해 보아야 할 때가 되었다. 땅을 맨발로 밟는 것, 즉 접지의 효과는 이제까지 저자가 누누이 설명해왔듯, '땅과의 접지는 치유한다'는 확고한 기본 명제가 있다. 우리가 맨발로 땅을 밟고 접지할 때 무궁무진하게 몸 안으로 공급되는 음(-)전하를 띤 자유전자로 인해 우리 몸의 독소인 양(+)전하를 띤 활성산소를 중화시킴으로써 암이나 고혈압, 고혈당 등 여러 현대 문명병으로부터 우리를 자유롭게 해 줄 뿐만 아니라 혈액을 맑고 묽게 해 줌으로써 심혈관질환, 뇌질환 등으로부터도 자유로워질 수 있게 해 준다. 또한 에너지대사의 핵심 물질인 ATP 생성을 촉진함으로써, 우리가 활기차게 살아갈 수 있도록 해 줄 뿐만 아니라 항노화 효과까지 가져다 주는 것이다. 거기에다가 사람들을 스트레스와 불안, 초조, 과민 현상으로부터 자유로워질 수 있도록 신경을 안정화하고, 염증과 통증을 치유하고 완화시키는 중요한 기능까지 한다.

결국 땅과의 접지는 땅속에 무궁무진하게 존재하는 생명의 자유전자를 통해 우리 인간의 생리적 시스템이 처음 조물주가 설계해 놓으신대로 완벽하게 작동하도록 해 줄 뿐만 아니라 궁극에는 우리 인간이 가지고 있는 수많은 질병의 고통으로부터 근원적으로 자유로워질 수 있도록 해 주는 것이다. 그래서 땅을 맨발로 밟고 접지함은 조물주가 우리에게 부여하는 축복이자 마치 숨겨진 보물지도와 같다.

그런데 지금 우리의 현실은 그렇지 못하다. 우리가 살고 있는 대부분의 아파트 단지 도로들은 물론 주변의 도시공원, 근린공원 내 도로들 역시 거의 대부분 부도체인 아스팔트나 시멘트, 우레탄, 야자매트 등이 깔려 있어 그 어디에도 맨발로 걸으며 건강하게 접지하며 살 수 있는 환경이 마련되어 있지 않다. 한마디로 쾌적한 주거생활을 위한 부대 시설로서의 단지 내 도로나 인근 도시공원, 근린공원의 도로들이 헌법상 인정된 국민의 건강권, 환경권으로서의 접지권이라는 기본권을 전혀 충족시키지 못하고 있는 것이다.

이에 일상에서 땅과 접지하는 생활을 가능케 함으로써 국민이 헌법상 보장된 건강권, 환경권, 쾌적한 주거생활권으로서의 '접지권'을 누리며 살 수 있도록 국가는 그를 입법적, 행정적으로 보장하는 조치를 해 주어야 할 것이다. 그를 위해 '맨발걷기국민운동본부'는 그동안 많은 노력을 기울여 왔고 앞으로도 기울여 갈 것이다. 청계천 물길을 따라 조성되어 있는 양쪽 시멘트 보행로의 한쪽을 걷어내고 흙길로 만들어 모든 시민이 서울의 한복판에서 맨발로 걸으며 건강한 삶을 누릴 수 있도록 하자는 운동을 해 왔고, 구의동 어린이대공원의 현재 약 3.0km의 시멘트로 포장된 둘레길이나, 약 3.5km의 남산 둘레길의 우레탄 등으로 포장된 보행로를 일부라도 흙길로 만들기 위해 나름의 노력을 기울이고 있다.

좀 더 근본적으로는 우리 시민들, 국민 다수가 거주하고 있는 주요한 주거단지인 각 시, 도, 군의 아파트 단지 내에 조성된 시멘트, 아스팔트, 우레탄 등으로 깔린 보행로들과 주변 근린공원의 산책로들의 일부를 흙길, 황톳길로 바꾸고 곳곳에 세족 시설을 해 놓는다면, 모든 시민이 언제든지 일상에서 신발을 벗고 맨발로 걸으면서 건강한 삶을 이루어 나갈 것이라는 확신을 갖게 되었다.

이에 전국의 지자체에 관련 정책 제안을 해왔다. 첫째, 아파트 등 집단 거주지의 산책로를 흙길로 변경, 조성하고, 세족 시설을 의무화하여, 시민들의 건강한 주거환경을 조성해 나가도록 정책을 만들어 주기 바란다. 둘째, 거주지 주변의 근린공원이나 천변 보행로 등에 깔린 시멘트, 아스팔트, 우레탄 등을 걷어내고, 자연 그대로의 마사토, 황톳길 등을 깔아, 시민들이 언제든 신발을 벗고 맨발로 땅을 밟으며 산책하고 운동할 수 있도록 하는 건강한 근린 생활환경을 만들어 주기 바란다. 셋째, 크고 작은 등산로와 숲길을 찾은 시민들이 편안하게 흙을 밟으며 건강한 삶을 영위할 수 있도록 숲길에 깔린 야자매트들을 철거해 주기 바란다.

그 결과 지난 2023년 2월 15일 전주시 의회에서 우리나라는 물론 세계 최초의 '맨발걷기 활성화 지원에 관한 조례'를 발의, 통과시켰고, 연이어 전국의 각 지자체들이 관련 정책포럼들을 통해 중의를 모아가면서, 2024년 1월 초 현재 서울특별시를 포함 전국의 121개 이상 지자체들이 '맨발걷기 활성화 지원에 관한 조례'를 통과시켰고, 그러한 추세는 2024년 이후 전국 226개 지자체 전체로 확산될 것으로 기대하고 있다.

만약 위와 같은 정책 내용이 전국 지자체의 행정에 반영이 되어, 우리의 각 아파트 단지 내 보행로들이 흙길로 바뀌고 인근 근린공원 역시 보석 같은 흙길로 재단장된다면, 주민들이 항시 맨발로 걷고 접지할 수 있는 친환경적, 친자연적 생활환경이 조성될 것이고, 그러한 명품 흙길 보행로와 세족 시설을 갖춘 아파트 단지는 주민들의 건강한 삶이 보장되는 진정한 가치로 승화될 것이다.

한편 위 헌법 제35조 제2항은 "환경권의 내용과 행사에 관하여는 법률로 정한다"고 규정하고 있다. 따라서 환경권에 따른 접지권의 내용과 행사를 위한 근거 법률조항 등을 신설하기 위하여 저자의 '맨발걷기국민운동본부'는 위 헌법상 조항들을 근거로 국회에 '접지권'의 입법을 준비, 발의하고 있다. 환경정책기본법 제3조(정의) 제3호(생활환경)에 접지를 명문화하고, 주택법, 도시공원 및 녹지에 관한 법률에 '맨발걷기 길의 조성'을 명문화하는 개정법률안을 통과시키는 것 등이다.

그렇게 접지권이 입법화되고 관련 정책들이 지금처럼 계속 구체화되어 나간다면, 우리나라는 세계 최초로 '접지권'이라는 법적 권리개념이 도입되고, 그 결과 국민들이 일상에서 맨발로 흙길을 밟으며 건강하게 살아가는 에덴동산 같은 이상적인 건강 세상을 맞게 될 것이다.

07

WHO의 '걷기운동' 정책은 '맨발걷기운동' 정책으로 전환해야 한다

세계보건기구^{WHO}는 2002년 세계 보건의 날을 맞아 '개인과 사회의 건강과 웰빙을 위한 운동 권고안'을 발표한 바 있다. 그 권고안에서 WHO는 하루 30분의 걷기나 자전거 타기를 규칙적으로 하도록 권장하면서, "매일매일 30분 걷기운동의 결과는 육체적, 정신적 건강을 증진시키고, 심장마비나 당뇨, 비만 등 운동 부족에서 비롯되는 성인병과 고혈압 등의 혈압 관련 질병 및 스트레스, 불안, 의기소침, 외로움 등 앉아서 일하는 생활에서 오는 각종 정신적 장애들을 50% 정도는 감소시킨다"고 하였다.

또 지난 2004년 5월에는 '만병의 공적, 비만을 퇴치하자'라는 슬로건 아래 비만 극복을 위한 전 세계 공통의 다이어트와 운동에 관한 지침까지 제정, 발표하였다. 전 세계에 걸친 비만의 확산이 전염병이나 성인병만큼 인류의 건강에 심각한 영향을 미치고 있다고 판단한 것이다.

WHO는 과체중이나 비만이 당뇨병, 심혈관질환, 암 등 만성 질병들을 초래하는 중대한 위험 요인으로 보고 있다. 한때 고소득 국가만의 현상으로 보았던 과체중이나 비만이 이제는 저소득이나 중간소득 국가의, 특히 도시환경에서 급증하고 있음까지 주목하고 있다.

이러한 문제들을 해결하기 위해 WHO는 2018년 6월 '세계보건기구의 2018-2030 전 세계 운동 증진계획' 아래 'ACTIVE'라는 명칭의 비전염성 질병들을 줄이기 위한 '운동 증진 프로그램'의 시행을 각국에 권장하고 있다.

그 네 가지 주요 내용은 "① 운동하는active 사회- 사회의 규범을 운동 중심으로 바꿀 수 있는 소통과 인력의 확보를 추진하고, ② 운동하는 환경- 걷기, 사이클링과 다른 신체적 활동을 증진할 수 있는 안전하고 잘 관리되는 사회기반시설과 공공장소를 확충하고, ③ 운동하는 사람- 모든 나이와 체력의 사람들이 함께 정기적으로 신체 운동을 할 수 있도록 기회와 프로그램 그리고 다양한 체제를 확보하고, ④ 운동하는 제도- 효율적인 실행을 지원하기 위한 리더십, 지도체제, 다양한 동반관계, 인력, 조사, 변호와 정보시스템을 강화한다"로 구성되어 있다.

동시에 WHO는 운동 증진 프로그램의 일환으로 2018년도에 ① 건강한 삶의 방식 고취, ② 모든 사람의 건강의 중요성 옹호, ③ 국제 및 지역의 건강개발기구들을 상호 연계하는 등의 목적을 달성하기 위해 '걸으며 얘기하기The Walk the Talk' 프로그램을 도입하였고, 지난 2019년 5월의 제2차 제네바 행사 이후 9월 22일(일)에는 뉴욕의 센트럴파크에서 수천 명의 일반인들을 초청한 가운데 걷기 행사를 열었다. 물론 신발 신고 걷는 행사다.

그리고 2020년도에는 코로나19 때문에 제3차 '걸으며 얘기하기' 행사를 온라인으로 전환하고 그 명칭 자체를 '글로벌 걸으며 얘기하기 Global Walk the Talk, The Health for All Challenge' 행사로 전환하여 2020년 5월 16일, 17일 이틀에 걸쳐 개최하면서 전 세계인의 건강과 웰빙을 위한 글로벌 플랫폼으로 확대하였다. 세계 어느 곳에서 살든 그들의 집에서, 나라에서 온라인으로 '걷기, 조깅, 춤추기 등'으로 참여하는 방식이다. 그리고는 2023년까지 10억 명이 건강보험 혜택을 받고, 10억 명이 병원 응급조치의 혜택을 받고, 10억 명이 더 나은 건강과 웰빙의 혜택을 누리도록 한다는 '2023년까지 30억 건강목표'를 설정, 홍보하고 있다. 물론 그 역시 모두 신발을 신고 참여하는 방식이다.

그런데 문제는 위와 같은 WHO의 인식과 '걷기 중심 운동처방' 대책의 정합성 여부에 있다. 즉 오늘날 현대인들의 급증하는 만성질병, 즉 소위 현대 문명병들의 원인이 단순히 운동 부족으로 인해 과체중, 비만이 초래되고, 또 그로 인해 암, 당뇨병, 심혈관질환 등의 만성질병이 초래되었느냐 하는 것이다. 만약에 그러한 원인과 결과의 인과관계가 명백하다면, 해당 원인인 비만을 해결하면 암, 당뇨병, 심혈관질환 등이 즉각 개선될 수 있어야 할 것이다.

하지만 과체중이나 비만이 만성질병을 초래하는 한 원인임은 부인할 수 없지만, 과체중이나 비만이 아닌데도 불구하고 암, 당뇨, 심혈관질환 등 수많은 현대 문명병으로 고생하고, 이른 나이에 사망하는 경우가 허다함을 우리는 늘 주위에서 보고 있다. 이는 과체중과 비만이 바로 그들 현대 문명병의 직접적인 원인이라고 단정하기에는 논리적인 무리가 있고, 실제 과체중, 비만이 해결되더라도 암, 당뇨, 심혈관질환 등 현대 문명병은 여전히 우리 인류의 건강을 위협하는 존재로 남을 것이라는 것이다.

본서에서 저자가 누누이 밝혀 왔듯, 현대 문명병은 19세기 이후 현대에 와서 부도체인 합성소재 고무 밑창을 댄 구두 등 신발을 신으면서 비롯되었다. 몸속에서 지속적으로 생성되는 활성산소들이 맨발과 땅의 접지를 통해 몸 안으로 들어오는 자유전자들과 만나 중화되고 소멸되어야 하는데, 자유전자의 유입이 부도체인 신발로 인해 차단되면서 수많은 현대 문명병들이 생겨났기 때문이다.

두산백과 역시 "현대인의 질병 중 약 90%가 활성산소와 관련이 있다고 알려져 있으며, 구체적으로 그러한 질병에는 암·동맥경화증·당뇨병·뇌졸중·심근경색증·간염·신장염·아토피·파킨슨병, 자외선과 방사선에 의한 질병 등이 있다. 따라서 이러한 질병에 걸리지 않으려면 몸속의 활성산소를 없애 주면 된다"고 정의하고 있다.

그렇다면 활성산소를 중화, 소멸시키지 아니하고, 단순한 운동 부족을 해소하기 위해 신발을 신고하는 걷기운동을 장려하는 것만을 능사로 보는 WHO의 대책이 과연 옳으냐 하는 의문을 제기하지 아니할 수 없다. 더더욱, 신발을 신고하는 걷기운동은 그 운동의 강도에 따라 활성산소를 추가로 생성하기까지 하기 때문이다. 동 사실은 KBS 생로병

맨발로 숲길을 걷는 건강함과 행복이 전 국민, 전 세상에 널리 퍼지기를 바라며

사 취재진이 2012년에 펴낸《암중모색, 암을 이긴 사람들의 비밀》이라는 책에서 "격렬하고 강도 높은 운동은 몸 안의 활성산소를 증가시켜 암을 불러올 수도 있다. … 활성산소가 필요 이상으로 많아지면 지질과 결합해 정상세포를 공격하고 DNA까지 손상시킨다. 활성산소에 손상된 세포는 돌연변이 세포로 자라나고 결국은 암을 비롯한 각종 질병을 일으키게 된다"고 서술하고 있음과도 일치한다.

따라서 이제 우리나라 보건당국은 물론 WHO에게도 하루빨리 우리의 맨발걷기의 이론과 치유사례들이 보고되고, 그를 통해 그들이 가진 인과관계의 오류를 바로잡아야 한다는 당위에 이른다. 아울러 그렇

게 맨발걷기의 중요성을 확인, 인식시킴으로써, 국내 보건당국은 물론 WHO가 지금의 신발을 신고하는 '걷기 운동'이 아닌 '맨발걷기 운동'을 전 세계인에게 권고해야 한다.

아울러 지금 저자의 '맨발걷기국민운동본부'가 추진하는 '접지권'의 입법화를 통해 아파트 등 주거단지와 인근 도시공원, 강변 보행로의 일정 비율을 반드시 흙길로 조성하고 세족 시설을 건설토록 하는 등 조치를 WHO도 세계 각국 정부에 권고함으로써, 전 세계인들의 맨발걷기가 장려되고, 관련 사회적 인프라의 구축이 각국 정부에 의해 시작되는 날이 하루빨리 왔으면 한다.

그렇게 해서 질병으로 고통받는 수많은 현대인이 우리와 같이 흙길을, 이 아름다운 지구를 맨발로 걸으며 무병장수의 건강한 세상을 구가할 수 있도록 다같이 노력해 나가야 하겠다.

제**2**장

맨발·걷기와
접지의
이론체계

맨발걷기와 접지
그리고 건강

우리는 현대를 살아가면서 수많은 건강상의 문제들과 질병의 고통에 시달리고 있다. 공연히 힘이 없다거나 식은땀이 나는 등 일상의 생활 습관에서 오는 소소한 질병들부터 각종 암이나 심혈관질환, 뇌질환까지…. 아직도 많은 사람이 하루가 다르게 사망하거나 항암의 고통 속에 신음하고 있다. 또한 고혈압, 고혈당 등 대사성질환에 시달리는 사람들도 넘쳐나고, 류머티즘성 관절염이나 다발성경화증, 섬유근육통과 같은 무서운 자가면역질환에 시달리는 사람들도 많다.

현대인들이 이러한 질병의 질곡 속에서 살아가게 된 원인의 대부분은 바로 땅과의 접지의 차단 때문이다. 여기서 '맨발걷기'와 '접지'라는 용어를 간단하게 정리하고 넘어가도록 한다. 먼저 '맨발걷기'란 쉽게 말해서 신발을 신지 않고, 맨발로 걷는 행위 자체를 말한다. 그리고 접지는 문자 그대로 '땅과 접촉하는 행위(직접 접촉하지 못할 때는 실내에 들어와 있는 접지선과 내 몸을 연결하는 행위)'를 의미한다.

우리가 항상 부도체의 신발을 신고 살아갈 뿐만 아니라 땅과의 접지가 차단된 고층 아파트 등에 거주하면서 끊임없이 몸 안에서 생성되는 활성산소들이 중화되지 못하는 일이 발생한다. 이 활성산소들이 몸 안을 돌며 성한 세포를 공격하여 각종 염증이 생기고, 그 염증들이 혈관을 타고 돌면서 사람마다 신체의 부위에 각종 만성질병을 초래하게 되는 것이다. 그래서 그러한 질병들을 현대 문명병이라 지칭한다.

저자는 지난 2001년 단지 신발을 벗고, 맨발로 숲길을 걷는 일만으로도 그 모든 질병이 치유됨을 스스로 몸과 정신의 변화로 확인하였다. 그리고 그를 단지 혼자서만 알아서는 안 되겠다는 생각으로 지난 2006년《맨발로 걷는 즐거움》이라는 최초의 맨발걷기 이론서 겸 응용서를 출판하였다. 그리고 동 저서에서 지압이론에 근거한 '자연의 지압 Natural Reflexology'을 그 치유의 이론적 근거로 제시하였다.

그로부터 10년 후인 지난 2016년 저자는 서울 강남의 대모산에 '맨발걷기숲길힐링스쿨' 프로그램을 개설하고, 수많은 사람을 맨발걷기를 통한 질병의 고통 없는 건강 세상으로 안내하였다. 그 과정에 많은 사람이 단지 신발을 벗고 매일 맨발로 걷는 일만으로 암이나 고혈압, 고혈당, 섬유근육통과 같은 자가면역질환 등 각종 질병에서 나아졌을 뿐만 아니라 족저근막염, 무릎 관절염, 척추관협착증 등 근골격계질환으로부터 자유로워지며 살아가는 기쁨과 생명의 환희를 노래할 수 있게 됨을 확인해왔다.

그 과정에 이러한 오묘한 맨발걷기의 치유 효과는 단순한 '자연의 지압'을 넘어서는 어머니 대지, 즉 땅에 소위 말하는 지기地氣와 같은 생명의 기운 내지는 치유의 에너지가 존재할 것이라는 당위에 주목해 왔다. 그리고 2010년 미국의 전기기술자 클린트 오버와 심장의학자 스티븐 시나트라 박사 등이 저술한 《어싱, 땅과의 접지가 치유한다》는 책을 접하고 그 안에 기술된 놀라운 접지이론을 확인하게 되었다.

이에 이전의 '자연의 지압' 이론에 '접지이론'을 보완하여 지난 2019년 4월 '두 달 안에 아픈 곳이 나아지는'《맨발걷기의 기적》, 2021년 7월 '땅이 주는 치유의 선물'《맨발로 걸어라》라는 책으로 연이어 출판하였다. 그로부터 더 많은 사람이 맨발걷기에 동참하게 되었고, 맨발걷기에 따른 치유의 범위도 다양해지면서 많은 사람이 맨발걷기에 따른 치유의 기적과 기쁨을 향유하고 있다.

하지만 동시에 바쁜 현대의 생활 때문에 맨발걷기를 충분히 실천하지 못하는 경우나 각자 일상에서 부딪히는 수많은 스트레스로 인해 몇몇 과거 앓던 질병들이 재발하거나 새로운 병증들이 발현하는 등 안타까운 상황들도 잇달아 발생하였다.

이에 실제 맨발로 걷기가 어려운 노약자들이나 바쁜 일상의 학생, 직장인들을 위해 집이나 사무실에 들어온 접지선에 우리의 몸을 연결함으로써 맨발로 땅을 걷는 것과 같은 접지 효과를 향유할 수 있도록 제공하는 방법을 찾아내기에 이르렀다.

관련하여 왜 우리가 맨발걷기를 해야 하는지, 그리고 실내에 들어온 접지선을 활용한 접지는 어떠한 보완적 효력이 있는지를 조금 더 정확히 설명할 필요가 있어, 그간 저자가 확립한 자연의 지압이론과 발바닥의 아치 및 발가락이론 및 미국에서 여러 학자와 의사들에 의해 발표된 30여 편의 접지이론 관련 논문과 보고서 등 내용을 종합하여 본서 《맨발걷기학 개론》에서 맨발걷기와 접지의 이론체계를 정리하여 밝힌다.

02

자연의 지압이론
Natural Reflexology Theory
-천연의 혈액순환 촉진 및 면역체계 강화

가. 정의와 원리

우리가 맨발로 숲길을 걸으면 숲길의 돌멩이, 나무 뿌리 등 자연의 질료들이 우리의 맨발바닥에 분포된 온몸의 장기들의 지압점들을 끊임없이 무차별적으로 지압해 준다. 그 결과 발바닥의 지압점과 연결된 장기들에 혈액이 왕성하게 공급되면서 천연의 혈액순환 촉진제 역할을 하게 되고, 그 결과 온몸의 면역체계가 강화되어 웬만한 질병은 스스로 이겨 나가는 힘이 생기게 되는 것이다.

아메리칸 리플렉솔로지 아카데미의 빌 플로코 학장은 "리플렉솔로지는 강력한 자연 건강과학으로서 발, 손 그리고 귀에 분포한 반사구들과 몸의 각 기관과의 관계를 연구함과 동시에 그 반사 부위를 손가락과 엄지 부위 등으로 지압함으로써 건강을 증진함과 동시에 적절한 건강 상태를 유지하게 하는 자연치유 요법이다"라고 설명하고 있다.

이 이론은 발바닥에는 신체 각 부위에 상응한 반사구들이 지도처럼 분포하고 있다는 사실의 발견에 근거하고 있고, 그 특정 반사구에 전문적인 지압을 가함으로써 상응한 신체 기관의 기능을 향상시키고, 나아가 신체 본연의 균형을 회복하게 한다는 원리다.

나. 리플렉솔로지 요법의 역사

이러한 리플렉솔로지 요법은 고대 중국과 이집트 등에서 이미 사용했다는 기록이 있다. 그리고 근대에 들어서는 1913년 윌리엄 피츠제럴드 박사가 몸의 특정 부위에 압력을 가하면 연관 부위에 마취 효과를 가져온다는 사실을 발견하면서, 체계적인 연구가 시작되었다. 그는 신체의 각 부위를 10개의 동등한 수직 구역으로 구분하고 한 부위에 압력을 가하면 해당 부위의 모든 신체 기관에 영향을 미친다는 사실을 밝혀내고, '존 세라피Zone Theraphy'라는 이름으로 학계에 발표하였다.

그리고 1930년대에 들어 치료사 유니스 잉햄이 발을 지압하면 몸 전체의 긴장이 완화되고 질병 치유 효과를 가져온다는 사실을 새로이 발견함으로써 리플렉솔로지에 대한 이론적 기반이 본격적으로 체계화되었다.

10 corresponding body zones can be mapped on the feet

|그림 1| 존 세라피Zone Theraphy

　오늘날 우리나라를 비롯하여 전 세계적으로 다양하게 시행되고 있는 발 마사지나 발 지압 등이 모두 리플렉솔로지 이론에 근거한 자연적인 건강 요법이다. 리플렉솔로지의 전문가들이 보고하고 있는 리플렉솔로지의 효과가 한결같이 혈액순환의 활성화, 긴장의 완화 및 신체 각 기관의 해독작용과 낡은 조직과 세포의 재생작용 등을 통한 면역체계의 강화를 들고 있음은 지극히 자연스러운 일이다.

다. 맨발걷기는 자연이 선사하는 단순·용이·무해·무비용의 지압 효과

　맨발걷기의 경이로운 치유 효과 역시 리플렉솔로지 이론과 맥을 같이 한다. 즉 맨발로 대지를 밟게 되면 자연적으로 지표면에 놓여 있는

|그림 2| **발 지압점 분포도**

돌멩이나 나무 뿌리, 나뭇가지 등의 다양한 물질들이 발바닥의 각 부
위와 상호 마찰하고, 땅과 그 위에 놓인 각종 물질이 발바닥의 각 반사
구를 눌러주고, 지압해 준다. 바로 자연이 주는 지압이요, 자연이 해주
는 발 마사지다.

이러한 관점에서 보면 숲길 맨발걷기는 바로 '자연이 선사하는 리플
렉솔로지Natural Reflexology 요법'이다. 다만 리플렉솔로지 반사요법은 반
드시 전문적인 치료사나 타인의 손을 빌려야만 지압 효과를 얻게 되는
데 비해, 맨발걷기는 혼자서 숲길을 맨발로 걷기만 하면 그 효과를 볼

수 있다는 데 그 차이가 있다. 따라서 그 용이성이나 경제성, 효율성에 있어서 숲길 맨발걷기는 통상의 리플렉솔로지 요법을 훨씬 능가한다.

거기에다 리플렉솔로지 요법은 타인의 힘을 빌려 건강의 회복을 도모한다는 수동성을 내포하고 있지만 맨발걷기는 자신의 판단과 스스로 맨발로 걷는다는 행위를 통해 자신의 건강을 도모한다는 능동성을 기본으로 하고 있다.

또 리플렉솔로지 요법은 타인으로부터 발에 지압을 받음으로써 자신의 건강증진을 도모하는 조금은 의존적 행위요 처치이지만, 맨발걷기는 숲길의 맨땅 위를 맨발로 걸음으로써 자신의 건강증진뿐만 아니라 자연과의 합일과 사랑 그리고 뭇 생명에 대한 애정까지도 눈 뜨게 하는 이타적 행위와 처치에까지 미친다는 데 그 차이가 있다.

따라서 일체의 비용이나 경비가 소요되지 않으면서도 리플렉솔로지 요법 고유의 지압 효과까지도 얻게 되는 숲길 맨발걷기는 현대인이 누릴 수 있는 단순·용이·무해·무비용의 최상의 웰빙 수단이라 할 것이다.

03

접지 이론^{Earthing Theory}과
9가지 생리적 효과

가. 땅의 기운과 그 존재의 확인

숲길 맨발걷기 시 우리의 몸이 받아들이는 땅의 기운, 즉 지기^{地氣}는 땅의 전기적 에너지로 인체 본연의 전기적 생태를 복원, 유지하여 최상의 건강 상태로 활동할 수 있게 해 준다.

지기는 무엇을 의미하는 것일까? 바로 지구의 에너지장이자 전기장에서 분출되는 기운이다. 우리가 사는 지구는 태양 방사선, 번개, 지구핵 등에서 나오는 열 등으로 끊임없이 충전되는 거대한 배터리와 같다. 지구가 방출하는 자연적인 전기적 에너지를 받아야 지구에 있는 모든 생명체가 조화와 균형을 유지할 수 있다. 그것이 바로 우리와 모든 동식물이 살아가는 지구 생태계의 본질이다. 그런데 우리가 신는 신발 안에 깔린 고무 밑창은 합성물질이나 고무 재질로 만들어진 절연체다. 이로 인해 땅과 우리 몸과의 전기적 에너지 교류가 단절된다. 반면 신발을 벗고, 맨발로 땅을 밟고 걸으면 우리 몸은 지구의 대지로부터 전기적 에너지를 자연히 공급받는다.

신발을 신은 상태에서 몸의 전압을 재면 통상 200~600mV(밀리볼트) 정도로 측정되는 데 반해, 맨발로 땅을 밟은 상태, 즉 접지된 상태에서 전압을 재면 땅의 전압과 같은 제로(0)V로 바뀌는 데서 그 존재를 확인할 수 있다.

나. 활성산소의 의미와 그 전기적 발견

종일 신발을 신고 사는 현대인의 경우, 몸속에서 호흡의 결과로 끊임없이 발생하는 활성산소는 양전하를 띤 상태에서 몸 밖으로 배출되지 못하고 있다. 그리고 몸속을 돌아다니면서 전압을 올리고 있다.

. 원래 활성산소는 몸의 곪거나 상처가 난 곳을 치유하라고 몸 자체에서 보내는 방위군이다. 상처를 공격하여 치유하고 나면 활성산소는 맨발과 맨땅의 접지를 통해 몸 밖으로 배출되어야 하는데 그러지를 못하고 몸속을 돌아다니면서 멀쩡한 세포를 공격하여 악성 세포로 바뀌게 한다. 우리 몸에 암이나 심혈관질환 등 각종 성인병이 발생하는 이유가 활성산소의 역기능에서 비롯되는 것이다.

|그림 3| 신발을 신었을 때의 전압 600mV |그림 4| 맨발로 접지할 때의 전압 0V

활성산소를 없애는 방법은 바로 맨땅이나 대지와 접지를 하는 것이다. 지구 표면이 음전하를 띤 자유전자로 충만해 있기 때문이다. 즉 맨발로 땅을 밟으면 우리 몸속의 양전하를 띤 활성산소가 몸속으로 올라온 지표면의 음전하를 띤 자유전자와 결합하여 중화된다. 마치 건물 옥상에 피뢰침을 설치에 놓으면 벼락이 떨어질 때 피뢰침을 통해 접지된 땅속으로 그 낙뢰의 수만 볼트의 전기적 에너지가 순간적으로 소멸되는 것과 같은 이치다.

미국의 전기기술자인 클린트 오버는 2010년 심장전문의인 스티븐 시나트라 박사와 공동으로 '접지 원리와 그 치유 효과'에 대한 실증적 연구 결과를 《어싱, 땅과의 접촉이 치유한다》로 발표하였다. 저자들은 "어싱 또는 접지란 단순히 우리 몸이 대지에 연결되어 있다는 뜻이다. 전기분야에서 말하는 접지와 비슷하다. 일반적으로 접지란 전기기기나 전기제품을 대지에 연결해서 감전이나 합선, 전파간섭으로부터 보호하는 것을 말한다. 이것을 사람에게 적용하면 인체의 미세한 생체전기 회로 또한 정전기와 전파간섭으로부터 보호된다. 요컨대 땅속의 전기신호, 땅 에너지인 자유전자가 인체 접지를 통해 체내로 유입되어 안정화 작용을 하는 것이다. 인체 접지 혹은 어싱은 자신도 미처 인지하지 못하고 있던 체내 전자결핍과 전기적 불안정 상태를 해소한다"고 쓰고 있다.

인간은 1800년대 이후 고무 밑창을 댄 신발을 신고, 고층의 집이나 건물에서 거주하면서 땅과의 접지가 차단된 생활을 하게 되었고, 그 결과 암과 고혈압, 고혈당 등 현대 문명병들의 폐해에 직면하게 되었다. 실제 우리의 몸이 땅과의 접지가 차단되면 피곤해지고, 땅과 접지로 연결되면 새로운 에너지로 충만하다는 사실이 그를 용이하게 반증한다.

다. 맨발걷기와 접지 효과

숲길을 맨발로 걸으면 땅속 자유전자의 형태로 우리의 몸이 전기적 영양소를 섭취하고, 몸속 양전하를 띤 활성산소를 중화시켜 몸의 안정과 균형을 가져온다. 또한 접지는 맨발을 통해 땅속의 자유전자를 체내로 받아들여 적혈구의 표면전하를 올려 혈액의 점성을 낮춤과 동시에 혈류의 속도를 올려 심혈관질환, 뇌졸중 등을 예방하거나 치유하는 중요한 기능을 한다. 또 우리 몸의 에너지대사의 핵심 물질인 ATP^{아데노}^{신삼인산}의 생성을 촉진하여 활기찬 삶과 함께 노화의 방지를 가져다줄 뿐만 아니라 스트레스 호르몬인 코르티솔의 분비를 안정화해 불안, 초조, 과민 등의 스트레스를 해소하는 중요한 역할을 하고, 각종 염증과 통증들을 완화하고 치유한다는 사실들이 관련 학자들의 실험 결과로 밝혀졌다.

① 천연의 항산화 효과 : 암 등 현대 문명병 치유의 비밀

두산백과는 "현대인의 질병 중 약 90%가 활성산소와 관련이 있다고 알려져 있으며, 구체적으로 그러한 질병에는 암·동맥경화증·당뇨병·뇌졸중·심근경색증·간염·신장염·아토피·파킨슨병, 자외선과 방사선에 의한 질병 등이 있다. 따라서 이러한 질병에 걸리지 않으려면 몸속의 활성산소를 없애 주면 된다"고 기술하고 있다.

그리고 몇 해 전 저자가 에덴요양병원에서 '맨발걷기의 기적'이라는 주제로 강연할 때, "암의 원인이 무엇이냐"고 청중에게 질문하였더니, 저자의 강연을 경청하고 있던 김남혁 병원장께서 즉각 "활성산소입니다"라고 답변해 준 바 있다.

전문가들의 견해에 따르면 과도한 활성산소는 질병의 원인이 될 수 있고, 유전자를 변형시키거나 암을 유발할 뿐 아니라, 신진대사에 필요한 영양소인 지방과 단백질을 파괴하기도 한다. 만성 염증을 유발하는 주범 역시 활성산소다.

《어싱, 땅과의 접촉이 치유한다》의 서문을 쓴《에너지 의학》의 저자 제임스 오슈만 박사Dr. James Oschman의 설명은 좀 더 과학적인 설득력을 갖는다.

그는 이렇게 말한다. "활성산소는 분자나 원자의 바깥 궤도를 도는 짝을 잃은 자유전자를 칭한다. 자유전자는 통상 짝을 지어 존재하며 세포의 궤도를 돈다. 이 상태는 통상 양전하인지, 음전하인지, 중성인지 규명되지 않는다. 그러나 그 활성산소가 잃어버린 전자를 다른 분자로부터 빼앗아오면서 그 빼앗긴 분자가 활성산소로 바뀌면서 손상이 일어난다. 그리고는 그러한 현상이 연쇄반응을 일으키면서, 관계된 분자들을 모두 고장 나게 만들면서 원자의 구조에 교차결합을 일으킨다. 예를 들어 DNA 교차결합은 암을 유발하게 된다. 그리고 지방과 단백질 사이의 교차결합은 피부에 주름살을 만들고, 저밀도 지방단백질의 산화는 플라크plaque의 형성을 일으키면서 심장병 또는 심장마비로 나타나게 만든다. 노화의 미토콘드리아 이론에서는 미토콘드리아 DNA는 원자핵 DNA보다 덜 방어적이어서, 에너지를 생성하는 동안 자유전자들이 탈출하여 물과 반응, 활성산소를 만들어내면서 시간을 두고 세포에 문제를 일으키게 된다. 부상을 당하거나 에너지를 생성할 때 많은 양의 활성산소가 생성된다. 실제 숨을 들이쉬거나 음식을 먹을 때, 또는 상처를 입을 때 활성산소가 만들어지게 된다. 그것은 우리가 활성산소를 만들어내느냐, 안 만들어내느냐의 여부가 문제가 아니라 얼마나 많이 가지게 되느냐의 문제일 뿐이다."

이렇게 활성산소가 암, 노화, 심혈관질환 등 질병의 원인이라는 사실에 대해서는 거의 모든 학자의 의견이 일치할 뿐만 아니라 그 이론적인 근거 등도 제시되었다.

결국 우리가 살면서 순간순간 호흡을 통해 우리 몸속으로 들어온

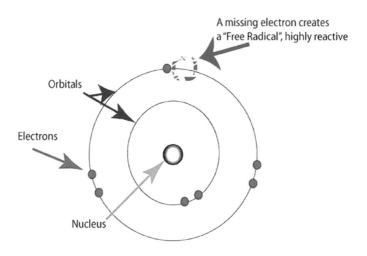

|그림 5| 원자핵 궤도의 짝지은 전자들 중 짝 잃은 전자는 불안정한 활성산소를 생성한다

산소는 적혈구를 통해 우리 몸 구석구석의 세포로 운반되고, 세포에 필요한 에너지 즉 ATP를 생산하는 세포소기관이자 발전소인 미토콘드리아는 산소와 원자핵의 궤도를 도는 쌍을 이루고 도는 전자에서 하나의 전자를 빼내어 우리가 살아가는 데 필요한 에너지를 발생시킨다.

그리고 그 과정에서 짝을 잃은 전자missing electron는 매우 반응성이 높고highly reactive 불안정한 활성산소free radical라는 부산물을 함께 만들어낸다(그림5 참고). 자동차가 연료를 태우며 달리는 과정에서 부산물인 배기가스가 나오듯, 그렇게 활성산소는 우리가 살아가는 데 어쩔 수 없이 발생하는 생명 활동의 찌꺼기와 같은 것이라 하겠다.

그런데 그렇게 생성된 활성산소가 지나치게 많아질 경우, 그 많은 양의 활성산소는 세포에 산화 작용을 일으켜(제임스 오슈만 박사의 설명처럼 각 세포의 쌍을 이루는 전자 중 하나를 빼앗아 가면서), 세포막을 공격해 세포의 구조를 무너뜨리고, DNA까지 손상시켜 돌연변이 세포로 바꾸어 결국은 암을 비롯한 각종 질병의 원인으로 작용하는 것이라 하겠다.

그 과정에 활성산소가 처음 생겼을 때는 세포의 기능을 방해하는 정도지만, 장기간 지속되고 쌓이면 세포의 손상을 유발한다는 것이다.

여기서 중요한 것은 그렇게 발생된 활성산소인 짝을 잃은 전자에 새로운 짝인 전자, 즉 자유전자를 여하히 공급해 주어 활성산소의 과잉 상태가 지속됨을 막느냐의 문제가 바로 우리가 '질병의 고통 없는 건강한 세상'을 살아갈 수 있는지의 과제로 남는다. 활성산소를 제거하기 위해서는 항산화물질인 비타민E, 비타민C, 요산, 빌리루빈, 글루타티온, 카로틴 등이 있고, 이런 항산화물질을 자연적인 방법으로 섭취했을 때 효과적이다. 그러나 살아가면서 음식물 등을 통해 섭취하는 항산화물질은 매우 제한적일 수밖에 없고, 그래서 과잉된 활성산소는 암과 고혈압, 고혈당은 물론 치명적인 심혈관질환, 치매, 알츠하이머 등 수많은 질병으로 인류의 삶을 고통과 죽음 속으로 밀어 넣고 있다.

따라서 의학계는 그러한 치명적인 질병의 근본 원인인 활성산소를 제거하는 연구를 지속할 필요가 있다. 활성산소를 여하히 효과적으로 줄이고 더 나아가 소멸시킬 수 있느냐가 바로 우리 인류를 그러한 무서운 질병들로부터 구원할 수 있느냐의 핵심 관건이기 때문이다.

결국 맨발걷기를 통한 땅속으로부터 오는 자유전자의 몸속 유입은 활성산소들에 짝을 잃은 전자를 공급, 활성산소가 중화되고 안정화되게 함으로써, 천연의 항산화 효과와 함께 맨발걷기의 경이로운 치유의 기적을 가능하게 하는 치유의 메커니즘을 작동하게 되는 것이다. 맨발 걷기를 통한 암 등 각종 현대 문명병 치유의 비밀이 바로 거기에 있는 것이다.

② 천연의 혈액 희석 효과 : 심혈관질환·뇌질환 치유의 비밀

미국의 공학물리학자 가에탕 쉬발리에 박사, 심장의학자 스티븐 시나트라 박사 등 4인은 2013년 2월 14일 미국의 대체의학지에 발표한 논문 〈접지가 심혈관질환의 주요인인 혈액의 점성을 낮춘다〉에서 건강한 사람 10명을 선정하고 접지 전과 2시간 동안 접지 후 그들의 혈액을 채취, 분석한 결과를 발표하였다.

피실험자 10명의 혈액검사 결과 2시간 접지 후에 적혈구의 표면전하, 즉 제타전위(입자 사이의 반발력, 즉 밀어내는 힘의 크기를 나타내는 단위)가 평균 2.7배가 올라갔다는 사실이 밝혀졌다. 개인들의 결과는 1.2배에서 5.3배까지 차이가 있었지만, 10명 모두 적혈구의 제타전위가 평균 2.7배 올라가 세포 간의 밀어내는 힘이 그만큼 올라갔고, 동시에 혈액의 점성과 점도viscosity가 같은 비율로 묽어졌다는 것이 증명되었다. 동시에 혈액이 그만큼 묽어졌기 때문에 혈액이 엉겨 붙는 엉김현상clumping이 해소되면서 혈류의 속도velocity가 평균 2.68배 빨라졌다는 결과도 발표가 되었다. 실험을 통해, 우리가 맨발로 2시간 동안 숲길을 걸으면 우리의 혈액은 그만큼 점성이 묽어지고 혈류 속도가 빨라져 혈액이 깨끗해진다는 이론적인 근거를 밝혀준 것이다.

|그림 6| 접지 전 3인의 혈액   접지 40분 후 3인의 혈액

　저자들은 "접지는 심혈관질환과 그 위험을 줄이는 가장 단순하지만 가장 근원적인 해결책"이라고 결론지었다.

　시나트라 박사는 2008년 가을 자신의 웹사이트에 접지 40분 후 혈액 점성의 변화를 암시야 현미경으로 촬영한 사진들을 발표하면서, 접지는 혈전의 형성을 방지함으로써, 심장마비, 뇌졸중 등 심혈관질환의

|그림 7| 접지 전 혈액의 엉겨 붙은 적혈구 모습 　|그림 8| 접지 10분 후 혈액의 묽어진 적혈구 모습

근원적 예방 및 치유를 시사한다고 결론 내렸다. 물론 시나트라 박사
는 말미에 접지패치를 통한 접지 효과는 맨발로 땅을 걷는 것과 같다
고 밝혔다.

　한편 하와이 주주베 클리닉의 의사 키몬 카마이Cimon Kamai는 한 환
자의 혈액을 채취하여 암시야 현미경으로 촬영한 후, 환자를 밖으로 내
보내 맨발로 10분간을 땅을 밟고 다시 올라오도록 하여, 10분 접지 후
의 혈액을 다시 채취하여 암시야 현미경으로 촬영한 후 양자를 비교
한 동영상을 유튜브에 올렸다. 단 10분의 맨발걷기임에도 그 전 끈적끈
적하던 혈액이 그림 8의 사진에서 보듯이 포도알처럼 묽게 바뀌었음을
보여주었다.

　단 10분 동안 땅을 맨발로 밟아도 천연의 혈액 희석 효과를 향유
할 수 있는 것이다. 물론 혈액은 일정 시간이 지난 후에는 다시 끈적끈
적해지므로 하루에도 여러 번 맨발로 걷거나 접지해야만 하는 당위를
시사한다.

이러한 미국 심장의학자들, 의사들의 접지에 관한 연구 결과는 저자의 '맨발걷기국민운동본부'의 회원들이 보고한 심근경색, 심방세동 등 치유의 사례들과도 그 맥을 같이 한다.

③ ATP(아데노산삼인산) 생성 촉진 효과 : 항노화와 젊음의 묘약

영국의 과학 영상 제작사인 트위그 에듀케이션Twig Education에 의하면 "ATP란 아데노신삼인산adenosine triphosphate의 약자로 모든 살아 있는 세포에서 에너지 저장소 역할을 하는 분자인 아데노신삼인산을 이른다. ATP는 호흡으로 생성되며 대부분의 세포호흡과정에서 에너지원으로 사용된다. 인체는 보통 250g의 ATP를 함유하고 있으며 이는 한 개의 AA건전지에 해당하는 에너지다. 그러나 ATP가 끊임없이 만들어지고 파괴되기 때문에 일반적으로 인간은 24시간 동안 자신의 몸무게만큼의 ATP를 만든다."

|그림 9| ATP의 구조(동물학 백과)

한편 서울대 생물학부 이일하 교수는 그의 저서 《생물학 산책》에서 "ATP를 생성하는 세포소기구는 미토콘드리아다. 세상의 모든 진핵세포는 미토콘드리아를 가지고 있다. 따라서 모든 세포에 에너지를 공급하는 생명의 배터리가 미토콘드리아인 셈이다. 미토콘드리아는 ATP를 생성하는 데 필요한 에너지를 우리가 섭취하는 음식에서 얻는다"고 설명하고 있다.

또한 식물학 백과사전의 정의를 보면 "미토콘드리아는 모든 진핵세포에 존재하는 세포소기관으로 세포 내 에너지를 ATP 형태로 공급하는 기능을 하며, 세포 내 에너지 생성 반응인 세포호흡의 중추적 역할을 한다"며 "그 세포호흡은 통상 먼저 세포질에서 일어나는 해당과정에서부터 시작하는데 이후 여러 복잡한 과정을 거쳐 구연산회로를 통해서 아세틸조효소의 탄소결합이 분해되면서 얻어지는 NADH와 FADH2가 미토콘드리아 내막에 존재하는 전자전달계에서 전자를 넘겨준다. 이 전자들은 전자전달계를 지나서 최종적으로 산소에 전달되어 물을 생성한다. 이때 내막 내외에 수소이온 농도 차이가 발생하고 이 농도 차이를 이용하여 내막에 존재하는 ATP 합성효소가 ATP를 기질 쪽으로 만들어낸다"고 정의하고 있다.

여기서 우리는 세포호흡 과정의 ATP 생성의 핵심 요소가 바로 '전자전달계에서 넘겨주는 전자'임을 알 수 있다. 전자는 우리가 섭취하는 음식에서 얻을 수 있다. 여기서 음식이란 주로 야채, 과일 등의 신선한 음식을 이르고 거기서 자유전자를 받아 우리 몸의 에너지대사의 핵심 물질이자 생명의 배터리인 ATP를 생성하게 된다. 하지만 일상생활에서 섭취하는 신선한 음식으로부터의 자유전자는 지극히 제한적이기 때문에 ATP의 생성 역시 제한적일 수밖에 없다. 그렇다면 에너지대사의 핵심 물질인 ATP의 활발한 생성에 필요한 자유전자를 어디에서 충분히 공급해주느냐가 ATP의 끊임없는 생성에 결정적으로 중요한 요인임을 미루어 짐작할 수 있다.

여기서 우리는 우리의 발밑 땅속에 있는 무궁무진한 자유전자의 중요성에 다시 도달하게 된다. 신발을 신고 등산을 하면 피곤해서 귀가 후 2~3시간을 쉬어야 하는 반면, 맨발로 등산을 한 후에는 조금도 피로하지 않고 오히려 힘이 넘치는 일이 일어나는 이유가 바로 그 맨발 산행 시 땅속으로부터 우리 몸으로 올라오는 무궁무진한 자유전자의 공급과 맥을 같이 하는 것이다.

즉 우리가 맨발로 걸으며 땅과 접지할 때 땅속으로부터 자유전자를 제공받아 각종 몸의 생리적인 기능을 활성화시킬 뿐만 아니라 우리의 몸에, 실제는 세포발전소인 미토콘드리아에, 자유전자를 공급하여 우리 몸의 에너지대사의 핵심 물질인 ATP의 생성을 촉진시킴으로써 몸의 에너지대사가 활발해지며 우리의 몸이 에너지로 충전되면서 활기가 넘치게 되는 것이다. 이로 인해 우리의 몸과 피부도 젊어지며 항노화 효과를 가져오게 되고, 얼굴이 전보다 훨씬 맑아지고 피부가 고와지는 것이다.

미국의 심장의학자 스티븐 시나트라 박사도 그의 〈시나트라 해법: 대사의 심장의학The Sinatra Solution: Metabolic Cardiology〉에서 근육세포의 재생을 돕는 궁극적인 ATP 재 충전 장치로 땅속의 무궁무진한 자유전자를 꼽으면서, 접지야말로 지난 30년 그의 의사 생활 중 그가 발견한 가장 중요한 건강 증진책이라고 밝히고 있다.

④ 천연의 항노화 효과 : 전 인류가 수천 년 찾아 헤맨 항노화의 불로초

맨발걷기를 지속적으로 할 경우 누구나 전보다 더 젊어지고 예뻐지는 천연의 놀라운 항노화 효과를 볼 수 있는데, 이는 지압 효과와 접지 효과가 어울려 시너지를 내는 맨발걷기의 치유 효과에서 종합적으로 비롯된다.

특히 자연 그대로의 숲길을 맨발로 걸으면 땅 위의 돌멩이, 나무 뿌리 등으로부터 끊임없이 발바닥을 지압 받음으로써 온몸의 혈액 순환이 왕성해지면서 온몸의 기관과 세포들이 활성화되고 건강한 젊음이 준비된다(지압 효과).

그리고 땅속 생명의 자유전자가 맨발의 접지를 통해 몸 안으로 올라오면서 온몸의 생리적 작용들이 최적화한다(접지 효과). 예컨대 활성산소가 중화되면서 몸 안의 독소가 다 중화되고 소멸되는 천연의 항산화 효과로 접지의 노화방지 효과를 시사한다. 실제 지배적인 노화이론은 정상적인 신진대사 중에 생성되거나 오염 물질, 독극물 또는 부상에 대한 반응으로 생성된 활성산소에 기인한 누적된 손상을 노화의 원인으로 지목하고 있는데, 접지 시 신체의 모든 부분에 걸쳐 있는 생체 매트릭스를 통해 모든 소스의 반응성 산화제, 즉 활성산소에 의해 조직의 온전함이 손상될 수 있는 모든 신체 부위에 항산화의 자유전자를 전달함으로써 노화의 원인을 제어할 수 있기 때문이다.

또한 적혈구의 표면전하가 오르면서 세포간 밀어내는 힘을 나타내는 단위인 제타전위가 올라가 혈액의 점성을 낮추고, 혈류의 속도를 빠르게 하여(천연의 혈액 희석 효과), 전 조직과 세포에 혈액이 원활하게 흐르면서 각 조직과 세포에 산소와 영양소를 충분히 공급하고 노폐물을 적절히 회수해 옴으로써 각 조직과 세포가 생생하게 살아나며 항노화가 시작된다. 거기에다 에너지대사의 핵심 물질인 ATP의 생성을 촉진하여 각 조직과 세포에 활력의 증진과 함께 젊음의 묘약을 제공한다. 세포의 발전소인 미토콘드리아의 전자전달계에 땅속으로부터 유입된 자유전자가 무궁무진하게 보충되면서 ATP의 생성이 촉진되고, 피부세포를 촉촉하고 윤이 나게 함은 물론이다(ATP 생성 촉진 효과). 땅을 맨발로 밟으면 시작되는 이 모든 천연의 생리적작용들이 바로 항노화와 젊음의 원천인 것이다.

그 중에서도 우리가 이제까지 깊이 관심을 두지 아니하였거나 몰랐던, 좀 더 직접적인 항노화의 놀라운 효능이 있다. 바로 맨발걷기 접지의 천연의 혈액 희석 효과에서 비롯되는 항노화의 놀라운 메카니즘이다. 머리가 새로 발모하고, 검은색으로 바뀌거나, 피부의 주름이 펴지고, 검버섯이 없어지거나, 안 들리던 귀가 잘 들리고, 눈이 밝아지는 등의 항노화 현상이 맨발걷기의 혈액 희석 효과로 비롯된다는 통찰이다. 그 메카니즘을 아래에 같이 살펴본다.

우선 평소 신발을 신어 땅과의 접지가 차단된 채 사는 현대인은 혈액이 끈적끈적하고 점성이 높다. 그러한 상태가 지속되고 일정 한도가 넘으면 혈전이 생겨 급성 심정지나 심장마비, 심근경색, 뇌졸중, 뇌출혈,

뇌경색 등의 원인을 제공하고, 그렇지 않을 경우에도 일상의 혈액순환의 장애를 초래함은 자명한 이치라 하겠다. 그러한 혈액순환의 장애는 궁극에 어떠한 결과를 초래할 것인가?

서울대학교병원 신체기관정보에 의하면 "혈액은 혈관을 통해 온몸을 돌면서 산소와 영양소 등을 공급해 주고 노폐물을 운반하여 신장을 통해 배설될 수 있도록 한다"고 기술하고 있다. 다시 말해 혈액은 온몸의 10만km에 달하는 모세혈관을 구석구석 돌면서 각 세포에 산소와 영양소를 공급하고 그 세포 내 노폐물들을 운반해 내는 중요한 역할을 하는 것이다.

그런데 만약 오랫동안 신발 신고 살며 땅과의 접지가 차단될 경우 혈액의 점성이 끈적끈적하여 혈액이 제대로 순환하지 않게 되고, 그 결과 우선 머리쪽 모낭세포에 혈액이 제대로 순환하지 않게 된다. 모낭세포에 영양소가 제대로 공급되지 않게 되고, 마치 나무에 물을 주지 않아 나무가 시들시들해지듯, 머리털도 시들시들해지며 흰색으로 탈색되거나 머리털이 빠지는 탈모가 일어나게 된다. 나이가 들면 노쇠해지며 탈모되는 현상이 바로 그러한 이유로 비롯된다. 피부세포도 마찬가지다. 땅과의 접지 차단으로 혈액의 순환이 제대로 되지 않을 경우, 피부의 세포에 영양소가 제대로 공급이 되지 않고 영양결핍이 되어 피부가 자글자글해지거나 주름이 잡히게 되는 것이다. 더 나아가 피부의 색소가 탈색되면서 검버섯들이 피어나는 것이다. 귀의 세포와 눈의 세포에도 혈액이 돌지 않으면 영양소가 제때 공급이 안 되고, 노폐물이 제때제때 걸러지지 않게 되고, 그 경우 귀와 눈의 기능들이 정상을 잃고,

어느새 귀가 잘 안 들리거나 눈이 잘 안 보이게 됨은 당연한 귀결이라 할 것이다.

이러한 현상들을 세간에서는 단순히 나이가 들어가는 자연스러운 현상이라 치부하지만, 맨발걷기의 관점에서 보면, 평소 신발을 신고 살고, 집에서도 접지가 차단된 삶을 수십년 살게 되면서 초래되는 전자결핍에서 비롯되는 현상이라 할 것이다. 즉 접지 차단에 따라 초래된 혈액 속 전자의 결핍현상으로 혈액의 점성이 높아지고, 따라서 혈류의 속도가 떨어지면서 몸 전체 10만km에 달하는 모세혈관들에 혈액이 제대로 돌지 않기 때문에 불가피하게 그런 현상들이 초래되는 것이다. 즉 각 몸의 조직과 세포들에 영양소가 제때 공급이 안 되고, 노폐물들이 제때 걸러지지 않으면서 조직과 세포들이 생기를 잃어버리고 시들시들해지면서 각종 노화현상들이 초래되는 것이다.

그렇다면 그러한 노화현상을 멈추게 하거나 지연시킬 수 있는 해법은 자명하다 하겠다. 신발을 벗고 맨발로 땅을 걷고 접지하면 그 원인인 전자결핍 현상이 해소되고, 자연스럽게 혈액이 맑아지고 혈류의 속도가 전 혈관을 다 빠르게 돌며 온몸의 조직과 세포들에 다시 영양소가 충분히 공급되어지면서 노쇠현상이 멈추게 되고, 세포와 조직들이 다시 살아나게 될 것이다.

전립선암을 맨발걷기로 치유한 75세 박성태 교수의 하얗던 머리가 검어지고, 75세 여성의 목주름살이 맨발로 걸은 이후 다 펴진 일이나, 80세 김종열 씨의 얼굴 피부세포가 재생되면서 자글자글하던 주름과 검버섯이 다 없어지고, 마치 홍안과 같은 건강한 피부로 재생되어진 결과가 바로 그러한 이치다. 또 78세 한 여성의 지난 30년간 안 들리던 난청의 귀가 열리고, 어느 날부터 사물이 또렷하게 보이기 시작하고, 저자 자신도 최근 돋보기를 쓰지 않고 책을 읽고 글을 쓰게 된 것도 바로 그러한 이치의 자연스러운 결과라 할 것이다.

또한 80세 인천 나사렛국제병원 이강일 이사장은 지난 7년간 파킨슨병으로 고생했는데 맨발걷기 11개월 만에 기억력이 또렷해지고, 몸의 균형이 잡혀 누웠다 일어나거나 걷는 데 문제가 없어지고, 파킨슨병 환자들 고유의 증상인 손떨림 현상도 일체 하나도 없이 거의 완치되었다. 이 놀라운 치유가 바로 그러한 혈액 희석 효과에 따른 뇌세포와 뇌신경의 재생이 그 원인이 되었다 믿어진다.

실제 맨발로 걷고 땅과 접지하면 단 10분 만에도 혈액이 맑아진다는 사실은 전 챕터에서 설명한 하와이 쥬쥬베 클리닉의 의사 키몬 카마이의 유튜브 영상 '접지에 의한 혈액 질의 개선Blood Quality Improved by Earthing'이나 미국 심장의학자 고 스티븐 시나트라 박사의 40분 맨발걷기 후 혈액 점성의 변화 사진, 또 2013년 2월 14일 미국 대체의학지에 게재한 임상논문 〈접지는 심혈관질환의 핵심요인인 혈액의 점성을 낮춘다〉에서 제타전위가 평균 2.7배가 올라가고, 혈류의 속도가 평균 2.68배가 빨라졌음으로 뚜렷하게 입증, 보고되었다.

위 각 실험에서 맨발로 걸은 지 10분 후, 40분 후, 또 접지한 지 2시간 후 공히 혈액의 점성이 묽어지고, 혈류의 속도가 빨라졌음은 온몸의 10만km에 달하는 모세혈관에 혈액이 적정하게 돌게 되었음을 의미함과 동시에 각 조직과 세포에 충분한 영양소의 공급이 이루어지기 시작하고, 노폐물들이 원활하게 회수되기 시작하였음을 의미한다.

위 접지론 논문을 쓴 학자들은 접지의 결과 제타전위가 올라가고 혈류의 속도가 빨라지는 것을 심혈관질환의 중요한 원인인 점성을 해소하는 효과가 있다는 것으로 해석을 하였지만, 저자는 거기에서 한 걸음 더 나아가 혈류의 속도가 빨라지면서 온몸의 조직과 세포에 영양소를 골고루 빠른 속도로 공급하고 노폐물들을 적시에 수거해 오면서 각 세포들이 생기 있게 되살아나는 항노화와 재생의 놀라운 결과까지 가져오는 것으로 확대 해석을 하고자 한다.

그래서 맨발로 걸으면 머리가 새로 발모되거나 흰머리가 검게 변하고, 얼굴의 피부나 목에 주름이 없어지고, 피부에서 검버섯이 사라질 뿐만 아니라 귀가 잘 들리기 시작하고, 눈이 잘 보이는 놀라운 젊음의 항노화 현상이 생기는 것이다.

결과적으로 위 모든 맨발인들의 실제 사례들에 비추어, 그러한 현상들이 그분들만의 예외적 현상이 아니라, 맨발로 걷는 우리 자신들이 현재 각자 체험하고 있고, 또 누구든 앞으로도 계속 맨발로 걷고 접지하면 혈액이 맑아지면서 온몸의 조직과 세포가 젊어지고 재생되는 그러한 놀라운 항노화와 젊음의 묘약을 향유하게 될 것이라는 믿음을 가능케 한다.

이에 맨발로 걷는 한 우리는 접지에 따른 혈액 희석 효과로 무서운 심혈관질환, 뇌질환으로부터 자유로워지게 됨은 물론 각 세포에 충분한 영양소가 공급되면서 머리가 더 이상 빠지지 않고, 얼굴도 항상 탱글탱글하고, 눈과 귀도 밝을 뿐만 아니라, 기억력도 항시 또렷한 젊고 건강한 삶을 유지해 나갈 수 있다는 확신을 독자 여러분들과 함께 공유하고자 한다.

우리의 맨발걷기는 전 인류가 지난 수천 년 동안 찾아 헤매었던 불로초, 바로 그 항노화의 비법이라는 사실의 통찰이자 재확인이다.

⑤ 코르티솔 분비의 안정화 효과 : 천연의 신경안정제 효과

두산백과는 코르티솔을 "급성 스트레스에 반응해 분비되는 물질로, 스트레스에 대항하는 신체에 필요한 에너지를 공급해 주는 역할을 한다"고 규정하고 "스트레스를 지나치게 받거나, 만성 스트레스가 되면 코르티솔의 혈중농도가 높아지고 그 결과 식욕이 증가하게 되어, 지방의 축적을 가져온다. 또한 혈압이 올라 고혈압의 위험이 증가하며, 근조직의 손상도 야기될 수 있다. 불안과 초조 상태가 이어질 수 있고 체중의 증가와 함께 만성피로, 만성두통, 불면증 등의 증상이 나타날 수 있다. 또한 면역기능이 약화되어 감기와 같은 바이러스성질환에 쉽게 노출될 우려도 있다"고 정의하고 있다.

결국 스트레스가 커지면, 코르티솔 분비가 더 많아지거나 불안정해짐과 동시에 '불안과 초조 상태가 이어지고 체중의 증가와 함께 만성피로, 만성두통, 불면증 등의 증상'으로 이어지는 상황에 이른다는 설명이다.

그렇다면 코르티솔 분비를 정상화하고, 그 과다 분비를 막아내는 일이 바로 그 해결책이 될 것이다. 2004년 10월 미국 대체의학지에 발표된 모리스 갈리Maurice Ghaly와 데일 테플리츠Dale Teplitz의 논문 〈코르티솔과 주관적 숙면, 통증, 스트레스 수준으로 측정한 수면 시 인체접지의 생물학적 효과The biologic effects of grounding the human body during sleep as measured by cortisol levels and subjective reporting of sleep, pain, and stress〉와 2017년 3월 28일자 전기기술자 클린트 오버와 공학물리학자 가에탕 쉬발리에 박사 등의 〈인체의 접지: 접지의 치유 효과Grounding the Human Body: The Healing Benefits of Earthing〉라는 논문에 따르면 스트레스의 경감 정도를 측정하기 위하여, 12명의 남녀(남 6명, 여 6명)를 접지한 상태에서 잠을 자게 하였더니, 8주 만에 스트레스 호르몬인 코르티솔의 일일 주기가 그림 10에서 보는 것처럼 접지 전(좌측 그래프)의 불안정한 들쭉날쭉한 상태에서 접지 후(우측 그래프)에는 대부분 정상화되고 안정화되었다고 한다.

또한 12명 중 11명이 더 빨리 잠에 빠져들었고, 6명의 여자 중 5명이 생리 전 열감PMS hot flashes이 감소하였고, 12명 중 9명이 활력이 충전되고, 전보다 더 에너제틱해졌음을 느꼈고, 12명 중 9명이 감정적인 스트레스, 불안감, 우울감, 과민함 등이 줄어들었다.

코르티솔 리듬의 정상화에서 더 나아가, 참가자들은 잠에 빨리 빠져들었을 뿐만 아니라, 잠자리에서 일어나면 전보다 더 개운해졌음을 느꼈다고도 보고하였다.

|그림 10| 12명 남녀를 8주간 접지한 상태에서 잠을 자게 한 실험 결과 요약

이러한 연구 결과는 '맨발걷기국민운동본부'의 회원들이 맨발로 걸은 후 거의 대부분 숙면하게 되고, 심지어는 복용하고 있던 수면제나 신경안정제를 끊고 정상적이고 편안한 생활하게 되었다는 수많은 사례와 일치한다. 그리고 2개월의 접지 실험의 결과 피실험자의 거의 대부분이 치유되었음을 보여주었다는 점에서 《맨발걷기의 기적》에서 밝혔던 '맨발걷기 2개월 치유의 가설'과도 그 맥을 같이 한다고 하겠다.

⑥ 염증 및 통증의 완화 및 치유 효과

지난 8년간 대모산 '맨발걷기국민운동본부'의 많은 회원이 맨발로 걸어 각종 암과 고혈압, 심혈관질환, 뇌질환 등 만성 질병들이 치유되었다. 그리고 치유의 기적은 현재 진행형이다. 맨발로 걷거나 접지를 하면 오랜 시간 아팠던 등이나 허리도 어느새 나아지고 류마티즘성 관절염 등도 나아진다.

질병 발병의 원인 90%를 차지하는 활성산소가 맨발걷기와 접지로 중화, 소멸되는 것은 주지의 사실이다. 이제 여기서는 구체적으로 맨발걷기와 접지를 통해 염증과 통증이 치유되는 메커니즘을 설명하고자 한다.

지난 2015년 8월 미국 염증연구지 Journal of Inflammation Research에 발표된 제임스 오쉬만 박사와 가에탕 쉬발리에 박사 등의 논문 〈접지가 염증, 면역 반응, 상처 치유, 만성 염증 및 자가면역질환의 예방 및 치료에 미치는 영향〉에는 맨발걷기와 접지가 염증 및 통증을 치유하는 과학적 기제와 메커니즘이라는 사실이 잘 나타나 있다.

먼저 연구자들은 통증에 대한 접지의 영향과 부상에 대한 면역 반응 연구를 위해 8명의 건강한 피실험자들이 어깨에 바벨을 얹고 가로 5cm, 세로 20cm의 좁은 나무판 위에 발의 허리를 얹은 상태에서 까치발 일어서기를 20회씩 2세트 시행하도록 하여 장딴지근육에 인위적으로 통증을 유발하는 지연 발생 근육통 실험을 하였다. 그다음 사흘 동안 피실험자 4명은 접지를 한 상태에서 생활하게 하고(접지 그룹), 4명은 똑같은 환경에서 접지선을 연결하지 않은 채 생활하게 하였다(플라시보 그룹).

그리고 사흘 동안 매일 각각의 통증 수준, 자기 공명 영상, 분광법, 혈청 및 타액의 코르티솔, 혈액 및 효소 화학, 혈구 수 등의 검사를 했고, 그 결과 접지 그룹과 플라시보 그룹 간에 아래와 같은 뚜렷한 차이가 나타났다.

1) 통증 수준의 차이와 변화

접지된 그룹의 통증 수준이 접지되지 않은 그룹의 통증 수준보다 현저히 낮음이 확인되었고, 이는 접지가 통증 수준을 완화한다는 사실을 뚜렷이 시사한다.

|그래프 1| 통증수준이 접지 그룹보다 플라시보 그룹에서 현저히 높다

2) 백혈구 수의 차이와 변화

접지되지 않은 플라시보 피실험자들에서 백혈구 수가 증가했고, 접

|그래프 2| 플라시보 그룹 백혈구 수는 계속 증가하나 접지 그룹은 계속 줄어든다

지된 피실험자들의 백혈구 수는 부상 후 꾸준히 감소하였다. 세균이나 바이러스 등 감염이 되었거나 염증이 발생하면 백혈구 수가 증가한다는 사실에 비추어 볼 때, 접지는 바로 그러한 염증의 완화 내지는 치유 효과를 가져온다는 가설을 증명한다.

3) 호중구 수의 차이와 변화

접지된 그룹과 접지되지 않은 플라시보 그룹 모두에서 호중구가 증가했지만, 접지된 실험자들의 경우 호중구 수가 항상 낮았음이 밝혀졌다. 이 역시 접지의 염증 치유 효과를 시사한다. 여기서 호중구(또는 중성구)란 골수 내의 조혈 줄기세포에 의해 형성되며, 선천 면역의 주요한 역할을 담당하고 있는 대표적인 과립구 세포다. 호중구는 대부분 포유류의 백혈구 중에서 가장 높은 비율(55~70%)을 차지하고 있고, 포식 세포의 일종으로 보통 혈액 안에서 발견된다. 세균의 감염, 환경적인 요인, 그리고 일부 악성종양에 의해 생기는 염증의 초기 단계에서 가장

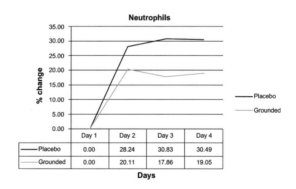

|그래프 3| 플라시보 그룹 호중구 수의 증가폭이 접지 그룹의 증가폭보다 현저히 높다

빠르게 염증에 반응하여, 염증이 발생한 부위로 이동하는 세포로 알려져 있다.

4) 림프구 수의 차이와 변화

호중구 수가 증가함에 따라 림프구 수는 감소할 것으로 예상된다. 본 연구에서 접지된 피실험자들의 림프구 수는 항상 접지되지 않은 플라시보 피실험자들보다 낮았음을 보여주었고, 이 역시 접지의 염증 치유 효과를 뒷받침한다.

여기서 접지된 피실험자 그룹이 접지되지 않은 플라시보 피실험자 그룹보다 순환하는 호중구와 림프구 수가 적다는 사실은 원래의 손상이 더 빨리 해결되고 부수적 손상이 감소했으며 회복 과정이 가속화되었음을 나타낸다.

이렇게 접지된 사람들의 통증이 낮고, 백혈구, 호중구, 림프구 등의 수치가 접지되지 않은 사람들보다 낮은 이유는 바로 다음의 시나리오를

|그래프 4| 접지 그룹 림프구 수의 감소폭이 플라시보 그룹의 감소폭보다 현저히 높다

전제로 한다. 즉 땅에서 움직이는 자유전자가 접지를 통해 몸 안으로 들어가 천연의 항산화제 역할을 한다. 이들은 염증성 바리케이드가 있는 경우를 포함하여 연결조직 매트릭스를 통해 반 전도되어 ROS활성산소 및 복구 분야에 있는 기타 산화제를 중화시킴으로써 건강한 조직을 손상으로부터 보호한다. 바로 접지의 치유의 메카니즘을 의미한다.

한편 위 논문은 접지된 그룹의 피실험자들과 접지되지 않은 플라시보 그룹의 피실험자들 사이의 기타 면역 반응 중 나타난 주요 효소 수치의 차이도 아래와 같은 결과로 보여준다.

5) 빌리루빈 수치의 차이

빌리루빈은 담즙 색소의 하나로 혈장 내 농도가 올라가면 피부와 눈의 흰자위가 누렇게 되는 황달 증상을 띠는데, 접지된 사람들은 접지되지 않은 플라시보 그룹 사람들보다 감소폭의 수치가 현저히 낮다.

|그래프 5| 접지 그룹 빌리루빈 감소폭이 플라시보 그룹 빌리루빈 감소폭보다 현저히 낮다

6) 크레아틴키나제 수치의 차이

크레아틴키나제는 골격근, 심근, 평활근, 뇌 등에 포함된 효소로 그 부위가 손상되면 혈중으로 유출되므로 혈중 크레아틴키나제는 근육이나 심장세포가 손상될 때 증가할 수 있다. 특히 크레아틴키나제의 증가는 급성 심근경색일 경우 나타날 수 있는데, 심근경색 이후 처음 4~6시간이 지나면 그 혈중농도가 증가하기 시작하고 18~24시간이 지나면 최고 농도에 도달하며 2~3일 내 정상으로 돌아오게 된다. 그런데 접지된 그룹의 사람들은 접지되지 않은 플라시보 그룹의 사람들보다 그 수치가 항상 낮게 나타났다.

|그래프 6| 접지 그룹 크레아틴키나제 증가·감소폭이 플라시보 그룹의 그것보다 현저히 낮다

위 논문은 또한 부상의 치유에 대한 접지 효과의 시간적 경과를 다양한 방법으로 측정하였다. 피부에 부착된 전도성 패치를 땅과 연결시키니 30분 이내에 염증이 가라앉기 시작하고 대사 활동이 증가한다는 사실을 확인하였다. 특히 접지 40분 동안 산소 소비, 맥박 및 호흡 속

도가 증가하고 혈액 산소포화도가 감소한다는 사실을 확인하고, 이를 전하저장소^{the charge reservoirs}의 '채우기^{filling}'가 서서히 일어나는 과정으로 설명하였다.

이렇게 전하저장소가 포화상태로 충전되면, 신체의 상태는 '염증 대비' 상태가 된다는 사실을 의미한다. 이것은 신체의 모든 부분에 널리 퍼져 있는 기저 물질이 반도체성 콜라겐 매트릭스를 통해 신체의 손상 부위에 항산화 자유전자를 신속하게 전달할 준비가 되어 있음을 의미하고, 이 경우 그림 11의 B(Mr. 맨발)에서 보듯이 부상시 염증 바리케이드도 생기지 않고, 염증도 생기지 않는다. 반면 그림 11의 A(Mr. 신발)의 경우는 신발을 신고 있어 접지가 차단되어 있고, 땅속으로부터의 자유전자의 공급이 이루어지지 않아 부상 부위 주변에 염증성 바리케이드를 형성하고,

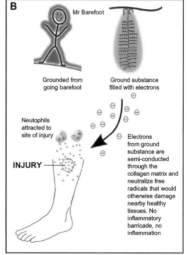

|그림 11|

따라서 염증 치유에 시간이 소요되거나 장애가 발생할 수 있다.

위 논문은 또한 그렇게 접지만으로 염증이 치유된 세 가지 사례들을 사진과 함께 예시하고 있다. 즉 접지가 부상 후 염증의 주요 징후인 발적, 열, 부기, 통증 및 기능손상을 줄이거나 예방한다는 사실을 아래 두 가지 상처의 치유사례(그림 12, 그림 13)로 확인하고 있고, 의료용 적외선 이미징 촬영술을 사용한 그림 14 사례 연구에서도 접지는 고통스러운 만성 염증의 신속한 해결의 수단으로 확인되었다고 기술하고 있다.

|그림 12| 84세 당뇨병 여성 환자의 상처

|그림 13| 싸이클 선수의 상처 치유 과정

그림 12는 84세의 당뇨병 여성 환자의 8개월 동안 아물지 않던 상처가 접지 2주 만에 치유된 사례를 보여준다. 관련한 치료는 환자가 편안하게 앉은 상태에서 접지패치를 몸에 대고 매일 30분간 접지하는 것으로 시행되었다. 왼쪽 발목 부근 상처의 원인은 발에 맞지 않는 부적합한 부츠 때문이었다. 환자는 그동안 다양한 치료를 받았지만 치유되지 않았다. 처음 보았을 때, 그녀는 약간 절뚝거리고 통증을 호소하였다. 처음 30분 동안 접지하였더니, 환자는 통증이 눈에 띄게 줄어들었다고 했다. 일주일 동안 매일 접지하였더니, 통증 수준이 약 80%는 감소했다고 했다. 그리고 더 이상 절뚝거리지 않았다. 접지 후 2주가 지나자, 그녀는 통증이 완전히 사라졌다고 말했다.

그림 12는 투르 드 프랑스 대회에서 체인 휠이 다리를 긁어 상처가 나고 부상을 당한 사이클 선수의 사진이다. A처럼 접지패치를 상처의 위쪽과 아래쪽에 부착하였다. B는 부상 후 1일차, C는 부상 후 2일차의 사진으로 발적, 통증 및 붓기가 최소화되었으며, 바로 다음 날 레이스를 계속할 수 있었다고 한다.

그림 14의 좌측 A사진 상단의 화살표는 열이 나며 통증을 느끼는 부위를 붉은색으로 보여준다. 그런데 A사진 하단의 사진은 접지 상태에서의 수면으로 인한 염증 감소를 보여준다. 즉 4일 밤 동안 접지된 상태에서 수면을 취하면서 통증이 해소되었고 열이 나는 부위는 열이 내리고 식었음을 보여준다. 동 변화를 통해 염증의 현저한 감소와 정상적인 열 대칭으로의 회귀에 주목할 수 있다.

그림 14의 우측 B는 15세에 체조하다 부상을 입은 33세 여성의 다리

|그림 14| 의료용 적외선 영상으로 촬영한 접지 후 염증 감소 모습

를 적외선으로 촬영한 것이다. 환자는 만성 오른쪽 무릎 통증, 부기 및 불안정한 병력이 있었으며 오랫동안 서 있을 수 없었다. 통증을 줄이기 위해 무릎 사이에 베개를 놓고 자야 했고, 수년에 걸쳐 병원 치료와 물리 치료를 받았지만 큰 효과가 없었다. 적외선 B의 왼쪽 상단에서 보이는 화살표는 진한 붉은색으로 나타나는데, 이는 이 부위의 염증 반응이 심하다는 것을 의미한다. 이 환자에게 전극 패치를 이용해 접지시키고 30분 후에 찍은 사진이 바로 B의 아래 사진이다. 화살표 해당 부위의 색이 붉은색에서 푸른색으로 변하였고, 환자는 통증이 감소했음을 밝혔다.

그렇게 6일간의 접지 후, 그녀는 50% 정도 통증이 감소했음을 보고했으며, 이제 통증 없이 더 오랫동안 서 있을 수 있게 되었으며, 더 이상 다리 사이에 베개를 놓고 잠을 잘 필요가 없어졌다고 말했다. 접지 치료 4주 후, 그녀는 축구를 할 수 있는 정도가 되었으며, 12주가 되자 통증이 거의 90% 감소했고 붓기가 없어졌다고 말했다. 환자는 치료 6개월 후 수상 스키와 마라톤 같은 격렬한 운동을 통증 없이 할 수 있게 되었다.

결국 접지는 염증과 통증의 치유 내지 완화 효과를 가져온다는 사실과 백혈구, 호중구, 림프구 등의 수치를 낮출 뿐만 아니라 콜라겐 매트릭스를 통해 활성산소를 중화시킴으로써 염증 바리케이드의 형성을 방지하여 결과적으로 염증 자체가 생기지 않도록 하는 기능을 한다는 사실이 확인되었다. 이러한 염증 치유의 메커니즘이 바로 만성 질병들인 각종 암이나 고혈압, 고혈당, 심혈관질환, 뇌질환 등을 예방하고 치유하는 기제와 다름없다.

한편 접지되지 않은 경우 나타나는 염증 바리케이드는 외부의 병원균 등 침입자를 막아내는 역할을 하지만, 동시에 항산화 물질과 재생세포가 차단된 영역으로 이동하는 것 역시 방해한다. 따라서 회복은 불완전할 수 있으며, 이 불완전한 회복은 장기간 지속될 수 있는 악순환의 염증 싸이클을 만들고 장기간 지속되면서 소위 '침묵' 또는 '내연'하는 염증을 유발함으로써 만성질환의 발병을 촉진하게 된다. 위 논문의 연구자들은 염증 증가가 접지의 부족과 그에 따른 전자결핍의 결과일 수 있다고 지적한다.

실제 신체가 땅과 접지되었을 때 상처는 매우 빠르게 치유된다. 위 논문이 보여주듯이 접지 시 치유가 훨씬 빠르고 염증의 주요 징후가 빠르게 감소하거나 제거된다. 시간의 경과에 따른 다양한 염증 마커의 특징들은 접지된 사람들에게서 접지되지 않은 사람들과 확연하게 다르게 나타난다. 따라서 접지 여부가 염증 반응의 치유 기간을 바꿀 수 있다는 사실 또한 우리 모두 알아야 한다.

다시 말해 산화방지제는 전자 공여자이며, 최고의 전자 공여자는 바로 우리의 발 바로 아래에 있다는 사실이다. 실제 무제한의 접근 가능한 전자 저장고가 바로 지구, 즉 땅의 표면이라는 사실을 위 논문의 저자들은 물론 본서의 저자도 확고하게 믿는다. 땅에서 올라오는 자유전자는 최고의 항산화제이며, 우리 몸은 땅과의 물리적 접촉을 통해 수십억 년에 걸쳐 이를 사용하도록 진화했기 때문에 그 어떠한 2차적인 부작용이 전혀 없다고 할 수 있다.

실제 저자는 위 논문 저자들의 '진화론'의 측면보다는 그와 같은 접지를 통해 땅속 생명의 자유전자의 유입이 있을 때 건강한 생리적 시스템이 작동할 수 있도록 조물주가 인간을 위시한 모든 생명체를 설계해 놓았다는 '조물주의 설계론'의 전제에 입각해 있음을 다시 한번 밝혀둔다.

⑦ 면역계의 정상 작동 효과 : 면역력의 증강 및 자가면역질환의 치유

지난 2019년 12월 이후 전 세상이 코로나19 팬데믹으로 3년 가까이 멈추어 섰고, 그 여파가 아직도 진행 중이다. 그로부터 3년 가까이 무려 6억에 가까운 세상 사람들이 확진되었고, 그 중 약 650만 명이 목숨을 잃었다. 전 세상 사람들이 코로나19 바이러스와 거듭된 변이 바이러스들에 꼼짝달싹 못한 것이다. 그 이유가 무엇일까? 바로 현대인들의 땅과의 접지 차단에 따른 면역력의 저하 때문이라는 것이 저자의 판단이다.

조물주는 우리 인체가 외부의 침입자인 병균이나 바이러스로부터 자신을 스스로 방어할 수 있도록 면역계라는 정밀한 방어시스템을 장착해 놓았다. 그래서 웬만한 바이러스가 침입하더라도 스스로의 면역계가 집합적이고 조정적인 면역 반응을 통해 그를 물리침으로써 우리 인체를 스스로 보호하고 생명을 유지할 수 있도록 준비해 놓은 것이다.

그런데 그 면역계가 정상적으로 작동하려면 마치 전기자동차가 충전이 되어야 갈 수 있듯이 정밀한 전기적 장치인 우리 인체의 면역계도 전자의 충전이 있어야 정상적으로 작동하도록 되어 있다. 그러기 위해서는 땅을 맨발로 밟으며 땅속 자유전자를 충분히 받아야 한다. 위 논문의 저자들도 감염과 조직 손상을 다룰 때 사용되는 활성산소와 반응성 질소종RNS의 균형을 맞추는 데 필요한 자유전자를 마음껏 사용할 수 있는 한 우리의 면역체계는 정상적으로 작동한다고 서술하고 있다.

그런데 현대인이 부도체의 신발을 신고 고층 건물 등에 주거하는 생활 방식에 따른 1일 24시간, 1년 365일의 접지의 차단은 우리의 몸과 면역체계로부터 오랜 옛날부터 가져왔던 그러한 자유전자의 제공원을 갑자기 빼앗아 버림으로써, 우리의 몸과 면역체계의 이상 현상을 초래하게 되었다.

이러한 갑작스러운 접지의 차단은 1800년대 초 합성소재 고무의 발명으로 시작되었고, 1860년대 이후 미국의 운동화 스니커즈의 출현, 우리나라에서는 1922년 대륙 고무신의 제조 등으로 일상화되기 시작하였다. 위 논문은 그러한 현상이 1950년대에 들어서며 전통적인 가죽 대신 부도체의 고무 밑창을 댄 구두와 신발의 출현으로 가속화되기 시작한 것으로 서술하고 있다. 우리의 면역체계에 대한 이러한 접지의 차단에 따른 변화와 도전은 우리 인류가 그에 맞게 진화하여 그를 수용할 수 있는 정도보다 훨씬 더 빨리 진행되었다는 것이다.

그렇게 시작된 땅과의 접지 차단은 우리 현대인들이 그 심각성을 제대로 인지하지 못한 채 전 세계적으로 확산되며 현대인들의 생리적 기능 장애와 세상 전체의 비전염성 염증성 만성질환의 놀라운 증가의 원인이 되었다. 급기야는 지난 2019년 12월 이후의 코로나19 팬데믹에 전 세상을 꼼짝달싹 못하게 만든 상황으로까지 이어진 것이다.

그러한 전자의 부족은 또한 미토콘드리아의 전자 수송 사슬을 탈포화시켜 ATP 생성의 지연에 따른 만성피로를 유발하고 면역계 세포의 세포 간 이동 및 기타 필수적인 활동들을 늦추고 있을 뿐만 아니라 몸의 경미한 손상조차도 장기적인 건강 문제로 비화할 수 있게 만들었다. 다시 말해 위와 같은 접지의 차단으로 우리 몸이 자유전자를 보충 받을 수 없으면 염증 과정이 비정상적인 과정을 거치게 된다. 즉 전자가 부족한 영역은 추가적인 손상에 취약해지고, 몸은 양전하를 띠게 되어 감염을 막아내는 데 어려움을 겪게 된다. 그 결과는 우리의 면역체계를 끊임없이 활동하게 만들고 결국 힘이 소진되게 만든다.

그렇게 힘이 소진되면서 면역계의 세포는 신체의 다양한 화학구조(자기항원self이라고 함)와 기생충, 박테리아, 곰팡이 및 암 세포 분자(타자항원non-self이라고 함)를 구별하지 못하게 될 수 있고, 그러한 면역계의 기억 상실은 면역세포들로 하여금 자기 자신의 신체의 조직과 기관에의 공격으로 이어질 수 있다. 소위 말하는 자가면역질환의 발병이다.

위 논문은 당뇨병 환자에게 있는 랑게르한스 섬의 인슐린 생산 베타 세포가 파괴되는 것이나 면역체계가 자신의 관절의 연골을 공격하여 류마티즘성 관절염을 일으키는 것 등을 예로 제시한다. 그 외에 홍반성 낭창Lupus erythematosus은 신체의 면역체계가 자신의 조직과 장기를 공격하여 발생하는 자가면역질환의 극단적인 예다. 예를 들어 루푸스는 피부, 신장, 혈액 세포, 관절, 심장 및 폐를 포함한 다양한 신체 시스템에 영향을 미칠 수 있다. 시간이 지남에 따라 면역체계가 약해지고, 당뇨병 환자의 상처에서 흔히 볼 수 있는 것처럼, 염증이나 감염에 더 취약해지고 치유되지 않을 수 있다. 특히 약화된 면역체계가 신체의 어떤 부분을 먼저 공격할지는 유전적인 요인들, 습관들(수면, 음식, 음료, 운동 등), 신체 및 환경의 독소 등과 같은 요인들에 따라 달라진다. 그런데 위 논문의 저자들은 반복하여 관찰한 결과, 접지는 루푸스 환자나 기타 자가면역질환 환자의 통증을 감소시킨다는 사실이 확인되었다고 기술하고 있다. '맨발걷기국민운동본부'에서도 약물로 치유되지 않던 섬유근육통, 혈관염 등 심각한 자가면역질환을 가진 회원들이 맨발걷기와 접지로 병세가 나아졌다고 증언하는데, 그 상황과 맥을 같이 한다.

접지 또는 접지에 대한 위 논문의 연구와 저자의 '맨발걷기국민운동본부' 회원들의 다양한 치유사례들은 만성 염증과 질병들에 대한 단순하고 자연적이고, 접근 가능한 치유의 새로운 건강전략의 출현을 의미한다. 특히 맨발로 걷는 많은 회원들이 가족들의 코로나19 확진에도 불구하고 본인은 코로나19의 음성반응을 나타내는 많은 사례들이 있었고, 설령 확진되더라도 특별한 후유증 없이 가볍게 회복되는 많은 사례들을 보며 맨발걷기를 통한 접지야말로 코로나19나 앞으로 올 수 있는 또 다른 '감염병 X'에 대한 진정한 백신이자 항체로서 작용할 것이라는 확신을 갖게 되었다.

이러한 사실들은 우리 신체의 기본 뼈대인 생체 매트릭스(기저 조절 또는 조직 장력 매트릭스 시스템)가 우리 인간의 주요 항산화 방어시스템의 하나임을 전제로 하고 있고, 위 논문에서 설명하듯이, 신체의 생체 매트릭스 시스템이 최적의 상태에서 효과적으로 운용되기 위해서나 저자의 '맨발걷기국민운동본부'의 여러 회원들의 각종 만성질환의 치유나 코로나19 등 감염병에 대한 면역력의 확보는 생명체의 배터리인 지구의 땅과의 전도성 접지를 통해 수시로 재충전되어야 하는 시스템임을 주목해야 함을 시사한다.

⑧ 소화와 배설의 촉매 효과 : 이화작용의 활성화

생물체에서 일어나는 물질대사로 동화작용과 이화작용이 있는데, 그 중 이화작용catabolism, 異化作用은 고분자유기물을 분해하여 저분자물질로 만드는 과정이다. 세포 내에서 행해지는 이화작용의 대표적인 예는 세포 내에서 이루어지는 호흡과 소화기관에서 일어나는 소화가 있다. 이화작용이 진행되면 에너지가 생성되어 방출되고 이때 방출된 에너지는 생물체가 활동하는 데에 쓰인다. 이때 부가적으로 만들어진 물질들이 전자전달계를 거치면서 산소를 이용해 많은 양의 에너지를 낼 수 있는 ATP 분자들을 만들어 낸다(두산백과). 우리가 항상 강조하는 에너지대사의 핵심 물질인 ATP의 생성 촉진 작용과 맞물린다.

이러한 생체대사의 이화작용을 촉진하는데 전자의 공급은 필수이고, 전자의 공급이 충분할수록 이화작용은 촉진된다 할 것이다. 그 결과로 충분한 생체에너지가 방출되면서 생체의 작동에 필요한 영양소의 공급은 물론 그에 따른 배설 역시 촉진된다 할 것이다.

맨발로 걷기 시작한 이후 우리가 제일 빨리 경험하는 일이 무엇인가? 사람마다 조금씩 다르지만, 밥맛이 좋아지고(쾌식), 숙면하게 되고(쾌면), 화장실을 자주 가서 변을 잘 보게 되는 것(쾌변)이다. 그 이유와 근거의 일단이 어디에 있는지를 살펴본다.

저자는 지난 2001년 처음 맨발로 걸은 이후 며칠 만에 하루 한 번씩 가던 화장실을 하루 2~3회씩 가는 일이 생겼다. 맨발걷기는 지압 효과에 따라 위장 등 내부 장기의 활동이 활성화되면서, 배설활동이 활성화되기 때문이다. 맨발걷기의 지압 효과라는 제1차 이론적 근거가 확인된 셈이다.

그런데 그 이후 미국에서 2010년 이후 발표된 접지이론에 대해 공부하게 되면서, 우리는 그간 땅속 자유전자가 우리 몸속으로 올라와 1) 만병의 원인인 활성산소를 중화, 소멸하고, 2) 적혈구의 제타전위를 올려 혈액의 점도를 낮추고 혈류를 빨리하고, 3) 에너지대사의 핵심 물질인 ATP의 생성을 촉진하여 활력을 증진하고, 항노화를 도우며, 4) 스트레스 호르몬 코르티솔 분비를 안정화시키는 천연의 신경안정 효과를 가져오고, 5) 세포 속 원자핵 궤도의 잃어버린 전자의 짝을 찾아주면서 활성산소를 안정화시켜 염증과 통증을 치유하고, 6) 면역계를 정상 작동시켜 면역력을 증강시킬 뿐만 아니라 자가면역질환의 원인을 해소하는 것으로 정리해 왔다. 그리고 그 각각의 효과들이 관련된 미국, 유럽의 임상논문에서는 물론 지난 8년 실제 대모산 '맨발걷기국민운동본부' 회원들의 수많은 치유사례들로 확인되었다.

그런데 위 여섯 가지 접지 효과와 함께 맨발걷기와 접지의 놀라운 또 다른 한 효과가 있다. 땅속 자유전자가 가져다주는 '소화와 배설의 촉진작용'이다. 그것은 맨발의 지압 효과의 결과이기도 하지만 동시에 땅속 자유전자가 몸 안으로 올라와 소화기관 내에서 일종의 소화를 촉진시키는 촉매작용 또는 효소작용을 하는 것이라는 생각이다. 이것은 서두에서 언급한 생체대사 활동 중 이화작용과 맞물린다. 이에 이를 땅속 자유전자가 가져오는 제7효과인 '접지의 소화효소 촉매 및 이화작용'으로 정의하고, 저자가 실시한 몇 가지 접지 실험에서 그 근거를 찾아보도록 하겠다.

우선 저자가 실시한 금붕어 접지 실험에서 몇 가지 중요한 포인트들을 읽을 수 있다. 첫째 접지되지 않은 금붕어 세 마리는 배설이 거의 없었다. 물론 실험의 효과를 극대화하기 위해 5일간 먹이를 주지 않았다. 그런데 똑같이 먹이를 주지 않은 상태에서 접지된 또 다른 세 마리의 금붕어들은 계속 시커먼 배설물을 쏟아 내었다(그림 15). 바로 오래된 숙변의 배설이었다. 즉 먹이를 주지 않은 상태에서도 접지된 금붕어들은 접지의 힘에 의해 숙변을 쏟아내고 있는 것이었다. 접지에 따른 자유전자의 힘에 의해 장기의 활동이 활발해지며 금붕어의 몸속에 축

|그림 15| 금붕어 접지 실험 2일차~ 오른쪽 접지된 수조 금붕어들은 먹이를 주지 않았음에도 왕성한 배설을 보임

적되어 있던 배설물들이 쏟아져 나온 것이었다. 그것은 우리가 맨발로 걸으면 화장실을 자주 가게 되고, 황금변이 나오고 숙변이 쏟아지는 것과 같은 이치인 것으로 보여진다. 그렇다면 그러한 상황들은 땅속에서 올라오는 생명의 자유전자가 몸 안으로 올라와 장내 소화활동과 배설활동이 활발해지도록 촉매하기 때문이 아닌가 싶다. 또한 다른 관점에서 보면, 익산의 강익현 한의원장 말씀대로 땅속의 자유전자가 장내 미생물, 즉 유익균들을 활성화시켜서 배설이 빨리 이루어지도록 촉진하는 것이 아닌가 싶다. 그것은 바로 땅속의 자유전자가 우리 장내 소화활동 또는 배설활동의 촉매제로서 작용하는 것이라는 판단을 뒷받침한다.

이러한 사실은 또한 우유의 접지 실험에서 접지가 되지 않은 우유는 며칠만에 부패되었지만 접지된 우유는 표면이 노랗게 변하며 향기로운

|그림 16| 오른쪽 접지된 우유는 부패가 아닌 발효의 현상을 보여줌

|그림 17| 오른쪽 접지된 고무나무 물받침에 쏟아져 내린 황토같은 물질은
땅속 전자의 활발한 이화작용을 반증해 보임

냄새를 풍기면서 마치 치즈처럼 발효된 사실과도 맞물린다(그림 16). 즉
땅속 생명의 자유전자는 우유 안에 있는 여러 물질들이 부패하도록 방
치하는 것이 아니라 발효하도록 촉매함으로써, 다시 말해서 효소와 같
은 역할을 함으로써, 발효를 촉진시키는 촉매제로서의 작용을 한다고

할 것이다. 그것은 또한 땅속 자유전자가 우리 몸 안으로 올라와서 장내에 있는 각종 음식물들을 분해시키고 발효시켜서 소화 흡수를 용이하게 해주고 배설을 촉진한다는 사실과 맞물린다.

이러한 사실은 또한 고무나무 접지 실험의 경우 접지되지 않은 고무나무는 15개월 이상이 지난 지금 성장이 정체되어 있고, 잎의 일부가 병들어 썩어가고 있고, 잔뿌리나 나무등걸의 성장이 거의 없는 반면, 접지된 고무나무는 접지 안 된 고무나무의 약 2배가량 성장하였고, 잎도 싱싱할 뿐만 아니라, 잔뿌리들이 눈에 띄게 여러 가닥이 자라나고 나무등걸도 접지 안 된 고무나무의 약 2배로 실하게 성장한 왕성한 생명력의 차이를 여실히 입증해 보여주고 있다(그림 17). 거기에다 더 나아가 접지 안 된 고무나무의 물받침은 지난 1년 반 동안 매주 물을 주어 많은 물들이 밑으로 내려왔지만 물받침에 아무런 이물질도 없이 깨끗하다. 반면 접지된 고무나무의 경우는 그 물받침에 많은 물질들이 마치 배설물처럼 쏟아져 내려서 지금은 마치 녹이 쓴 것처럼 황토색의 물질들로 가득 덮여 있다.

이것은 또 무슨 차이일까? 바로 접지된 화분에서는 땅속 자유전자가 화분 속 흙속으로 올라와서 흙속의 유기물들을 무기물로 분해, 활발한 물질대사인 이화작용을 일으키면서 한편으로는 고무나무의 생장에 필요한 에너지와 영양분을 만들어 냄으로써 위와 같은 활발한 성장활동을 보임과 동시에 또 다른 한편으로는 많은 부산물들이 물받침으로 쏟아져 내린 것으로 보여진다.

접지된 금붕어들과, 우유, 고무나무가 보여준 두드러진 생리적, 화학적 현상들은 바로 땅속 자유전자가 생명체에 미치는 생명활동과 에너지대사의 촉매제로서 상당한 역할을 하고 있음을 증거하는 것이고, 유기물을 무기물로 분해하여 소화작용 등 이화작용을 촉진하는 효소로서의 역할을 수행하면서 왕성한 배설까지 촉진한 것으로 보여진다.

결국 맨발로 걷게 되면, 땅속 자유전자가 몸속으로 올라와 장 내에서 음식물 등 유기물을 무기물로 분해하면서 생체대사의 한 활동인 이화작용을 촉진하는 촉매의 역할을 한다는 사실이 확인되었다 할 것이고, 이를 자유전자의 제7효과인 '접지의 소화효소 촉매 효과- 이화작용의 활성화'라 규정하고자 한다.

⑨ 임태와 출산의 촉진 효과

현대인들의 암, 고혈압, 고혈당 등 각종 현대 문명병들은 물론 코로나19 팬데믹과 같은 전 세계적 감염병까지 그 모든 질병들이 현대인들의 땅과의 접지 차단에 따른 전자결핍 현상으로부터 비롯되었듯이 최근 우리나라의 출산율 저하와 관련된 난임, 불임의 심각한 문제 역시 땅과의 접지의 차단에 따른 전자결핍 현상에서 비롯되었다는 것이 저자의 판단이다. 따라서 지난 8년 맨발로 걷고 접지하면서 '맨발걷기국민운동본부' 회원들의 수많은 질병들이 치유되어 왔듯이, 난임, 불임의 문제들 역시 맨발걷기와 접지에 따라 자연스럽게 해소될 수 있다는 통찰로 이어진다.

마침 지난 해 12월 네이처Nature지에 발표된 덴마크, 영국, 호주 등

국제연구팀의 논문 〈인간의 출산율 저하의 환경적 요인Environmental factors in declining human fertility〉이 밝히고 있는 사실들에서도 관련 시사점을 읽을 수 있다. 즉 동 논문은 지난 반세기 동안 산업화한 지역에서 인간의 생식生殖 건강이 악화하고 있음을 시사하는 데이터를 요약, 제시하면서, 자연유산이 증가하거나 출산 연령이 높아지면서 출산 가능 기간도 짧아지고, 난임비율 역시 증가하고 있는 사실을 그 주요 요인으로 꼽고 있다.

나이가 들수록 남성의 정자는 운동성이 감소하고, 여성의 난자는 배란 빈도가 감소하고 질도 떨어지기 때문에 임신이 될 확률이 낮아진다는 것이다. 물론 동 논문은 땅과의 접지 차단의 문제에는 이르지 못하고 단지 '화석 연료에서 직·간접적으로 만들어지는 화학물질에 대한 노출 증가' 등 환경적 요인에만 주목하고 있다는 한계를 가지고는 있다.

또한 지난 2017년 7월에 발표된 이스라엘 히브류대학의 다른 논문 〈정자 수의 시간적 경향: 체계적인 검토 및 메타 회귀 분석Temporal trends in sperm count: a systematic review and meta-regression analysis〉에 따르면 "서구 남성의 평균 정자 농도는 1973~2011년 사이 평균 52.4% 감소했고, 연평균 1.4%씩 줄고 있다 한다. 그리고 1940년대 덴마크 남성들의 정자 농도는 중앙값이 ml당 6,000만 개 이상이었는데, 2000년경에 실시된 조사에서는 4,500만 개에 불과했다. 보통 정자 농도가 ml당 약 4,000만 개 미만이면 주어진 생리 주기에서 임신할 가능성이 줄어든다"고 서술하고 있다.

결국 오늘날 불임, 난임의 원인이 정자 수의 감소와 그 활동성의 부족에서 비롯되었을 것이라는 추론에 이르고, 그러한 현실을 해결할 수 있는 방법을 위 덴마크 등 국제연구팀의 논문에서는 화학물질에 대한 노출 감소 등 환경적 요인의 개선에 그 답이 있지 않을까 추정하고 있다. 하지만 저자는 부도체의 신발을 벗는 맨발걷기와 접지를 통한 생명력의 증대와 활동성의 증가에 답이 있지 않을까 하는 것이다.

실제 지난 40년간 남자의 평균 정자 농도가 52.4%가 감소하고, ml당 정자 농도가 6,000만 개 이상에서 4,500만 개로 떨어졌다는 위 이스라엘 논문의 연구결과를 주목한다. 이것은 지난 60년간 부도체의 고무밑창을 댄 신발을 신고 땅과의 접지가 차단된 삶의 결과와 그 맥락을 같이 한다. 미국의 심장의학자 스티븐 시나트라 박사는 미국의 질병통제센터의 통계치를 인용하여 지난 1950년대 이후 부도체의 고무밑창을 댄 구두의 판매 수량과 당뇨병 환자의 증가 추세가 그 추세선에서 거의 일치한다는 사실을 그림 18의 그래프로 보여주었다.

위와 같은 당뇨병 환자 수의 증가 추세는 물론 그 이외 암환자의 증가 추세, 고혈압 환자의 증가 추세 그리고 고혈당 환자의 증가 추세도 합성소재 구두 판매량의 증가 추세와 일치할 것임을 시사하고, 결국은 남성의 정자 농도와 정액의 생산액이 같은 비율의 반비례로 감소되었고, 정자의 활동성 역시 반비례로 줄었다는 위 2개 국제 논문들의 맥락과도 일치한다.

이러한 사실은 최근 '맨발걷기국민운동본부'의 여러 회원들의 증언으로도 반증된다. 언젠가 대모산 힐링스쿨을 다녀가신 75세의 언론인

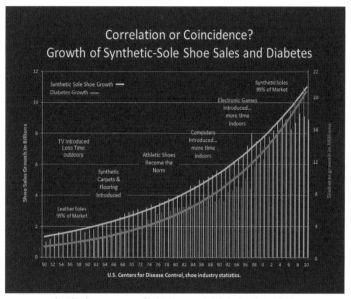

Correlation or Coincidence?
Growth of Synthetic-Sole Shoe Sales and Diabetes

|그림 18| 1950~2010 합성소재 구두 판매량과 당뇨병 증가추세

한 분께서 맨발로 두 시간을 걸은 이후 다음 날 아침 10년만에 처음으로 남성이 불끈 솟았다는 사실을 증언해 주셨고, 그 사실을 부인께도 자랑스럽게 말씀하셨다는 사실이 그 하나다. 또 얼마 전 한 남성회원께서 맨발로 걸은 이후 정력이 더 좋아졌다는 말씀을 해 주셨고, 카페의 한 회원분은 수면 중 젊은이들에게나 있을 민망한 일도 있었다 증언해 주셨다. 신발을 벗고 땅을 맨발로 밟은 이후 남성의 정력이 좋아졌고, 따라서 정액의 생산량도 늘어나고, 정자의 활동성도 그만큼 높아졌다는 방증들이다. 또한 여성들의 경우에도 맨발로 걸은 이후 폐경된 생리가 재개되었거나 생리혈이 과거 검붉은 상태에서 순홍색의 맑고 건강한 생리혈로 바뀌었을 뿐만 아니라 불순했던 생리 주기도 정기적으로

바뀌었다는 많은 증언들과도 맥을 같이 한다.

결국은 맨발로 걷는 남성은 물론 여성들의 경우에도 그 생리 주기가 최적화, 정상화됨으로써 우리 인간의 생식활동 자체가 최적의 상태로 나아가게 된다는 사실을 시사한다 하겠다. 네이쳐 논문의 지난 반세기 인간의 생식 건강의 악화가 바로 부도체의 신발을 신고 사는 현대인들의 땅과의 접지 차단으로부터 비롯된 것임을 반증한다 할 것이다.

이러한 사실은 저자가 수행한 고무나무의 접지 실험과 금붕어의 접지 실험에서도 여실히 드러나고 있다.

접지되지 않은 고무나무는 그 성장이 정체되고 마침내 잎이 썩고 병들어가는 모습을 보이고 있는 반면 접지된 고무나무는 왕성한 성장력과 새로운 잎을 돋아 올리며 건강하게 성장하고 있고 더더욱 그 뿌리 자체가 접지되지 않은 고무나무는 거의 새로 생기지를 않는 데 비해 접지된 고무나무는 왕성하게 새로운 뿌리들을 키워내고 있다. 그것은 왕성한 생명력을 웅변해 보인다. 사람에게 비유한다면 맨발로 걷고 접지하는 사람의 경우 정액 생산량과 정자 수가 늘어난다는 사실과 맥을 같이 한다 하겠다.

관련 고무나무 실험 유튜브 영상 '박동창의 맨발강의 46: 맨발걷기 해야 할 이유 1, 고무나무의 접지 실험- 11개월간 성장과 질병에 가져온 차이'를 참고하기 바란다.

https://www.youtube.com/watch?v=Ihau5usG89w&t=114s

또한 접지되지 않은 금붕어들의 경우 배설도 하지 않고, 밥을 주지 않으니 5일만에 기력이 쇠하여 제대로 움직이지도 못하는 데 비해 접지된 금붕어들은 5일간 먹이를 주지 않았음에도 새까만 숙변들을 쏟아내고, 쌩쌩하게 움직이는 활력에 찬 모습을 보여주었는 바, 그러한 사실은 불임, 난임의 젊은 남성들이 맨발로 걷고 접지할 경우, 접지된 금붕어들의 쌩쌩한 모습들처럼 그 정자의 활동성이 그만큼 활기차고 따라서 임신의 성공률을 괄목하게 개선시킬 것이라는 추정을 가능케 한다. 그러한 사실은 또한 정기적으로 맨발로 걷고 접지한 여성들의 경우 "호르몬 수치가 정상화되는 것으로 보인다"는 캐나다 블로거의 서술 내용과도 맥을 같이 한다 하겠고, 이는 난자의 수정 가능성을 그만큼 더 높여주게 될 것임을 시사한다 하겠다.

관련 금붕어 실험 유튜브 영상 '박동창의 맨발강의 47: 맨발걷기 해야 할 이유 2, 금붕어의 접지 실험- 접지된 금붕어들처럼 쌩쌩하게 살 것이냐, 접지 안 된 금붕어들처럼 무기력하게 살 것이냐 그것이 문제다'도 참고하기 바란다.

https://www.youtube.com/watch?v=CdkWw5WNw14&t=380s

위의 사실들은 지난 2022년 1월 2일의 유튜브 맨발강의에서 실제 증언자로 출연해 주셨던 이정행 씨와(부부 다 45세)와 정상연 씨(부부 다 44세)의 새로운 잉태 소식과 결혼한 지 9년 차 부부의 접지 이후 잉태 및 출산 소식과 미국에 있는 40세, 38세 젊은 부부의 4년만의 잉태 및 출산 소식에서도 그 뚜렷한 증거를 확인할 수 있다. 바로 맨발걷기와 접지의 위력이다. 땅으로부터 맨발로 걷고 접지할 때 우리 몸속으로 올라오는 자유전자의 경이로운 생명력이자 치유의 위력이다.

결국 맨발걷기와 접지는 지금 당장 년간 23만 쌍의 난임 노마드들을 임신과 잉태의 축복 속으로 인도하는 첩경이라 할 것이고 그것은 돈 한 푼 안 들이고도 당장의 저출산과 인구절벽의 위기를 반전시킬 수 있다는 점에서 수조 원의 예산을 매년 집행하는 출산장려책보다 훨씬 더 효율적이고 즉각적인 처방책이라 할 것이다.

우리나라의 당면한 큰 국가적 과제인 저출산의 인구절벽 현상은 맨발걷기와 접지를 통한 젊은이들의 난임, 불임에 대한 근원적인 해소가 그 답이라 할 것이고, 이는 맨발걷기와 접지의 잉태 및 출산의 촉진 효과를 시사한다.

04

맨발걷기 치유의 또 다른 생리학적인 근거는 맨발걷기 시 발바닥 아치의 기능이 담보하는 스프링 효과, 혈액 펌핑 효과, 신체의 정자세 확보·유지 효과, 발가락의 부챗살 펴짐으로 근골격계 전체의 균형 잡힌 안정적 작동을 기함과 동시에 발가락들이 땅을 끌어당기며 나아가는 추동력 확보의 메커니즘 등에 있다.

① 발바닥 아치의 스프링 효과

르네상스 시대의 이탈리아를 대표하는 천재적 미술가·과학자·기술자·사상가였던 레오나르도 다빈치(1452~1519)는 "인간의 발은 공학 기술 최고의 걸작품이요, 예술작품이다"라고 말했다. 이는 발바닥 아치의 궁ㄹ자 형 구조와 그 탄성으로 인하여 맨발로 걸을 때 어떠한 거친 길

|그림 19| 발의 아치의 스프링 기능도– 아치가 압축하면서 탄성에너지를 확보한다

이나 자갈길, 딱딱한 길과의 충격도 자연스럽게 흡수함으로써 발은 물론 온몸 전체의 근골격계를 싸고 있는 근육들을 말랑말랑하게 하여 온몸의 근골격계에 발생할 수 있는 각종 질환이나 통증들의 발생을 원천적으로 막아내는 효과를 가져옴을 시사한다.

오늘날 많은 중년층, 노년층 사람들이 족저근막염, 무릎 관절염, 고관절염, 요통, 척추관협착증 등의 증세로 고통스러워하는 것은 바로 우리가 매일 신고 다니는 신발과 구두에 그 근본 원인이 있다. 즉 우리가 매일 신고 살아가는 각종 구두 등 신발은 발바닥 아치의 궁자 형 구조에 딱 맞춘 깔창을 끼워 넣어 신도록 함으로써, 발바닥 아치의 스프링 효과를 원천적으로 차단한다. 결국 조물주가 만들어 놓으신 인체공학의 최고의 걸작품인 발바닥 아치의 스프링 기능을 신발의 깔창에 의

해 인위적으로 무력화시키며 살아가는 것이다. 거기에서 더 나아가 딱딱한 밑창의 구두, 여성들의 경우 특히 하이힐을 신고 딱딱한 아스팔트나 시멘트로 포장된 길들을 걸으면 걸을 때마다 관절과 근육에 '탁, 탁, 탁' 충격이 가해지고, 그러한 생활을 수십 년 하다 보면 누구에게나 충격들이 누적되며 각종 근골격계에 통증을 유발하는 원인이 되는 것이다.

이러한 사실은 부산의 정형외과 황윤권 원장의 《디스크 권하는 사회》를 통해서도 밝혀졌다. "병원에서 디스크나 척추관협착증이라 진단하는 통증은 해당 부위 근육이 굳어져 생긴다고 본다. 근육은 본디 길이가 늘어나고 줄어드는 운동을 하게 되어 있는데 일정 기간 그런 변화(운동)가 없는 긴장된 순간이 반복되면 굳어진다. 말랑말랑해야 할 근육이 굳어져서 근육 속 말초신경이 통증을 느낀다"라는 설명과 그 내용 면에서 일치한다.

② 발바닥 아치의 혈액 펌핑 효과

또한 맨발로 맨땅 위를 걷게 되면 발바닥의 아치가 본래의 스프링 기능 즉, 프레스와 같은 기능을 원활하게 수행하면서 동시에 발바닥 아치의 수축과 이완이 교대로 이루어지게 된다. 그리고 동시에 발등을 가로지르는 대동맥이 열렸다 닫혔다 하면서 혈액을 밑에서부터 위로 펌핑해 올리는 중요한 기능을 수행하게 된다. 그래서 발바닥은 제2의 심장이라고 하는 것이다.

그러나 우리가 신발을 신고 살게 되면, 깔창이 발바닥의 아치에 꼭 끼이게 만들어져 있기 때문에 발바닥 아치의 스프링 기능을 무력화하게 되고, 동시에 발바닥 아치의 압축, 이완이 이루어지지 않으면서 혈액 펌핑 기능까지 차단하게 된다. 그 결과 온몸으로의 혈류가 원활하게 이루어지지 않게 됨으로써 각종 질병의 근원으로 작용하게 되는 것이다.

③ 발바닥 아치의 정자세 확보·유지 효과

맨발로 걸으면 발의 아치가 정상적으로 작동함으로써, 양발의 아치가 양쪽의 축을 형성하면서 디디고 선 평평한 땅과 직각을 이루며, 두 다리와 요추, 척추, 경추들이 90도 각도로 똑바로 서게 되는 균형 있는 정자세의 직립자세가 형성된다.

직립의 인간이 가질 수 있는 가장 아름다운 자세가 구축되는 것이다. 그렇게 양발로 건강하게 바른 자세로 대지를 딛고 선 당당한 인간의 아름다움은 이루 말할 수 없다. 그것은 맨발로 섰을 때만 가능한 일이다.

④ 발가락의 꺽쇠 효과

맨발로 걷게 되면 다섯 개 발가락들이 마치 부챗살처럼 쫙 펴지게 된다. 그리고 그 발가락들이 땅을 밟고 안정되게 서게 하는 꺽쇠역할을 할 뿐만 아니라, 몸과 함께 땅을 끌어당기면서 앞으로 나가는 추동력을 얻게 된다. 그러한 발가락들의 기능은 온몸의 정상적인 작동을 위해 매우 중요한 역할을 한다.

'스본스도의 이론'을 확립한 재독 한의사 고 김세연의 유튜브 영상에서는 "발가락의 힘이 세어지면 발이 수송(펌핑)하는 혈액량도 늘어난다. 그리고 몸이 지니는 혈액량도 증가하게 된다. 발가락의 구부리는 힘과 속도가 약하면 발 근육뿐만 아니라 허리 근육, 경추 근육 또한 약화되어 머리가 똑바로 서지 못하고 앞으로 굽어 수그러지는 현상을 일으킨다. 머리가 앞으로 숙여지고, 경추 근육이 제대로 동작을 못 하면 머리로 가는 혈액량이 줄어들어 두뇌활동이 감소하게 되고, 치매, 파킨슨병 등의 발병 원인이 된다.

노쇠 현상도 발가락에서 제일 빨리 오며 노쇠에 따라 발가락 힘이 줄어들면 머리가 앞으로 숙여지면서 어깨와 허리도 굽어진다. … 하이힐을 신으면 발의 완충작용과 발가락 힘을 잃어버린다. 그에 따라 혈액 수송량도 줄어들게 되고 몸의 모든 근육의 움직임의 저하를 가져온다. 발가락의 작용 반작용의 힘은 몸의 모든 근육에 영향을 미친다. 경추 근육의 움직임의 저하는 머리에 가는 혈액량도 줄어들게 만들고 갑상선의 기능 저하도 가져온다. … 발가락 중 맨 끝 2개의 4, 5번 발가락이 약할 경우에는 고관절의 문제가 생기고, 엄지인 1번 발가락이 약할 경우에는 관절염, 척추디스크의 문제가 생긴다"고 하였다.

우리는 원래 조물주가 인간을 창조하신 설계도대로 맨발로 맨땅을 걸어야만 발바닥의 아치가 제대로 형성될 뿐만 아니라, 발가락 본연의 기능처럼 맨발로 걸을 때 발가락이 부채살처럼 퍼지면서 땅을 꺽쇠처럼 안정되게 잡은 상태에서 땅을 끌어당기며 나아가는 추동력을 얻게 된다. 또 당연히 발가락의 힘들이 강건해지면서 몸 전체의 근골격계가 안정된 정자세를 유지하게 되고, 결과적으로 통증 없는 건강한 근골격계가 구축되는 것이다.

제 3 장

접지 효과의
임상적
연구 결과

01

<h1 style="text-align:right">접지에 대한
해외 연구논문</h1>

① 전자는 항산화제

에너지의학자인 제임스 오쉬만 박사는 2007년 〈전자가 항산화제로 작용할 수 있는가-리뷰 및 해설〉이라는 논문에서 "이 논문에 요약된 연구들은 신체와 지구 사이의 실용적이고 자연적인 전기적 접촉의 복원 및 유지가 심오한 치유 효과를 가져옴을 보여주고 있다. 땅과의 접지 연결의 중요성에 대한 이해는 자연 속에서 우리의 위치를 이해하는 첫 단계가 될 것이다"라고 밝혔다.

동 논문 '전자의 소스로서의 지구'라는 장에서 오쉬만 박사는 "널리 알려져 있지는 않지만 지구 표면은 자유전자 또는 이동전자의 무한하고 지속적으로 갱신되는 공급원이라는 사실이 잘 확립되어 있다"라고 서술하면서 "지구 표면은 전기적으로 전도성이 있고 대기의 전기 회로에 의해 음전위로 유지되고 있다. 지구의 전기 회로에는 세 가지의 주요한 발전기가 있다. 즉 자기권으로 들어가는 태양풍, 전리층 바람 및 기상 활동 등이다"라고 밝히고 있다.

그리고 "지구의 전도도는 물과 미네랄 함량, 지하수면의 위치, 초목 및 기타 요인 등에 의거 장소에 따라 다소 다르게 나타난다. 하지만 이러한 요소는 접지 연결 시 전자가 지구에서 우리 몸으로 흐르게 하거나 그 반대의 능력에 별로 영향을 미치지 않는다. 이것은 이전 측정값을 보아 비교적 확실하게 이야기할 수 있다"라고 서술하고 있다.

태양에서 오는 태양풍을 타고 전자가 지구의 전리층에 도착해 번개와 뇌우를 통해 지구로 대전되면서 지구는 음전하를 띤 자유전자의 배터리가 되고 있고, 그 땅속 자유전자를 지구상의 모든 생명체들이 받아 충전되면서 각자의 생리적인 작용들을 최적으로 이어갈 수 있게 되었음을 설명하고 있다.

한편 동 논문 '항산화제로서의 전자'라는 장에서 최근 의학계에서 상당한 관심을 받고 있는 염증이론은 만성질환을 전자 또는 에너지의 관점과 연결시켜 설명한다. 활성산소는 전자의 짝을 잃어버린 분자다. 그것의 파괴적인 영향은 반응하는 분자 사이에 전기적 전하의 재분배가 일어나는 신속하고 폭력적인 반응의 관점에서 설명된다.

그 '폭력적인 반응'은 박테리아의 벽, 세포막, DNA, 손상된 결합 조직 및 기타 구조 등 세포의 통합성을 담당하는 화학적 결합이 깨어지는 것을 의미한다. 우리는 불을 볼 때 이 격렬한 반응을 관찰한다. 즉 불타는 것은 산소가 물질들을 연결하는 결합에서 전자를 빼앗아 옴으로써 열과 빛을 발산하는 것이다. 여기서 산소는 궁극적인 '산화제'이고 전자는 궁극적인 '환원제'다.

우리는 모두 염증에 동반되는 열, 발적, 부기, 통증 및 움직임의 상실 등이 일어날 때 비슷하거나 약간 느린 '불타는' 과정을 경험하게 된다. 우리는 전에도 그러한 증상들이 염증 상태를 동반할 수 있다고 말해왔다. 여기서 설명된 접지기술을 이용할 경우의 경험은 부상 직후 우리의 몸을 땅과 연결할 경우, 즉 접지할 경우, 이러한 특징적인 염증 상태들이 줄어들거나 또는 예방될 수 있음을 보여주었다. 스펜서Spencer 박사는 투르 드 프랑스 기간 동안 선수들과 작업하면서 이러한 현상들을 반복적으로 확인해 왔다.

"염증은 음전하 결핍의 결과이므로, 어떠한 메카니즘이든 전자를 상처 부위로 전달하면 염증의 악순환의 가능성을 줄여주게 된다. 따라서 의학적 연구에 따르면 정기적으로 약물을 복용하여 염증표지자의 수치를 낮추는 사람들이 노화와 관련된 만성질환 및 장애의 가능성을 줄이게 된다. 결과적으로 많은 사람들이 식단에 활성산소를 중화시키는 것으로 알려진 다크 초콜릿을 추가하거나, 심황, 대나무 또는 기타 영양 보조제들을 포함시킨다. 관련하여 항염증 약물과 항산화제는 전기적 전하를 띤 분자로 남는 전자를 염증 부위로 운반하여 활성산소를 감소시킨다. 그런데 우리의 가설은 자유전자가 활성산소에 직접 작용할 수 있다는 것이고, 이러한 형상은 우리의 몸이 자유전자의 천연의 소스인 땅에 닿을 때 자연스럽게 발생하게 된다는 것이다"라고 기술하고 있다.

여기서 우리가 꼭 짚고 넘어가야 할 중요한 사실과 차이를 오쉬만 박사는 아래와 같이 규정한다. "항염증 분자는 일단 그들이 활성산소를 중화하기 위해 전자를 기증하고 나면, 그 다음에는 자신들이 활성산소로 다시 변할 수 있다. 그래서 신진대사과정에서 전자를 주고 난 항산화제를 제거해야 한다. 그것이 유기체의 에너지 시스템에 추가적인 부담을 가져오기 때문이다. 그런데 그와는 대조적으로, 땅속 자유전자는 활성산소를 직접 중화하고 난 이후 위와 같은 화학적 산화방지제의 단점이 나타나지 않는다. 따라서 지구에서 받아들이는 자유전자는 어떠한 부작용도 없는 간단하고 직접적인 '항염증제' 역할을 할 수 있다."

땅을 밟을 때 몸 안으로 올라오는 자유전자의 천연의 항염증제로서의 역할은, 즉 항산화제로서의 기능은 완벽하고 아무런 부작용이 없지만, 인공적인 항염증제의 경우 전자를 제공하여 염증을 치유한 이후에는 그 자신들이 다시 활성산소로 바뀌면서 부작용의 원인이 될 수 있다는 중요한 차이를 적시해 주었다.

천연의 항염증제로서의 땅속 자유전자와 인공적 항염증제로서의 항염증 약물이나 영양제 등이 '항산화제'로서 어떠한 차이를 가지는지까지 적시해 주고 있다.

② 접지가 심혈관질환의 핵심 요인인 혈액의 점성을 낮춘다

심혈관질환은 전 세계적으로 제일 큰 사망 원인이다. 2020년 10월호 미국 심장학회 저널Journal of the American College of Cardiology에 의하면 전 세계 심혈관질환 환자 수는 1990년의 2억7,100만 명에서 2019년에는 5억2,300만 명으로 2배 가까이 늘었다. 그리고 심혈관질환 사망자 수는 1990년의 1,210만 명에서 2019년에는 1,860만 명으로 증가했다.

또한 지난 2010년 이후 접지이론 학자들은 땅의 표면에 사람이 직접 접지하면 다양한 심혈관 위험 요인에 대한 긍정적인 변화와 함께 인체의 생리학적 건강에 흥미로운 영향을 미친다는 사실을 밝혀냈다. 그중 핵심적인 학자들인 공학물리학자 가에탕 쉬발리에 박사와 심장의학자 스티븐 시나트라 박사 등은 2013년 2월 14일 미국의 대체의학지에 〈접지는 심혈관질환의 주 요인인 혈액의 점성을 낮춘다〉는 연구논문을 발표하였다.

동 연구는 10명의 건강한 성인 피실험자들을 모집하여, 2시간 동안 접지선에 발을 연결하고, 접지 전과 후에 각각 혈액을 뽑아 혈액 표본을 현미경 슬라이드에 놓고 이들에 전기장을 가하여 현미경으로 촬영한 영상에서 세포의 종말속도를 측정, 적혈구의 전기영동이동도電氣泳動移動度를 측정하고, 각 시료의 군집 세포 수를 세어 적혈구의 응집현상을 측정한 것이다.

우선 10명의 건강한 피실험자(남 4명, 여 6명)를 선발하여, 각 피실험자의 발바닥과 손바닥에 접지된 전도성 패치를 그림 20과 같이 연결, 부착했다.

그리고 피실험자로부터 손가락에 바늘을 찔러 혈액 표본을 채취한 후, 각 피실험자를 실험실의 편안한 안락의자에 앉아 있게 했다. 그리고 접지 2시간 후, 피실험자가 아직 접지되었던 동안 다시 혈액 표본을 더 채취하여 분석하고 그 결과를 아래와 같이 밝혀냈다.

|그림 20| 접지선 연결 전도성 패치를 발바닥에 붙여 접지 실험

모든 피실험자는 표 1에서 나타난 바와 같이 접지 2시간 후 제타전위의 절댓값이 증가하였으며, 가장 작은 절대값 증가는 1.27배, 가장 큰 증가는 5.63배, 평균적으로 제타전위의 절댓값은 평균 2.70배 증가했다. 동시에 혈류의 속도 역시 가장 작은 증가가 1.24배, 가장 큰 증가는 5.53배가 빨라졌다.

각자의 건강 상태에 따라 제타전위값이 큰 차이를 보였다는 뜻이다. 피실험자가 건강할수록 제타전위의 증가값은 낮았고, 최고 증가치를 보인 사람은 건강 상태가 아주 안 좋은 사람으로 일주일에 한 번씩 800mg의 이부프로펜을 복용한다고 하였다. 그러한 점에 비추어 보면 건강이 취약한 사람일수록 맨발걷기와 접지의 효과가 두드러지게 나타날 것이라는 추정도 가능하다.

다시 말해 2시간 접지를 통해 피실험자들의 적혈구의 제타전위, 즉 세포 간의 서로 밀어내는 힘이 2.7배가 더 커졌고, 그만큼 혈액의 점성이 낮아지고 묽어졌다. 혈액이 묽어진 만큼 당연히 혈류의 증가 속도 빨라질 것이고, 그 결과가 10명에서 평균 2.68배가 빨라진 것으로 나타났다는 것이다.

피실험자	혈류 (μm/s)			제타전위		
	접지전	접지후	접지후/접지전	접지전	접지후	접지후/접지전
1	11.9	29.2	2.46	−7.96	−19.6	2.46
2	3.65	13.6	3.73	−2.45	−9.14	3.73
3	9.36	11.6	1.24	−5.62	−7.12	1.27
4	12.1	21.6	1.79	−7.29	−13.6	1.86
5	9.46	20.8	2.2	−5.87	−13.0	2.22
6	5.78	32	5.53	−3.61	−20.3	5.63
7	11.8	42.7	3.61	−7.40	−26.8	3.63
8	7.42	24.4	3.29	−4.66	−15.4	3.3
9	5.26	11.4	2.16	−4.14	−8.96	2.16
10	4.8	10.7	2.23	−3.80	−8.50	2.24
합계	81.5	218		−52.8	−143	
평균	8.15	21.8	2.68	−5.28	−14.3	2.7
표준편차	3.19	10.6	1.24	1.85	6.37	1.26
평균 표준오차	1.01	3.34	0.39	0.585	2.02	0.4

|표 1| 10명 피실험자의 혈류 속도와 제타전위

또한 10명의 피실험자들의 2시간 접지 후 적혈구 응집 상태는, 응집체 또는 응집집단clusters이 유의하게 더 많아졌다고 밝혔다. 다시 말해 2시간 접지 후 1개 또는 2개의 세포를 가진 응집집단의 수가 3개 또는 4개의 세포들로 뭉쳐진 응집집단의 수보다 월등하게 많아졌다는 사실이고, 이는 3~4개의 세포로 뭉쳐진 응집집단이 접지 전에 비해 현저히 그 숫자가 줄어들었다는 사실을 의미한다.

이러한 사실은 표 2의 마지막 열 중 접지 전 4개 이상의 세포들이 뭉친 클러스터 수 34.7개가 2시간 접지 후 동일한 클러스터 수 15개로 절반 밑으로 떨어진 사실로 확인이 되고, 이는 접지 전보다 접지 2시간 후 적혈구의 응집현상이 현저히 줄어들었음을 보여준다.

		응집클러스터 총 수	세포 총 수	각 응집클러스터 내 세포 수			
				1개	2개	3개	4개
접지전	평균 갯수	49.5	100	26.8	21.4	1.68	34.7
	표준편차	5.53	0	5.90	2.96	0.485	3.14
	평균 표준오차	1.60	0	1.70	0.855	15.5	0.370
2시간 접지후	평균 갯수	64.5	100	43.1	26.4	0.731	15.0
	표준편차	2.93	0	3.99	1.35	0.211	2.55
	평균 표준오차	0.845	0	1.15	0.391	7	0.301

|표 2| 10명 피실험자들의 세포 응집상황

그간 사람이 땅을 맨발로 걷고 접지하는 것의 생리적 접지 효과에 대한 미국의 여러 임상 연구에서 심혈관 및 심장 관련 지표의 개선이 나타났다고 보고되었는데 그 첫 번째 연구 중 하나가 접지된 상태에서 잠을 잔 피실험자들의 낮-밤 코르티솔 리듬의 정상화 보고다. 코르티솔 분비가 상승하면 일일 생체리듬이 혼란스러워지고 교감 신경계가 만성적으로 활성화되어 불면증과 고혈압, 심혈관계질환, 뇌졸중 및 기타 장애를 포함한 건강에 미치는 영향들이 나타나는 것으로 널리 알려져 있다.

그 다음 이어지는 연구에서 부교감 활동의 증가와 가장 최근에는 심박변이도HRV의 증가 등을 포함하는 자율신경계ANS에 대한 접지의 긍정적인 효과가 반복적으로 확인되었다. 특히 심박변이도는 심혈관계에 대한 자율신경 균형과 스트레스의 상태를 나타내는 중요한 지표로서, 그 감소는 자율신경기능 장애를 나타내며 관상동맥질환 진행의 심각성을 사전 예측케 한다. 그래서 단지 땅을 밟고 접지하는 일만으로도 심혈관계 질병들의 치유를 위한 기본 건강전략으로 활용될 수 있으며, 특히 자율신경계의 긴장이 높은 사람이나 혈압이 높은 사람에게 접지를 추천할 수 있다고 동 논문은 기술하고 있다.

결국 사람들에게서 혈액 점도가 높아지는 것은 고혈압, 혈전의 생성, 국소성 빈혈 및 관절염에 영향을 미치기 때문에 심혈관질환의 예측 인자가 될 수 있다는 것이다. 그러나 불행하게도 혈액 점도는 잊혀진 위험 요소가 되었으며, 임상 실습에서 거의 측정되지 않고 있다. 하지만 심혈관질환을 예방하고 치유하기 위해서는 혈액의 점도와 적혈구의 응집을 낮추는 해결책이 매우 중요하다.

특히 약물 중 스타틴^{Statins}은 혈액 점도 조절에 효과적인 것으로 보이지만, 사망을 초래하는 등 심각한 부작용을 초래할 수 있다. 또한 일부 환자는 스타틴 과민증이 있다. 따라서 이소프레노이드^{isoprenoid} 억제에 의존하지 않는 안전하고 효과적인 항염증전략의 사용이 바람직하다고 할 수 있다. 신체를 땅과 접지하는 것은 사실상 무해하다. 지금까지 접지가 약전^{BP}에 미치는 영향에 관한 체계적인 연구는 없었다. 그러나 땅과 접지를 하면 와파린, 쿠오마딘과 같은 혈액 희석제를 사용하는 환자는 혈액의 응고 정도를 자주 모니터해야 한다고 알려져 있다. 접지가 혈액 희석 효과를 가져오기 때문이다.

의사가 땅과의 접지처럼 아무런 해가 없고 지극히 단순한 자연치유의 해결책을 환자에게 권장하면 인간의 고통을 완화하고 삶의 질을 그만큼 향상시킬 수 있다. 이 파일럿 결과 연구에 따르면 접지는 제타전위에 안전하고 중요한 영향을 미친다.

심혈관질환은 침묵의 살인자로 알려져 있다. 암은 환자가 그를 인지하고 치유의 방법을 찾아낼 시간적 여유가 주어지지만, 심장마비, 급성 심정지, 심근경색, 뇌졸중, 뇌출혈 등 심혈관질환은 대비할 시간조차 주어지지 않는다. 잠을 자는 동안 어느 순간 들이닥쳐 응급처치할 시간조차 없이 바로 생명을 앗아가거나, 설령 응급조치를 취하더라도 그 후유증이 심대하여 반신이 마비되거나 평생 식물인간으로 살아가는 경우도 허다하다.

그래서 우리는 충분한 대비가 필요하다. 그 대비란 어떻게 우리의 혈액을 맑고 묽게 유지하느냐의 문제다. 그래서 혈액의 점도가 높거나 혈류의 속도가 원활하지 않을 경우나 혈압이 높으면 병원에서는 혈액 희석제, 혈압약 등을 처방하고 평생 그러한 약을 복용할 것을 권한다. 그러나 매일매일 토마토케첩처럼 끈적끈적해지는 혈액이 와인처럼 묽고 맑게 유지되도록 하는 근원적인 생활 방식의 확보가 필요하다.

여기에 우리의 맨발걷기와 접지의 필요성이 대두되는 것이다. 위 논문에서는 땅과 접지를 하면 땅속에서 무궁무진하게 존재하는 자유전자가 우리 몸속으로 올라와 적혈구의 표면전하를 올리고, 제타전위를 높여 혈액의 점성을 묽고 맑게 변화시킬 뿐만 아니라 혈류의 속도를 원래의 정상으로 계속 유지할 수 있도록 해 준다는 사실을 임상실험으로 밝혀냈다. 다시 말해 맨발로 걷거나 땅과의 접지를 계속하면 혈전이 생길 이유가 없어지고, 따라서 혈액 희석제인 아스피린이나 와파린, 쿠오마딘 등의 약물을 복용할 필요가 없다. 실제 저자와 함께 맨발로 걷는 사람들이 혈액이 맑아지고 혈압이 낮추어져 더 이상 약물의 처방이 필요 없다는 주치의의 결정이 내려진 경우들이 많다.

③ 접지가 혈압을 낮춘다

얼마 전 뇌졸중 후 반신마비로 고생하던 장○수 씨(남, 55세)가 맨발로 걷기 시작한 후 50일째 되는 날, 혈압이 정상으로 내려와 스스로 혈압약을 끊었다. 그리고 그 후 2달째 되는 날 병원에서 정기 검진을 받았더니, 혈액이 맑아져 혈액 희석제 처방을 4알에서 2알로 줄였다는 더욱더 진전된 소식을 전해왔다.

지난 2018년 11/12월호 미국 〈대체치료지Alternative Therapies〉 Vol.24 No.6는 미국의 심장의학자 호워드 엘킨 박사Howard K. Elkin, MD, FACC 와 안젤라 윈터 간호사Angela Winter, RN, BSN의 〈환자들의 접지는 고혈압을 개선한다; 사례 연구Grounding Patients With Hypertension Improves Blood Pressure: A Case History Series Study〉 논문에서는 고혈압 증세 개선에 접지가 효과를 미쳤다는 것을 세계 최초로 기술하고 있다.

동 논문은 "지난 15년 동안 수행된 접지에 관한 연구는 지구의 표면 전하가 우리 인간에게 여러 가지 유익한 결과를 가져다준다는 사실을 밝혀내었다"고 밝히고 있다. 그리고 사실 여부를 입증하기 위해 10명의 고혈압 환자(일부는 혈압약을 복용하고, 일부는 복용하지 않고 있음)들을 대상으로 한 일련의 파일럿 테스트를 진행하였다.

먼저 병원에서는 피실험자들의 혈압을 측정한 후, 10명 각자 접지를 시작하도록 하였다. 즉 피실험자들로 하여금 하루 10~12시간 접지시트를 쓰도록 하면서, 참여자들 모두 밤에는 발이나 종아리, 넓적다리 등의 피부를 접지시트에 대고 잠을 자도록 하였고, 낮에는 책상이나 의자에 앉아 컴퓨터 작업을 하거나, 책을 읽거나, TV를 볼 때 바닥에 접지패드를 놓고 맨발을 대고 있도록 하였다. 여기서 접지시트와 피부의 직접 접촉은 필수조건이다. 그리고는 약 한 달 간격으로 병원에서 3회에 걸쳐 혈압을 측정하도록 하였다. 물론 환자들에게도 혈압계가 제공되었고, 각자 집에서 12주 동안 매주 월요일, 목요일, 토요일 각 아침 8시와 저녁 8시에 혈압을 재도록 하였다.

모든 고혈압 환자들의 혈압측정 결과는 3개월의 실험 기간 괄목할 만하게 개선되었으며, 일부 환자들은 3개월이 되기 전에도 개선 현상을 보였다. 수축기의 혈압수치는 각각 최소 8.6%에서 최대 22.7% 줄어들었으며, 10명의 평균 감소 개선율은 14.3%였다.

표 3은 환자들의 데이터를 실험 전과 실험 후로 나누어 분류한 것이다.

환자	나이	성별	실험 전 혈압	2개월 접지 후	3개월 접지 후
1	63	여	140/70	118/90	124/76
2	64	여	145/80	94/70	115/79
3	57	여	145/100	116/72	124/70(5개월 후)
4	67	남	140/80	124/70	123/80
5	74	남	152/60	130/70	130/70
6	71	남	150/70	136/61	116/56
7	41	남	148/80	126/86	118/72
8	66	여	150/70	127/82	128/72
9	63	여	140/80	117/70	128/62
10	66	여	143/79	146/85	124/68

|표 3| 접지 전과 후의 혈압 차이

위 피실험자 10명의 접지시트 사용 후 1개월 후, 2개월 후, 3개월 후 평균 혈압의 추이를 나타낸 그래프는 그림 21과 같다.

|그림 21| 3개월 접지 기간 수축기, 이완기 혈압의 추이

접지가 고혈압을 개선하는 데 영향을 미친 요소에는 자율/부교감 신경의 개선, 코르티솔 분비의 안정화 효과, 염증과 통증의 감소, 수면의 질 향상, 혈류 및 혈액 점도 개선 같은 다양한 작용이 포함되어 있었다. 결과적으로 피실험자들 모두 혈압이 괄목할 정도로 개선된 것으로 나타났고, 숙면을 하였다거나 통증이 줄었다는 등의 긍정적인 증언들을 하였다. 피실험자들 또한 접지시트를 사용한 후, "잠을 더 잘 자게 되었다", "통증이 줄었다", "마음이 차분해졌다"는 등의 변화를 증언하였다.

결국 위 논문은 접지시트를 통한 접지가 고혈압 초기 또는 중증 환자 중 혈압약을 복용하기 꺼리는 사람들에게는 자연스럽게 혈압을 낮출 수 있는 하나의 안전하고, 단순하고, 효과적인 생활 속의 해법 또는 전략이 될 수 있다는 사실을 시사해 준다.

④ 맨발걷기와 접지로 COVID19를 치료하다

저자는 코로나19 팬데믹이 초래된 원인은 현대인들의 땅과의 접지 차단에 따른 면역력의 저하 때문임을 적시한 바 있다. 동시에 맨발걷기와 접지로 코로나19를 예방하고 치유할 수 있다는 믿음을 공고히 하고 있다.

지난 2020년 12월 이라크 바스라 의과대학 하이더 압둘-라디프 무사, MB ChB, MSc 교수가 〈접지에 따른 COVID-19의 예방과 치료 Prevention and treatment of COVID-19 infection by earthing〉 제하의 코로나19 확진자들에 대한 세계 최초의 임상 연구논문을 발표하였다. 무사 교수의 기술에 의하면, 동 논문의 경우 바스라 의과대학의 대학 당국의 승인은 받았지만 정부 당국의 승인과정을 아직 받지 않아, 사안의 중요성을 감안, 우선 OSF프리프린트OSFPreprints라는 논문 사전 발표사이트에 등재하였다고 밝히고 있다. 코로나19로 고통받고 있는 사람들에게 맨발걷기와 접지가 조금이라도 그 예방과 치유에 도움이 될 수 있다는 의사의 양심과 책무에 충실한 판단이라 믿어 의심치 않는다. 따라서 그 과정상의 문제보다는 동 논문의 결과가 주는 시사점을 코로나 팬데믹을 넘는 데 도움이 되는 방향으로 각국의 보건당국과 정부 그리고 의학계가 추가적인 임상실험과 입증에 나서주기를 바라는 것이 저자의 솔직한 심경이다.

동 연구는 2020년 5월 28일부터 2020년 11월 5일까지 이라크 바스라 주의 COVID19 확진자 59명의 환자를 대상으로 촉촉한 땅을 맨발로 걷거나 건물의 접지시스템에 연결된 전도성 패치를 연결하여 접지하도록 하여 그 경과를 관찰하는 방법으로 연구를 진행하였다. 환자들에게는 증세의 심각성에 따른 처방으로 약물을 복용토록 하였고 접지를 하더라도 약물의 복용을 중단하지 말 것을 지시하였고, 의사들과도 평소와 다름없이 상담을 계속하도록 하였다.

총 59명 환자들은 32~88세(평균 53세)이며 감염 정도는 중증severe 20명, 중등도moderate 28명, 경증mild 11명이었다고 한다. 그중 6명(32, 58, 59, 47, 49, 38세)은 코로나에 걸리기 전부터 맨발로 걸어서인지 확진이 되었어도 경미한 증상을 보였거나 단기간만 아프고 나았다는 보고다. 가장 놀라운 결과는 56세 확진자로 그는 호흡 곤란, 기침, 발열 및 혈액 산소농도 74%로 병원에 입원하여 지속적으로 산소 공급, 항바이러스성 아비파비르, 정맥주사 수액, 프레드니솔론, 아지스로미친, 정맥 세프드리아손, 재생 혈장 등이 주사되었지만, 일주일 동안 호전이 없자 자신의 책임 하에 퇴원하여 집에서 약물치료와 산소 공급을 계속했다. 그렇지만 2주째 그의 병세는 극도로 악화되었고, 심한 호흡 곤란, 산소 농도계 측정 산소 수준은 38%, 흉부 CT 스캔에서 70% 이상 폐의 감염까지 확인되었다. 이에 그 아들로 하여금 접지패드를 사용하여 그 환자를 접지선과 연결시키도록 하였다고 한다. 하루 3시간씩 2번의 접지를 실시한 후 놀랍게도 이틀째에 상당한 개선 현상이 나타났고, 산소를 공급하고 있는 동안 산소 수준이 95%로 증가했고, 산소 공급이 없을 때도 산소 수준은 77%를 보였다고 한다. 그렇게 매일 3시간 3일간의 접지 후 완전하게 회복이 되었다는 보고다.

그 외에도 동 논문은 접지를 제대로 하지 않은 고혈압, 진성당뇨의

기저질환을 가졌던 환자 1명이 사망하고 2명의 여성 환자와 연락 두절이 되는 등 3명의 사례를 제외하고 호흡 곤란으로 산소 공급을 받던 2명의 환자를 포함한 16명의 중증 코로나19 환자들 모두 일반 약물 처방 함께 충분한 접지 처방으로 합병증 없이 코로나로부터 모두 1~3일 사이에 회복되었다고 보고하였다.

한편 중등도 환자 28명 중에서도 67세의 한 당뇨병 환자는 확진된 지 3주차에 지속적인 발열, 신체 통증, 식욕 부진, 후각과 미각의 상실 등을 호소하였으나, 하루 약 2시간의 접지를 실시하자, 그 다음 날부터 눈에 띄게 증세가 호전되고, 열도 내렸고, 후각과 미각도 살아났다는 보고다. 나머지 모든 중등도 증세 환자 27명, 경증 환자들 11명 등 38명 모두 하루 15분~3시간의 접지를 실시한 이후 1~3일 안에 모두 매우 빠르게 증세가 개선되었다는 보고다. 실제 빨리 접지를 시작한 환자들(확진 후 1~5일 이내)의 경우, 코로나19 증세는 1~16일(평균 8일) 사이에 완전히 회복되었다는 사실이 이번 연구의 결과다.

그렇다면 위와 같은 코로나19 환자들의 맨발걷기 또는 접지를 통한 치유의 결과는 어디에서 비롯된다 할 수 있겠는가. 저자는 본서에서 접지이론의 천연의 항산화 효과, 혈액 희석 효과, ATP 생성 촉진 효과와 염증 및 통증의 완화 효과에 대해 누누이 강조하였다. 그 결과가 암이나 고혈압, 고혈당과 심혈관질환, 뇌질환 등 여타 수많은 만성질환들은 물론 감기 등 감염성 질병에 대한 치유 효과로 나타나고 있으므로 코로나19의 경우도 그 예외가 아니라는 생각이다.

실제 지난 2020년 2월 18일 한 언론과의 인터뷰에서 국립의료원의 신영식 센터장은 "치료제가 없는데 어떻게 좋아졌느냐고 하면, 자연적으로 치료된 것, 즉 우리 몸에 갖춰진 면역시스템이 작동해 저절로 치료되었다"는 뜻으로 설명하며, "약이 없는 일반 감기 코스와 비슷하게 정상적인 건강한 성인이라면 (코로나19) 바이러스에 감염되더라도 우리 몸의 면역체계가 작동해 짧게는 10일에서 길게는 3주 안에 항체가 생겨 병이 저절로 좋아지고, 균이 다 없어져 열도 떨어지고, 그래서 낫게 되는 것"이라고 하였다.

그런데 병원에 입원해 있는 동안 그러한 자연적인 면역력의 형성으로 치유가 이루어지는 질병이라면, 여기에 맨발걷기와 접지를 통해 땅속에서 생명의 자유전자를 받아들인다면, 그 면역력의 증강 속도와 증강 정도는 접지가 차단된 사람들과는 그 치유력과 회복력에서 현저한 차이가 있으리라고 누구나 미루어 짐작할 수 있을 것이다.

물론 위 논문의 저자는 "다만 본 연구의 한계는 표본 크기가 작고, 입원하지 않은 환자를 대상으로 수행되었으며, 대상이 된 많은 환자가 통상의 치료를 받고 있었고, 또 결과를 비교할 수 있는 접지되지 않은 그룹의 대조군이 없었다는 한계를 가지고 있다. 이에 좀 더 큰 모집단 규모의 환자들을 대상으로, 입원한 환자들을 대상으로, 또 더 심각한 증세를 가진 사람들을 대상으로 한 접지의 연구가 필요하다"라고도 밝히고 있다.

하지만 이 논문을 통해 그간 저자가 주장해 온 바 그대로 코로나19의 원인이 바로 현대인들의 접지의 차단에 따른 면역력의 저하가 그 원인이었음이 사실로 확인되었다 하겠다. 더 나아가 맨발걷기가 그간의 암이나 심혈관질환 등 비감염성 만성질환의 예방과 치료는 물론 코로나19와 같은 감염병의 예방과 치료에서도 단 며칠 만에 경이로운 예방과 치유 효과를 가져온다는 사실의 임상적 확인이 세계에서 처음으로 이루어졌다는 사실이다.

저자의 '맨발걷기국민운동본부'의 방침과 같이 하루 3회 정도, 총 1.5~3시간씩 매일 맨발로 걷고 땅과 접지할 수 있도록 권장하고 인도하면, 우리나라는 물론 전 세계가 코로나19와 같은 감염병으로부터 자유로워질 수 있을 것이다.

⑤ 땅은 생명이자 치유의 스위치

저자는 항상 땅은 생명의 원천이라 하였다. 그리고 땅과의 접지는 뭇 현대 문명병들을 치유한다고도 하였다. 지난 8년간 '맨발걷기국민운동본부'의 많은 회원의 증언들이 그를 누누이 확인시켜 주었다. 그리고 저자가 정리한 지압이론과 전기전문가 클린트 오버, 심장의학자 스티븐 시나트라 박사, 건강기고가 마틴 쥬커Martin Zucker 등이 저술한 《어싱, 땅과의 접촉이 치유한다》의 접지이론을 종합한 정연한 이론체계가 그를 확실하게 뒷받침해 주고 있다.

그러한 맨발걷기의 치유의 과학적 근거를 입증하고 "땅속의 자유전자가 생명과 치유의 원천이다"라는 이론체계를 입증하기 위해 여러 노력을 기울여 왔다. 저자 자신이 후술하듯 양파와 우유, 금붕어, 고무나무 등을 이용한 접지 실험을 해 왔고, 그 결과 접지된 양파나 우유, 금붕어, 고무나무들은 접지되지 않은 양파나 우유, 금붕어, 고무나무와는 현격한 차이를 보인다는 사실을 뚜렷이 확인하였다. 동 실험들을 통해 땅속에서 올라오는 생명의 원천인 자유전자가 그들 생명체나 무생물에, 더 나아가 우리 인간의 몸에 얼마나 큰 영향을 미치는지를 미루어 짐작할 수 있었다.

하지만 그러한 체계적인 이론과 수많은 치유의 증언들 그리고 위 접지 실험 결과들만 가지고는 그래도 부족하여 의학계에서의 맨발걷기와 접지에 대한 임상실험 결과를 찾아보기 시작하였다. 미국 〈Science Direct〉지의 'EXPLORE' 2020년 5-6월 자 Volume16, Issue3에 발표된 웬디 메니고즈, 트레시 라츠 등의 〈통합적, 생활적 의학 처방은 접지를 포함해야 한다: 실험적 증거와 임상 관찰에 대한 연구Integrative and lifestyle medicine strategies should include Earthing (grounding): Review of research evidence and clinical observations, Wendy Menigoz , Tracy T Latz 외〉라는 제목의 논문을 찾아내었다.

그리고 동 논문에는 맨발걷기와 접지 관련 임상실험 결과들을 기술한 의사와 침술의사, 마사지 전문 의사 등 세 사람의 임상 결과가 실려 있다.

하와이에서 쥬쥬베 클리닉을 운영하는 키몬 카마이 DAc(침술전문의, 내과)는 3년 전에 접지에 대해 알게 되었고, 그로부터 맨발로 걷고, 달리고, 마당 일을 하는 등 할 수 있는 한 맨발로 생활하기 시작했다. 그는 다이어트 등 좋은 건강법들을 따르고 있지만, 접지로 인해 몸에 결정적인 에너지 차이가 생기는 것을 금방 발견하였다. 접지한 이후 더 긍정적으로 바뀌었고, 더 기분 좋은 감정, 그리고 더 개운함도 경험했다.

그래서 자신이 침술, 해독, 혈액 활동, 영양 및 식이요법 같은 내과의 여러 종합 치유프로그램에 접지를 추가하였고, 일상의 처방으로, 환자로 하여금 마당이나 해변 또는 공원 등 언제 어디서나 맨발로 걸을 것을 요구하고 있다. 처음에는 최소 10분부터 시작하여 가능한 더 늘리도록 하고, 실내에서도 가능한 접지패드 등을 통해 자신을 땅과 접지하도록 권한다고 한다. 그의 진료소는 해변에 인접해 있어서, 환자에게 진료실 방문 후 물에 젖은 모래사장을 따라 맨발로 최소 10분 이상 걷도록 권하고, 환자 중 암이나 신장부전으로 발과 다리에 상당한 부종이나 물이 차 있는 경우, 두 명의 간호사들에게 환자들을 해변까지 데리고 갔다 오도록 지시한다. 간호사들은 삽을 들고 가서, 젖은 모래에 구멍을 파고, 환자들이 그 구멍에 다리를 내린 채로 모래 위에 앉아 있도록 도와준다는 것이다. 그 구멍을 모래로 채운 후 약 20분 동안 앉아 있으면 부종이 대부분 사라진다는 사실을 발견하였다. 해변의 젖은 모래 치료 덕분에 환자는 대부분 매우 행복해 했고 기분도 좋아졌다는 임상 보고다.

그는 또 아토피성 피부염을 앓고 있는 많은 어린이의 경우 부모님들에게 아이들을 공원으로 데려가 맨발로 뛰어다니게 하거나 해변으로 가서 수영하고 맨발로 걷게 했고, 그들은 맨발걷기로 매우 빨리 치유되었다는 사실도 확인하였다. 그레이브스병(갑상선 기능 항진증의 가장 흔한 원인 질환)이나 루푸스병, 다발성경화증, 류머티즘성 관절염과 같은 많은 자가면역질환을 앓는 환자들도 그러하다. 그런 환자들도 접지가 매우 큰 도움이 되었다는 사실을 확인하였다.

특히 혈액순환이 좋지 않았던 환자들은 접지로 인해 그들의 발이 따뜻해짐을 느끼게 되었고, 따라서 혈액순환이 개선되었다는 것이다. 통증 환자들은 통증이 많이 줄어들었음을 보고할 뿐만 아니라 욱신거림이 있었던 경우는 그러한 욱신거림이 줄어든다는 것이었다. 치유의 해결책은 바로 땅에 있다는 사실의 확인이다.

접지는 여러 수준에서 전반적인 건강의 개선 현상을 가져오고, 다른 의학적 처방들과 같이 쓸 때 다양한 차원에서 시너지 효과를 발휘한다. 수년 동안 다이어트나 해독, 운동요법 등이 혈액검사 결과를 개선한다는 사실을 확인해왔는데, 실제 접지를 처방한 이후 그 치유 결과는 놀라울 정도로 더 좋아졌다.

한편 노스캐롤라이나 무어스빌의 통합정신과 의사인 트레시 라츠도 질병의 치유에 대한 광범위한 접근법의 일부로 접지를 추천하고 있으며, 그를 다차원의 치유를 위한 의학적 처방의 강력한 한 도구로 생각한다고 밝히고 있다. 접지한 환자들의 경우, 약 65~75%의 환자들이 좋은 반응을 보고하고 있는바, 그들은 다양한 정서적, 정신적, 신체적 문제를 동시에 가지고 있는 경우들이 많은데, 그들은 종종 접지 후 기분이 한결 더 좋아졌다고들 이야기한다.

그는 접지가 통상 수면을 개선하는데, 특히 불안장애(외상 후 스트레스장애, 일반 불안장애, 공황장애 등)가 있는 사람의 경우, 더 나은 수면은 증상의 개선 여부에 결정적인 차이를 만들 수 있음을 확인해오고 있다고 하였다. 우울증도 증상과 에너지가 개선되는 경우가 종종 있으며, 정기적으로 접지하는 사람은 스트레스에 대한 내성이 더 커지는 것으로 보인다고 밝힌다.

통증 관리 의사들이 많은 만성 통증 환자들을 그에게 인계하는데, 그들은 지속적인 통증 상황이 개선되지 않음으로써 불안과 우울증 또는 희망을 잃어버린 상황에 놓인 사람들이다. 그 경우 많은 환자가 잘 반응하지 않거나, 심지어는 약물 처방에 저항하는 경우들이 있는데, 그때 접지를 처방하면, 통상 염증과 통증 수준이 줄어드는 것으로 나타난다고 한다. 당연히 아편과 같은 마약성 약물 처방의 필요성이 줄어든다는 것이다. 그래서 그는 지역사회나 재활센터 등의 만성 통증을 치유하기 위한 12단계 재활 프로그램 중 자연치유 요법에 접지를 포함하는 것이 매우 유용할 것이라는 주장을 펴고 있다.

글루텐 과민증과 과민성 대장 증상을 가진 많은 환자들도 정기적으로 접지를 사용할 때 증상이 유의미하게 개선되었고, 통증과 불안 역시 모두 경감되었다는 보고다. 또한 자가면역질환을 앓는 환자들에게 접지를 권장하는데, 접지는 자가면역질환이 있는 환자들이 벌컥 화를 내는 상황을 줄여주거나 스트레스 반응을 낮추어 준다고 한다.

만성피로를 가진 많은 환자나 부신 호르몬을 소진한 많은 환자도 접지할 경우, 피로감이 줄어들거나 진정되며 그들의 수면 사이클이 개선됨으로써, 부신이나 코르티솔 레벨이 개선되기 시작한다고 보고한다. 접지의 덕분에 그들은 더 많은 에너지를 느끼고, 점진적으로 나아지기 시작했다.

한편 미국 일리노이주 부르본 나이스에서 마사지 힐링센터를 운영하는 마사지 치료 의사 웬디 메니고즈Wendy Menigoz도 지난 약 9년 동안 환자들에게 접지를 하도록 처방하였다. 머리, 목 및 허리 통증, 생리통, 족저근막염, 류마티즘성 관절염, 섬유근육통 및 그 유사한 통증들을 앓는 사람들이다.

그들은 웬디를 찾아오기 전에 그러한 통증을 없애기 위해 안 해본 일이 없을 정도로 다 시도해 보았지만, 치료가 되지 않아 가히 필사적이기까지 한 사람들이었다. 그녀는 환자들에게 접지를 사용하도록 처방하고, 밤에 접지패치를 붙이고 잠을 자도록 하였는데, 그들의 대부분은 통증이 극적으로 감소하거나, 아예 사라졌다. 그들 중 98%가 접지를 한 경우다. 접지는 충분히 물을 마시는 일이나, 햇볕을 쬐는 일이나, 신선한 공기를 마시는 일이나, 음식을 잘 먹는 일과 같이 일상의 건강을 유지하는 데 어느 모로 보나 매우 중요한 필수적 요인이다.

그녀는 무릎관절이나 고관절을 교체해야 하는 환자들도 접지패치를 쓰게 하거나 접지매트로 관절을 감싸는 것이 밤에 통증을 없애는 데 도움이 된다며 심지어 연골이 부족할 때 접지를 하게 되면 연골이 재생될 수도 있다고 한다. 물론 동시에 비타민과 미네랄을 먹도록 처방했다. 그녀는 또 접지는 많은 경우에 혈압을 개선하는 데도 도움이 되었고, 일부 남성 환자의 경우 발기 부전이 개선되었다고 하였는데, 이는 접지로 혈액순환이 개선된 결과라고 생각한다고 하였다. 그녀는 그러한 증상들이 그 이전에는 약물 처방만으로 개선되지 않았거나 치유되지 않았으나, 단순히 접지만으로 치유되고 개선된다는 사실을 반복적으로 확인해왔다고 밝혔다.

위 두 번째, 세 번째 임상 리포트들 모두 첫 번째 내과 침술의 키몬 카마이의 "치유의 해결책은 바로 땅에 있다The remedy is in the ground"라 거나 "환자의 치료 시 접지를 처방한 이후 그 치유 결과는 극적으로 더 좋아졌다. 마치 치유의 스위치를 켠 듯이…"라는 주장과 그대로 일 치한다.

'땅은 생명이자 치유의 스위치다'는 위 임상 리포트를 근거로 우리나 라에서도 많은 의사가 치료의 한 방편으로 '맨발걷기'와 '접지'를 처방 한다면, 질병들의 고통 속에 빠져 있는 수많은 우리 이웃들을 부작용 없이 자연스럽게 치유할 수 있게 될 뿐만 아니라 당연히 국가의 건강보 험 부담금 역시 현저히 줄어들 것이라는 믿음을 독자 여러분들과 굳건 히 공유하고자 한다.

생활 속
접지 실험

① 양파를 이용한 접지 실험, 부패와 성장의 차이

우리가 살아가는 데 있어서 각종 무서운 질병들인 암과 심혈관질환, 노화 및 심인성질환 등의 원인이 접지의 차단 여부와 연관되어 있고, 실제 우리가 맨발로 걸으면서 땅과의 접지로 얻는 치유의 기적과 생동감 넘치는 에너지의 향유가 바로 신발을 벗고 맨발로 걷는 지극히 단순하고, 쉽고, 무해하고 무비용인 땅과의 접지로부터 비롯된다. "땅은 생명이다", "땅이 우리의 생명을 살린다"라는 말이 그렇게 해서 나오는 것이다.

그래서 그를 좀더 구체적으로 과학적으로 검증하기 위한 목적의 일환으로 우선 저자가 직접 할 수 있는 가장 간단한 식물 등의 접지 실험을 통하여, 접지의 진정한 의미가 어디에 있는지를 살펴보았다.

지난 2020년 4월 6일 양파 두 개를 물컵에 담아 좌측 양파는 접지를 차단한 상태에 두고, 우측 양파는 물속에 접지케이블을 넣어두고 21일간의 변화를 관찰했다. 그랬더니 그 결과는 놀라웠다. 우선 4월 6일과 그 7일 후인 4월 13일, 그리고 2주 후인 4월 20일, 3주 후인 4월 27일의 각 실제 사진들과 각각 당시 촬영하여 유튜브에 올린 동영상들을 비교해서 살펴보기를 바란다(유튜브 '박동창의 접지 실험 1- 양파 접지실험 3주차(4)').

|그림 22| 4월 6일 접지 실험 시작일 모습

|그림 23| 4월 13일 접지 실험 시작 7일 차 모습

|그림 24| 4월 20일 접지 실험 시작 14일 차 모습

|그림 25| 4월 27일 접지 실험 시작 21일 차 모습

위와 같은 3주간의 양파를 이용한 접지 실험의 변화 상황들은 아래와 같이 요약된다. 특히 각 사진상 접지되지 않은 왼쪽 양파의 지난 3주간의 참담한 변화상들을 주목해보고, 또 동시에 접지된 오른쪽 양파의 한결같은 깨끗함과 당당함을 유지하는 대조적인 모습을 주목해보기 바란다.

첫째, 접지가 안 된 왼쪽 양파는 3일 차부터 컵의 물이 부옇게 썩으면서 그로부터 약 10여 일간 고약한 냄새가 진동하였으며, 하얗게 거품을 품고 물이 컵 위로 넘쳐, 컵 바닥을 흥건히 적셨다. 그리고 약 2주 차가 되면서는 책상 위로 흘러넘친 물이 짙은 녹물처럼 변색하며, 마치 죽어가는 사람이 핏물을 흘리듯 참담한 모습을 연출하였다. 반면 접지된 오른쪽 양파는 3주간 조금도 흐트러짐이 없이 깨끗하고 투명한 상태를 그대로 유지하고 있다. 접지가 안 된 양파의 경우 양파가 내뿜는 독소들이 중화되지를 못하고 하얀 거품으로 뿜어져 나오며, 그로부터 약 2주간을 독한 냄새를 진동케 하며 썩어들어갔지만, 접지된 양파의 경우는 양파가 숨 쉴 때 내뱉는 독소를 접지로 올라오는 자유전자가 중화시키며 물컵의 물을, 사람으로 따지면 혈액을, 맑게 정화해 주고, 한결같이 냄새 없는 정결한 모습을 유지했다. 맨발걷기 시 땅속의 자유전자가 올라와 적혈구의 제타전위를 올려, 혈액을 묽고 맑게 해 주는 사실과 똑같은 이치를 보여준 것이라 하겠다.

둘째, 왼쪽 양파는 애초 오른쪽 양파보다 뿌리가 더 튼실하고 짙었는데, 3일이 지나면서 오른쪽 접지된 양파에는 5가닥의 튼실한 뿌리가 자라기 시작했지만, 접지되지 않은 왼쪽 양파에는 뿌리가 자라는 기색이 전혀 보이지를 않더니, 3주가 지나면서 그 차이는 더욱더 확연해졌다. 즉 접지가 안 된 왼쪽 양파는 뿌리가 자라기는커녕, 아예 썩어 내렸고, 접지된 양파는 튼실한 뿌리 5개가 3주간 건강하게 자랐다. 접지된 양파의 경우, 접지의 생명력과 그 증진의 강한 힘을 보여주었고, 동 사실의 이치를 확장하면, 식물의 수경 재배 시 접지를 시킨 상태에서 식물을 키우면 훨씬 더 많은 수확량을 거두게 될 것이라는 개연성을 시사한다. 물론 사람이 접지된 상태에서 산다면, 그 생명력이나 생식능력이 접지가 안 된 채 살 때보다 훨씬 더 강화될 것이다.

셋째, 왼쪽 접지가 안 된 양파는 일주일이 지나면서 껍질이 갈라지고, 2주 차부터는 쭈글쭈글해지기 시작하였고, 3주 차가 되면서는 몸통이 아예 무너져 내리기 시작했지만, 접지된 오른쪽 양파는 3주간 애초의 깨끗하고 반듯한 건강한 모습을 그대로 유지해 왔다. 접지가 안된 왼쪽 양파는 일주일도 안 되어 부패하고 썩어들어가며, 3주 차가 된

|그림 26| 썩어 무너진 접지 안 된 양파의 모습

4월 27일 완전히 썩어서 무너진 모습을 보였고, 실제 그 양파를 들어서 뿌리를 점검하려고 쥔 순간 '픽'하고 손에 쥔 양파의 몸통이 그림 26 사진처럼 쑥 들어가 버렸다. 몸통이 완전히 썩었음이 입증된 것이다. 반면 접지된 오른쪽 양파는 3주간 생생하게 뿌리를 새로이 만들어 내리며 건강한 생명력을 보여주었고, 실제 3주가 지난 4월 27일까지 애초에 건강한 모습을 조금도 흐트러뜨리지를 않고 있고, 손으로 쥐었을 때도 그 딴딴하고 탱글탱글한 모습을 뚜렷이 확인할 수 있었다는 사실이다.

3주간의 접지 안 된 왼쪽 양파의 변화 모습은 어쩌면 일생을 부도체의 고무 밑창을 댄 신발을 신고 살며, 집이나 일터에서도 높은 건물이나 아파트에 살면서 일생을 땅과의 접지가 차단된 채 살아가는 현대인들이 나이가 들어가며 각종 질병으로 고통스러워하고, 결국은 병들고 늙어가며 마지막에 요양병원에서 고통스럽게 삶을 마감하는 모습들을 연상케 한다.

반면 접지된 오른쪽 양파는 3주간 처음의 깨끗하고 건강한 모습을 그대로 유지한 채 왕성한 생명 활동을 유지하고 있다는 사실이 확인되었고, 이는 맨발로 걷고, 잠잘 때나 낮에도 집 안에 들어온 접지선에 연결한 접지패드 등을 통해 땅과의 연결을 이룰 경우, 건강한 삶을 이룰 수 있으리라는 추정을 가능하게 한다.

즉 맨발로 걷지 않거나 접지되지 않은 채 살아가는 사람들의 경우, 수시로 질병의 고통 속에서 신음하고 또 빨리 늙어가고, 결과적으로 빨리 생을 마치는 그 과정에 엄청난 고통을 겪고, 주변에 말할 수 없는 폐를 끼치는 그런 상황들이 생길 것이라는 사실을 우리는 쉽게 추정할 수 있다.

② 우유를 이용한 접지 실험, 부패와 발효의 차이

앞서 3주간의 양파를 이용한 접지 실험에서 우리는 접지 여부의 놀라운 차이를 발견하였다. 접지 여부가 생명체의 생리적 생명 활동에 결정적인 영향을 미친다는 사실을 알게 된 것이다.

이에 두 번째로 생명체는 아니지만, 우리가 먹는 우유를 가지고 그것이 상온에서 접지가 되지 않았을 때와 접지가 되었을 때 어떤 현상이 어떻게 차이를 나타내는지를 살펴보기로 했다.

그래서 지난 2020년 4월 17일 서울우유를 사서, 두 개의 투명한 플라스틱 컵에 넣고 양파 실험에서와 마찬가지로 왼쪽 우유컵은 접지를 시키지 않은 상태 그대로 두고, 오른쪽 우유컵은 접지케이블을 그 우유 속에 집어넣었다. 이제 열흘이 지나고 2주가 지난 그 결과들을 살펴보자.

우선 접지되지 않은 우유는 처음 3~4일간 아무런 변화가 없었다. 우유 자체가 그 3~4일간은 변질되지 않고 그 상태를 유지하였다. 그 후 5일째 되는 날부터 우유 표면에 하얀 반점이 생기며 곰팡이가 피기 시작하더니, 그로부터 연일 곰팡이의 크기가 커지며 색깔도 붉은색으로 변했다가 결국은 검푸른 곰팡이 덩이로 변질하였다.

반면 접지가 된 우유는 이틀째부터 우유의 표면 색깔이 노랗게 변하기 시작하였고, 날이 갈수록 그 색깔은 노란색이 더 진해졌고, 그 색깔 자체가 갈수록 더 아름답게 변했다(그림 27, 28, 29).

|그림 27| 우유 접지 실험 당일 모습

|그림 28| 우유 접지 실험 7일 차 모습

|그림 29| 우유 접지 실험 10일 차 모습

또한 양쪽 우유들의 냄새를 맡아보니, 좌측의 접지가 안 된 우유는 이미 곰팡이가 벌겋게 또 시커멓게 핀 상태에서 부패한 썩은 냄새를 풍겼지만, 오른쪽의 접지가 되어 노랗게 발효된 우유는 마치 치즈처럼 향기롭고 상큼한 냄새가 코끝을 간질였다.

바로 부패와 발효의 차이였다. 접지된 우유는 이튿날부터 노랗게 발효되기 시작하면서 지난 10일 차, 2주 차까지 향기로운 냄새를 풍겼지만, 접지되지 않은 우유는 4~5일째부터 부패하고 그 부패의 속도가 빨라지면서 10일 차, 2주 차가 되면서 완전히 부패하였다(유튜브 '박동창의 접지 실험 2- 우유를 이용한 접지 실험').

10일간의 우유를 이용한 접지 실험은 직전의 양파를 이용한 접지 실험에서도 확인하였듯이 땅과의 접지를 통한 자유전자의 공급은 생명체이든 무생물이든 생명의 원천이고 발효와 같은 인체에 유익한 선순환의 촉매라는 사실의 뚜렷한 확인이다. 어쩌면 우리의 실생활에서 간장이나 된장, 김치를 담글 때, 위와 같이 접지를 한다면 그 발효가 훨씬 더 잘 진행이 되고, 맛도 훨씬 더 좋아지지 않을까 하는 추정을 해본다.

실제 우리의 조상들이 시골에서 김치를 담근 후, 김칫독을 땅속에 파묻어 보관하였고, 그 경우 김치의 맛이 훨씬 더 깊었고, 또 장기간 보관할 수 있었음도 바로 우리 조상들의 생활의 지혜가 아니었나 싶다. 즉 땅속의 자유전자가 땅속에 묻힌 김칫독을 통해 그 발효과정을 도운 것이 위 사진의 변화처럼 명백해 보이기 때문이다. 저자가 우유를 이용한 10일간의 접지 실험에서 확인한 부패와 발효의 차이가 주는 명징한 시사점이다.

생명체를 이용한 접지 실험을 위해 수족관에서 조그만 플라스틱 수조 두 개와 금붕어 여섯 마리를 사, 각 수조에 물을 채우고 세 마리씩 나누어 담았다. 그리고 오른쪽 수조에는 접지선을 넣어 접지를 시키고, 왼쪽 수조는 접지를 않은 채 두었다.

접지 직후 오른쪽 접지된 수조의 금붕어들은 접지선 주위로 몰려들어 조용하게 접지된 환경에 적응하는 모습을 보였지만 접지되지 않은 수조의 금붕어들은 매우 활발하게 움직였다.

그런데 이틀이 지난 후의 두 수조의 금붕어들의 모습은 완전히 거꾸로 뒤바뀌었다. 접지되지 않은 좌측 수조의 금붕어들은 조용히 있지만 접지된 우측 수조의 금붕어들은 맹렬하게 움직이며 빠른 활동성을 보였다. 그 차이는 놀라울 정도로 뚜렷했다. 물론 실험의 생리적 효과를 뚜렷이 대비하고 주시하기 위해 먹이는 며칠간 주지 않기로 하였는데, 놀라운 현상은 접지된 우측 수조의 금붕어들은 먹이를 주지 않았음에

|그림 30| **금붕어 접지 실험 2일 후의 차이**

도 왕성한 배설 활동을 하여 수조의 바닥이 까맣게 바뀔 정도가 되었지만 접지가 되지 않은 좌측 수조의 금붕어들은 배설 활동이 거의 없는 상태를 유지하고 있었다.

왕성한 배설 활동은 무엇을 의미하는가? 바로 왕성한 생명 활동을 증거하고 역설하는 일이라 할 것이다. 이는 우리가 맨발로 걷기 시작하면, 하루에 한 번 가던 화장실을 두 번, 세 번 가는 현상과 맥을 같이 하고, 변비 등이 사라질 뿐만 아니라 황금변 등 쾌변하는 현상과도 맥을 같이 한다고 하겠다. 당연히 맨발로 걸으면 더 활기를 띠고, 기운이 생생해지는 현상 또한 접지된 금붕어들이 접지되지 않은 금붕어들에 비해 활기찬 모습을 보이는 것과도 맥을 같이 한다고 하겠다.

그 상태에서 너무 오랫동안 굶길 수가 없어 5일째가 되는 날 수족관에 가서 물고기 먹이를 사다가 금붕어들에게 먹이를 처음 주었다. 그랬더니 접지된 우측 수조의 금붕어들은 순식간에 먹이를 다 먹어 치우며 왕성한 생명력을 보였지만, 접지되지 않은 좌측 수조의 금붕어들은 제

|그림 31| 금붕어 접지 실험 5일 후의 차이

대로 먹지도 않고 느릿느릿 움직이면서 활력이 현저히 떨어진 쇠잔해진 모습을 보여주었다.

위와 같은 5일간의 변화, 즉 접지 여부가 가져온 두 그룹의 금붕어들의 생리적인 배설 활동과 역동성에 현격한 차이가 나고 있음을 저자는 뚜렷이 목격할 수 있었다. 그래서 그다음 날 실제 두 수조의 물속의 접지 여부를 접지 확인기와 전압계를 가지고 측정해 보았다. 접지된 수조에 접지 확인기를 연결했더니 금방 파란불이 들어왔고, 반면 접지되지 않은 수조는 여전히 붉은불을 유지, 접지되지 않았다는 사실이 그렇게도 확인되었다.

|그림 32| 접지되지 않은 수조- 붉은불

|그림 33| 접지된 수조- 파란불

|그림 34| 접지되지 않은 수조- 14.76V

|그림 35| 접지된 수조- 0.004V

그리고 전압계를 켜고, 접지되지 않은 수조의 물의 전압을 측정하였더니 무려 14.76V의 전압이 나왔고(주변 전원의 영향), 접지된 수조의 전압은 0.004V로 거의 0V에 근접하는 수치를 보여주었다.

결국 접지된 수조의 금붕어들은 원래의 자연 상태의 물속 전압인 0V 상태에서 살면서 왕성한 배설 활동과 함께 역동적인 활동 모습을 보였지만, 접지되지 않은 수조의 금붕어들은 무려 15V 정도의 고전압 속에서 살면서 제대로 배설도 하지 못하고, 또한 며칠간 활력 역시 제대로 찾지 못하고 살고 있었음이 뚜렷이 확인된 것이다. 동시에 접지되지 않은 수조의 경우 약 10일 정도 지나면서부터 물에 거품이 일며 부패하기 시작했지만, 접지된 수조의 경우는 거품이 거의 일지 않아 상대적으로 깨끗한 상태를 유지해 왔다.

금붕어들을 산소가 공급되지 아니하고, 물을 갈아주지 않는 등 건강치 않은 상태에서 실험을 계속함이 생명윤리에 반한다는 판단으로, 2주만에 금붕어 접지 실험은 중단하고, 금붕어들을 수족관으로 돌려보내고, 접지 실험을 마쳤다.

하지만 금붕어 접지 실험에서 2주간 얻은 소득은 지대하였다. 특히 첫 5일간 먹이를 주지 않은 한계상황에서 접지된 수조의 금붕어들은 왕성한 배설 활동과 맹렬한 활동으로 오히려 처음보다 더 큰 역동성을 보여주었지만, 접지되지 않은 금붕어들은 배설 등 생리적 활동 자체가 거의 정지되고 현저하게 역동성을 잃은 상황을 보여주었던 것이다(유튜브 '박동창의 접지 실험 4- 금붕어 접지 실험').

이러한 접지된 금붕어들과 접지되지 않은 금붕어들의 극명한 대비는 닭으로 치면 토종닭과 닭장 속 닭들의 차이에 비견할 수 있을 듯하고, 사람으로 치면 맨발로 걷는 건강한 사람들과 부도체의 신발을 신고 살며 땅과의 접지가 차단된 채 살아가며 각종 질병을 안고 살아가는 많은 현대인과의 차이라고 할 수 있겠다.

④ 고무나무를 이용한 접지 실험, 성장의 역전

지구상에 사는 모든 생물은 나름의 질서를 가지고 지구로부터 햇빛과 공기, 땅속으로부터의 생명의 자유전자들을 받아가며 산다. 나름의 생태환경 속에서 공존하고 있다. 영양분이 충분한 나무가 부족한 나무에게 부족한 영양분을 공급해 주는 등으로….

이러한 사실은 각 나무가 일상에서 충분한 영양소를 공급받아야 튼실하게 자랄 수 있음을 시사한다. 그 영양소라는 것이 나무들의 경우는 광합성을 하기 위한 햇빛이고, 충분한 수분일 것이다. 당연히 땅속에서 올라오는 생명의 자유전자 역시 필수적인 영양소일 것이다.

고무나무, 두 그루를 한 그루는 접지를 시키지 않은 화분에서, 또 한 그루는 접지된 화분에서 키우며 30개월간 실험을 해보았다. 햇빛은 똑같은 환경이었고, 물도 매주 월요일 똑같은 양을 주었기 때문에 나머지 성장조건은 같은 상태에서 오로지 접지 여부만 차이를 둔 것이었다.

그림 36과 그림 37을 보면 접지되지 않은 좌측 나무는 애초에는 접지된 나무보다 키도 더 컸으나 실험 기간 30개월 동안에 상대적으로 더 왜소하고 가냘픈 몸매로 바뀌었지만, 접지된 우측 나무는 30개월 동안에 접지 안 된 나무와는 비교할 수 없을 만큼 키도 더 크고 떡 벌

|그림 36| 실험 시작일인 2021.2.12. 사진
– 우측 접지된 나무가 좌측 나무보다 키도 적고 약간 성긴 모습

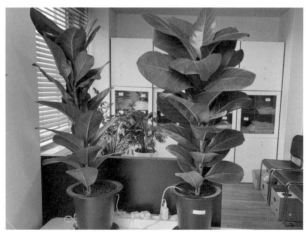

|그림 37| 실험 시작 후 30개월째인 2023.8. 사진
– 좌측 접지 안 된 나무는 삐쩍 마르고, 우측 접지된 나무는 2배 가까이 왕성하게 성장한 모습

어진 몸매로 무성하게 성장한 모습을 보여주었다. 햇빛, 물 등 다른 조
건은 다 같은 상태에서 오로지 접지 여부, 즉 땅속에서 생명의 자유전

자를 받아들였느냐 못 받아들였느냐의 차이만 있었을 뿐이다.

그런데 저렇게 30개월 만에 성장의 속도와 정도 그리고 그 외양에서 현격한 차이를 나타내 보이는 것이다. 그 30개월간의 변화된 모습을 실험 시작일에 촬영한 두 나무의 사진과 30개월 후 촬영한 두 나무의 사진들로 그 뚜렷한 상대적인 차이를 비교해 보라. 그리고 독자 여러분들은 30개월의 변화를 아래 5분 17초짜리 유튜브 영상으로도 확인할 수 있다(유튜브 '박동창의 접지 실험 15- 개운죽 18개월, 고무나무 30개월 접지 여부가 가져온 놀라운 차이').

놀랍지 않은가? 앞서 양파의 접지 실험에서 접지되지 않은 양파는 3주만에 완전히 썩어 무너져 내렸지만 접지된 양파는 5가지의 뿌리를 새로 내린 채 당당한 모습으로 건강히 생존하는 모습을 보았다. 우유도 접지되지 않은 우유는 5일 차부터 곰팡이가 피기 시작, 10일 만에 완전히 부패하지만 접지된 우유는 2일째부터 노랗게 발효되기 시작하여 향긋한 냄새를 풍기면서 노란 치즈처럼 변하는 그 신기한 모습을 보았다. 그리고 금붕어들의 경우 접지되지 않은 금붕어 세 마리는 처음에는 더 생생하였으나 먹이를 주지 않은 5일 동안 거의 배설 활동도 없이 날이 갈수록 역동성이 현저히 떨어진 반면, 접지된 금붕어들은 처음에는 접지선 주위에서 조용히 새로운 환경에 적응하더니 먹이를 주지 않은 5일 동안 시키면 숙변들을 쏟아내며 완전한 배설 활동을 하였고, 날이 갈수록 더 생생해지는 모습들을 뚜렷이 목격하였다. 먹이를 준 5일 차에 먹이도 제대로 못 먹던 접지되지 않은 금붕어들과 먹이를 주자마자 서로 먼저 먹으려고 날쌔게 움직이며 순식간에 다 먹어 치운 접지된 금붕어들의 그 역동성의 차이는 두고두고 잊히지 않는다.

30개월의 고무나무 두 그루 접지 실험에서도 접지 여부로 인한 현격한 차이들을 보여주었다. 접지되지 않은 고무나무는 삐쩍 마르고 지름도 1.39cm에 불과하였지만, 접지된 고무나무는 두 배 정도 왕성하게 성장하였고, 지름도 1.76cm로 성장하였다. 앞으로 시간이 흐를수록 그 차이는 더 현격하게 벌어질 것이 자명하다. 땅속으로부터 올라오는 자유전자의 여부가 생명체에게든 무기물에서든 저렇게 현격한 차이를 만들어주는 데서 우리는 그 자유전자가 바로 생명의 자유전자임을 다시 한번 확인하는 것이다. 특히 접지 안 된 화분은 전압 2.45V 정도 (주변 전원의 영향), 접지된 화분은 전압 0V라는 차이를 보여주고 있는바, 2.45V라는 높은 전압 속에서 살아가는 고무나무의 왜소함과 0V라는 안정된 생태환경에서 살아가는 접지된 고무나무의 떡 벌어지는 성장의 차이가 많은 것을 시사해 준다.

어쩌면 신발을 신고 사는 대부분 사람이 땅속으로부터 생명의 자유전자를 공급받지 못하며 평소 200~600mV의 고전압 상태에서 살아가기 때문에, 접지되지 않은 양파의 무너져 내리는 삶이나 접지되지 않은 금붕어의 기력이 쇠한 모습, 접지되지 않은 고무나무의 왜소함 등을 닮는 그러한 삶이 되지 않을까 우려된다. 수많은 사람이 질병의 고통 속에 던져져 있는 오늘의 현실의 모습이 바로 그러한 접지의 차단, 전자의 결핍 상황에서 비롯되는 것이라는 저자의 판단을 다시 한번 새삼 재확인하는 기회가 되었다.

결국 맨발로 걸으며 땅속으로부터 생명의 자유전자를 받아 건강하고 역동적인 젊음의 삶을 유지할 것이냐, 아니면 땅과의 접지를 차단한 상태에서 늙고 병든 고단한 삶을 살아갈 것이냐 그 선택은 독자 여러분들 각자 자신의 판단과 실천의 몫이라 할 것이다.

제4장

맨발걷기와
접지의
6가지 천연 치유제

01

천연의
항산화제

① 만병의 근원인 활성산소의 제거가 치유의 핵심

사람이 살아 있다는 것은 매일매일의 기적이다. 그것은 첫째, 태양이 우리를 비추어 주고 있고, 둘째, 산소로 숨을 쉴 수 있고, 셋째, 만물이 생장하는 대지와 흙이 있기 때문이다. 하지만 우리는 일상에서 그 고마움들을 잊고 살고 있다.

특히 공기 중의 산소가 없으면, 잠시도 살 수가 없음에도 우리는 그 절체절명의 고마움을 모르고 살고 있을 뿐만 아니라, 더 나아가 산소를 들이마신 후 발생하는 찌꺼기인 활성산소의 폐해 역시 잘 모르고 살고 있다. 여기에 우리의 건강한 삶을 결정짓는 두 가지의 큰 상반된 요인이 동시에 존재하는 삶의 아이러니가 있다.

호흡을 통해 우리 몸속으로 들어온 산소는 우리 몸 구석구석으로 운반되어 에너지를 만드는 데 쓰이는데, 세포 속에 존재하는 에너지를 만드는 기관인 미토콘드리아는 산소를 이용해 에너지를 발생시키고, 이 과정에서 활성산소라는 부산물을 함께 만들어낸다. 쉽게 말하면 자동차가 연료를 태우며 달리는 과정에서 부산물인 배기가스가 나오게 되는 것과 같이, 활성산소는 우리가 살아가는 데 어쩔 수 없이 발생하는 생활의 찌꺼기와 같은 것이다. 그런데 그 활성산소를 바로바로 배출하지 않으면, 몸속이 나쁜 배기가스로 가득 차게 되고, 몸은 못 살겠다고 불평하게 될 수밖에 없다. 그 결과로 각종 피부병, 종기, 탈모 등으로 터져 나오다, 그래도 그를 해소해 주지 않으면, 세포를 변이시켜 암 종양으로 나타나고, 각종 심혈관질환의 원인으로 돌변하게 되는 것이다.

또한 활성산소는 생화학적으로 매우 불안정한 물질이기 때문에 세포와 혈액 속의 지방이 활성산소의 작용으로 산화되어 과산화지질이 되며 이는 노화의 주범이 된다. 개봉한 지 오래된 기름이 산패되어 냄새가 나는 것도 산소로 인해 지방이 산화되어 나타나는 현상이다.

그런데 활성산소를 없애 주는 방법에 대해 그 어떠한 의학 서적도 명확한 답을 주지 않는다. 단지 활성산소를 제거할 수 있는 물질이 함유된 식품이나 약품인 항산화제를 많이 섭취하도록 권할 뿐이다. 예컨대 비타민C나 그 외 비타민E 등이 함유된 과일이나 야채들을 권하는 정도일 뿐, 근원적으로 그를 제거하는 방법은 알려져 있지 않다.

그렇지만 우리는 안다. 우리의 조물주가 우리 인간이 건강하게 살 수 있도록, 대지를 맨발로 밟고 뛰며 몸속의 양(+)전하를 띤 활성산소가 땅속의 음전하(-)를 띤 자유전자와 만나 즉각 중화되고, 소멸될 수 있게 장치해 놓은 것을….

미국 마이애미대 밀러의과대학 명예교수인 캐롤 데이비스 박사Dr. Carol Davis는 "몸 안에서 생성되는 활성산소가 안정성을 유지하려면, 활성산소는 서로 간에 연결시켜 줄 수 있는 '전자'를 찾아야 한다. 그런데 그러한 전자는 특정 음식이나 비타민 등에 존재하는 이외에 우리의 발밑 땅속에 무수한 양의 자유전자가 존재하고 있다. 그런데 만약 우리가 땅과의 접지가 차단되어 자유전자를 확보하지 못하게 되면, 활성산소는 건강한 세포조직을 공격하여, 동 세포로부터 전자를 빼앗아오게 된다. 그 결과는 무엇보다도 감염이나 염증으로 나타난다"고 하였다.

그런데 똑똑한 현대인들이 19세기에 들어 고무를 발명하여 신발 밑창에 부도체인 고무를 대고 신게 하면서, 우리 몸 안으로의 자유전자의 유입통로, 즉 활성산소의 배출통로를 막게 되었고, 그 결과로 우리 인간이 각종 질병의 고통 속에 살아가게 되었다. 그 결과 아이러니하게도 글로벌 제약산업과 의료 관련 산업은 비약적으로 발전하며 엄청난 부를 쌓게 되었다.

우리가 잊지 말아야 할 것은 만병의 근원인 활성산소를 제거하는 것이 '질병의 고통 없는 건강 사회'를 이루는 핵심이고, 그것은 바로 맨발걷기와 접지로 완성된다는 사실이다.

② 맨발걷기는 암환우들을 구해낼 수 있는 최적의 길

이주선 씨(남, 당시 50대 초반)는 2001년 한 TV보도와 2008년 11월호 한 월간지 보도에 의하면 간암 말기로 임파선, 폐까지 온몸에 암세포가 퍼져 더 이상 치료가 불가능하고, 1개월밖에 더 못산다는 병원의 최종 선고를 받고 강제 퇴원을 당하였다. 이주선 씨는 마지막 남은 날이 얼마 없으니, 그럴거면 차라리 집 뒤 청계산에서 죽겠다며 매일 청계산을 올라 하루 종일 맨발로 걷고 놀며 지냈다. 그런데 한 달 후 죽기는커녕 수개 월 후 간이 재생되고 몸 전체의 암세포가 다 소멸하는 놀라운 치유의 기적을 보여주었다.

'맨발걷기국민운동본부'의 회원인 김영숙 씨(여, 가명, 62세)도 맨발걷기 3개월 만에 원래 1년으로 예정했던 비호지킨림프종 혈액암의 항암 및 임상 치료를 6개월 만에 끝내고, "혈액암이 치유되었다"라는 주치의의 진단을 받았을 뿐만 아니라, 7년간 복용했던 갑상선 기능 저하증 약이 더 이상 필요 없다는 진단을 받았다. 그 외에도 '맨발걷기국민운동본부' 회원들 중에서는 다양한 암의 치유사례들이 계속 나오고 있다.

숲길을 맨발로 걷게 되면, 첫째, 지압 효과 및 발바닥 아치의 혈액 펌핑 효과로 몸의 혈행이 왕성해지고 따라서 몸의 면역체계가 강화되어, 암세포가 살 수 없는 건강한 생리적 환경이 조성되기 때문이다. 둘째, 접지 효과로 각종 암 등 현대 문명병의 발병 원인인 몸속의 활성산소가 중화·소멸됨으로써, 변형되었던 암세포 자체가 정상세포로 복원되기 때문이다.

이는 어쩌면, 주사 1대에 1천만 원이 넘어가지만, 그 치유의 영역과 확률이 매우 제한적(몇몇 일부의 암에만 쓸 수 있고, 치유의 확률도 30% 정도에 불과하다)일 뿐만 아니라 종종 재발되기도 한다는, 소위 '인공의 면역 항암제'보다 훨씬 더 안전하다고 할 수 있다. 더 나아가 아무런 비용이 수반되지 아니할 뿐만 아니라 그 어떠한 종류의 암에도 다 적용될 수 있는 '천연의 면역항암제'를 맞는 것과 같은 효과를 가져온다고 할 수 있겠다.

하지만 우리 주변에는 맨발걷기의 기적을 알지 못한 채, 암으로 사망하거나 암으로 고생 중인 수많은 사람의 절망적인 소식들이 수시로 들려오고 있다. 그때마다 그분들이 우리 '맨발걷기국민운동본부'를 진작 알았거나 와서 우리와 같이 맨발로 걸었더라면, 생명을 진작 살릴 수 있었거나 치유의 기쁨을 진작 누릴 수 있었을 터인데 하는 안타까움에 가슴이 아프곤 하였다.

얼마 전에는 가수 한 분이 폐암 말기로 시한부 삶을 살고 있다는 안타까운 소식이 전하여졌다. 그는 술과 담배를 일절하지 않을 정도로 자기 관리에 철저했다는 소식도 함께….

통상 폐암을 유발하는 결정적 요인으로 담배를 드는데, 그는 담배도 피지 않았을 뿐만 아니라 술도 안 먹는 등 자기 관리에 철저했는데도 왜 암에 걸렸느냐는 의문이 생긴다. 이러한 의문은 집무실 위층에 전용 헬스장을 두고, 시간 날 때마다 트레드밀을 뛰고, 매일 좋은 음식을 먹고, 주변 사람들에게 베푸는 선행을 계속하시던 LG그룹의 고[故] 구본무 회장께서 뇌종양으로 70대 초반의 이른 연세로 돌아가셨을 때, 매일 한강변을 뛰며 운동에 지극 정성이었던 저자의 한 고교 동기가 어느 날 아침 여느 날처럼 운동화 신고 조깅하다가 갑자기 심정지로 사망하였을 때 가졌던 의문들과 일맥상통한다. 결국 폐암의 원인이 담배 때문도 아니고, 뇌종양이나 급성 심정지의 원인이 운동 부족 때문도 아닌 것을 위 사례들이 증명하는 것이다.

그렇다면 암이나 뇌종양, 급성 심정지 발병의 진짜 이유는 무엇일까?

신발을 신고 살면서, 땅이나 흙과의 접지가 차단되어, 활성산소가 몸 밖으로 배출되지 못하고 몸속을 돌다가 몸의 전압을 올리고 성한 세포를 공격하여 암세포로 돌변케 함으로써, 폐에 암이 발생하였거나 뇌에 종양이 생기게 되었다는 추론이 가능해진다.

또 신발을 신고 운동하면서, 땅이나 흙과의 접지가 차단되어, 땅속의 음전하를 띤 자유전자들이 몸속으로 들어오지 못함으로써, 적혈구의 표면전하(제타전위)가 낮아져 혈액이 끈적끈적해지고 결과적으로 혈전이 형성되어 혈관을 돌다가 좁아진 심장의 한 혈관을 막음으로써 심장마비에 따른 심정지로 급사하는 상황도 생길 수 있다 하겠다.

아니면 몸이 땅에 접지되지 못함에 따른 심장 박동의 전기적 신호체계에 심각한 교란이 발생하여, 부정맥이라는 죽음의 사자가 어느 순간 돌연 덮쳐 사망에 이를 수 있다는 추정도 가능하다 하겠다.

결국 땅과의 전기적 소통을 차단하는 고무 밑창과 발바닥 아치의 기능을 무력화시키는 깔창을 댄 신발, 즉 구두, 운동화, 등산화 등을 벗고 맨발로 땅을 걸어야 한다. 그러나 바쁜 현대생활에 또 모든 길이 아스팔트와 시멘트로 포장된 현대의 삶을 살아가면서 종일 맨발로 살아갈 가능성 자체가 현실적으로 거의 봉쇄되어 있기에, 최소한 하루에 1~3시간, 최소 2개월 이상을 매일, 주변의 흙길을 찾아 맨발로 걸어야만 한다. 그렇게 흙길 맨발걷기를 매일 생활화할 경우, 인류의 숙원인 '질병의 고통 없는 건강한 생활'을 영위해갈 수 있다.

③ 맨발걷기는 값비싼 면역항암제보다 더 강력한 치료제

2018년 10월 1일 스웨덴 노벨 위원회는 노벨의학상 수상자로 제임스 앨리슨James P. Allison 미국 텍사스대 MD앤더슨 암센터 면역학 박사와 혼조 다스쿠 일본 교토대 분자 면역학 명예교수를 선정했다고 발표했다. 두 수상자는 암세포가 암세포를 공격하는 면역세포를 어떻게 무력화시키고 살아남는지 그 과정을 밝혀냄으로써, 그 과정에 거꾸로 암세포의 방해 공작을 뚫고 면역세포가 본래의 기능을 유지하여 암을 제대로 공격하게 하는 이른바 '면역항암제' 개발의 근거를 발견하였다는 것이다.

몸속에 이미 존재하는 면역세포가 암세포에 속지 않고, 자체 능력을 활성화해서 암을 공격하도록 하는바, 이는 마치 군대를 강하게 키워 전쟁에서 승리하는 방식과 같다. 동 수상자들의 연구로 암세포가 암 공격 주력군인 T 면역세포에 단백질을 뿌려서 암세포를 찾아서 공격하는 스위치를 무력하게 한다는 사실을 알게 됐다. 그런 스위치들이 바로 CTLA-1이나 PD-1 등으로 두 수상자가 발견한 것들이다.

이것이 암세포의 전술을 차단한 면역항암제다. 암세포가 위장 회피 공작을 못 하도록 해서 T 면역세포 기능이 제대로 작동케 하고, 강해진 면역세포는 본래대로 암세포를 찾아내서 공격해 죽이는 것이다. 면역항암제 투여 후 환자의 30% 안팎에서 기존 치료에서 효과가 없던 암이 사라지거나 줄어드는 효과를 내고 있다고 한다. 하지만 약값이 1년에 수천만 원에서 억대에 이르는 고가라 하였다.

위 소식을 자세히 읽어 보면, 위 노벨상 수상자들은 면역세포가 활성화될 수 있게, 또 암세포로부터 그 공격력을 차단당하지 않게 하는 스위치를 발견함으로써 면역세포가 암세포를 제대로 공격할 수 있도록 하는 메커니즘을 찾아냈다. 그런데 이것은 어찌 보면 우리가 숲길 맨발걷기를 하게 되면 자연스럽게 생성되는 면역기능 강화의 메커니즘과 크게 다를 바가 없는 것이 아닐까 하는 생각이 든다.

맨발걷기의 지압 효과를 통해 혈액순환이 왕성해지고 따라서 몸의 면역체계가 강화될 뿐만 아니라, 접지 효과를 통해 암세포 생성의 근원인 활성산소를 소멸시킴으로써, 결과적으로 암세포의 근본이 소멸하도록 하고, 동시에 우리 몸의 면역기능을 강화하는 치유의 구조와 크게 다를 것이 없다. 달리 표현하면 맨발걷기를 통해 면역항암제가 자연스럽게 발생, 강화되어, 암을 예방할 뿐만 아니라 발생한 암은 빨리 치유하는 우리 맨발걷기의 치유의 메커니즘과 크게 다를 바가 없다 하겠다.

위 두 노벨의학상 수상자들은 의학적으로 면역항암제라는 약을 만들어 투약함으로써, 암환자들의 면역기능을 강화하고, 그렇게 해서 암세포를 죽이는 그런 약품을 만들어 낸 것이다. 그러나 우리는 아무런 약을 쓰지 않고 오로지 맨발걷기를 통해서, 생명의 자유전자를 공급함과 동시에 신체 내부 각 장기의 힘을 강화하며 자연적으로 면역항암제를 생성시키고 있다 .

'맨발걷기국민운동본부'의 회원인 이연주 씨(여, 가명, 68세)는 2017년 맨발로 대모산을 매일 걸은 지 2달 만에 갑상선 종양이 3cm에서 1.6cm로 반으로 줄어드는 치유 효과를 보았고, 그로부터 3년이 지난 2020년 병원으로부터 완치 판정을 받아냈다. 또 최순례 씨(여, 63세) 역시 3년 전 유방암 판정을 받았을 때 종양의 크기가 8mm였는데, 맨발걷기 후 1년 만에 종양의 크기가 3mm까지 줄어들었다. 조병목 씨(남, 73세) 역시 혈당수치 350~370을 오르내리던 중증 당뇨병은 물론 갑상선 두 쪽을 다 제거하는 수술 날짜까지 받은 갑상선암 상태에서 수술 대신에 숲길 맨발걷기로 그 두 가지 중증 병증들을 완전히 치유한 놀라운 사례를 증언한 바 있다.

이러한 '맨발걷기국민운동본부' 회원들의 각종 암 치유의 결과와 전개들은 숲길 맨발걷기와 그에 따른 접지가 자연스럽게 우리 몸 자체에 있는 면역항암제를 활성화하고 강화한 결과의 산물이라고 결론을 낼 수 있을 듯하다.

실제 세계 전체적으로 연간 약 960만 명에 이르는 수많은 사람이 암으로 사망하고 있고(우리나라만 암 사망자 수가 연간 약 8만 명에 육박한다), 또 각종 암의 투병 생활로 사람들이 고통을 받는 터에, 위 두 분의 노벨의학상 수상자들의 공로로 면역항암제가 개발되고 또 그 덕택으로 암 환자들의 일부가 치유되는 효과를 보고 있음은 천만다행이라 할 것이지만, 현재 그 약값이 1년에 수천만 원에서 억대에 이르는 고가이기에 서민들에게는 언감생심의 아쉬움도 없지 않다.

따라서 암을 사전에 예방하고자 하는 분들은 물론 당장 암으로 고통받는 환우분들은 '흙이 생명을 살린다'라는 확고한 믿음과 신념으로 생명의 숲길을 맨발로 걷고 접지하여야 한다.

한편 관련 의학계에도 숲길 맨발걷기를 통한 암 치유의 메커니즘에 대해 체계적으로 연구하고 또 그를 입증해 나갈 것을 공개적으로 제안한다. 위 노벨상 수상자들의 면역항암제는 수천만 원에서 억대까지 소요되지만, 숲길 맨발걷기는 비용이 아예 없다는 데 커다란 차이가 있고, 위 노벨상 수상자들의 면역항암제는 현재의 환자 중 30% 정도만 그 치유 효과를 보지만, 숲길 맨발걷기의 경우는 매일매일 숲길을 맨발로 걷고 일정 시간 접지할 뿐만 아니라 섭생을 게을리하지 않는다는 조건을 충족시킬 경우, 그보다 훨씬 높은 치유율을 보일 것이기에 그 차이는 더 크다 할 것이다.

거기에다 우리의 숲길 맨발걷기로 인해 생성된 면역항암제가 위 노벨상 수상자들의 그것보다 더욱더 강력한 이유가 또 있다. 바로 숲길을 맨발로 걷고 접지하면 우리는 즉각 깨끗한 피가 온몸을 힘차게 순환하며 몸과 마음을 깨끗하게 순화시키고, 더 나아가 긍정하는 마음, 감사하는 마음 그리고 행복의 마음으로 충만해지기 때문에 우리 자신의 몸과 마음이 안정되고 앞날에 대한 긍정적인 희망으로 고양된다. 숲길을 맨발로 걷고 접지할 때 암세포 돌연변이의 원인이었던 활성산소가 중화됨으로써 암세포가 자연스럽게 정상적인 세포로 환원되고 소멸하여지는 환경이 조성되고 창출되는 것이다.

바로 숲길 맨발걷기로 인해 천연으로 생성된 면역항암제가 위 노벨상 수상자들에 의해 인공적으로 만들어진 면역항암제보다 그 효력 면에서 훨씬 더 강력할 수밖에 없는 이유이기도 하다.

④ 암과 투병鬪病할 것이냐 치병治病할 것이냐, 그것이 문제다

지난 2020년 7월 13일 미국의 유명 배우 존 트라볼타는 그의 부인이자 배우인 켈리 프레스턴이 57세의 나이로 사망했음을 알렸다. 그러

면서 "그녀가 많은 사람의 사랑과 격려 속에 유방암에 맞서 2년간 용감하게 싸웠으나 결국 그 싸움에서 졌다"라고 무거운 마음으로 밝혔다.

이어서 존 트라볼타는 MD앤더슨 암센터의 주치의와 간호사들에게도 감사한다는 말씀을 전하였다. 위 부고 내용을 종합하면, 존 트라볼타의 부인 고 켈리 프레스턴은 유방암이 발병한 지난 2년간 MD앤더슨 암센터와 여타 병원에서 다양한 치료를 받아 왔다. 그녀는 현대의학의 처방과 처치를 받으며 '암과의 싸움'을 이어 왔다.

존 트라볼타의 메시지를 보면서 저자는 일본의 의학박사 아보 도오루 교수 등이 공저한 《우리가 몰랐던 면역 혁명의 놀라운 비밀》이라는 책의 한 대목을 기억해 내었다. "일본에서 매년 33만 명의 암환자가 숨을 거두는데 이때 유족들은 철석같이 암 때문에 죽었다고 믿는다. 그러나 그중 80%에 이르는 26만 명은 암이 아닌 맹독성 항암제 투여, 방사선 조사, 불필요한 수술 등과 같은 암 치료에 따른 중대한 부작용으로 사망한다"라는 내용이다. 어쩌면 고 켈리 프레스턴도 암 때문이라기보다 그 암세포를 죽이기 위한 항암치료의 부작용 등 때문에, 결국 그 싸움을 이겨내지 못했을 수 있겠다는 생각이 든다.

우리는 병이 생겼을 때 그 병에 맞서 싸우는 투병을 할 것이냐, 아니면 그 병의 원인을 찾아내어 그 원인을 해소하는 치병을 할 것이냐의 중요한 선택의 갈림길에 서게 된다. 현대의학에 따른 처방과 처치, 특히 암세포와의 싸움은 바로 맹독성 항암제의 투여에 따른 각종 부작용을 이겨내느냐 못하느냐의 문제에 이르고, 그러한 싸움은 정말 용기가 있는 싸움을 전제로 하는 것이다. 항암치료는 엄청난 부작용을 수반하고, 암세포는 물론 정상세포까지 공격하기 때문이다.

그래서 환자들은 그 과정에 엄청난 고통을 겪게 된다. 환자들이 암을 이겨내는 성공률은 암에 따라, 또 각 국가의 의료기술 수준에 따라 다를 것이다. 과거 MD앤더슨 암센터에 근무하는 김의신 박사는 특정 암에 가장 잘 듣는 약을 한 다섯 가지 정도를 선정하여 환자에게 그중에 2~3가지 약을 직접 고르도록 권한다고 했다. 그리고 그 성공률은 약 30~50% 정도라 했다.

반면 우리 '맨발걷기국민운동본부' 회원들의 암의 치유방식은 암과 투쟁하고 암과 싸우는 것이 아니라, 암의 근원이 활성산소라는 사실에 착안하여, 그 원인인 활성산소를 중화시키고 소멸시킴으로써 암의 근원을 해소하는 데 초점을 맞추고 있다. 그 과정에 병원의 항암치료를 병행하느냐의 여부는 병원의 진단 결과에 따른 각자의 판단과 선택의 문제다. 이것은 우리가 암과 싸우는 투병을 하는 것이 아니라 암의 원인을 해소함으로써 암 자체가 스스로 소멸하도록 그 병을 관리, 즉 치병한다는 뜻이다.

켈리 프레스턴과 같은 유방암으로 고생했던 최순례 씨(여, 63세)의 경우, 2016년 유방암 악성종양을 발견한 이후 맨발로 걷는 등 여러 가지 자연치유 노력을 다했지만, 가족들의 성화에 못 이겨 2017년 11월 수술을 하였으나, 그 과정에 처음 8mm였던 종양이 3mm로 줄었다는 사실을 확인하고는 차라리 수술하지 않고 계속 맨발로 걸을 것을 하는 후회를 했다고 전하였다. 최순례 씨는 수술 후에도 매일 맨발로 걷는 삶을 실천하기 위해 아예 집을 양평의 숲속으로 이전하고, 하루도 빠짐없이 맨발로 숲길을 걸으며 살아온 결과 지난 2019년 3월 병원으로부터 검사 결과가 놀랄 정도로 깨끗하다는 진단을 받았다(유튜브 '맨발걷기 치유사례 11 - 최순례').

지난 2015년 유방암 수술을 받은 후, 2017년부터 맨발걷기를 시작한 김태숙 씨(여, 63세)도 마찬가지다. 그 이후 항상 섭생에 유의하면서, 거의 하루도 빠짐없이 맨발로 걸어 지난 2020년 6월 마침내 병원으로부터 완치선언을 받았다. 모든 검사에서 하나의 흠도 잡을 수 없는 완벽한 치유가 이루어졌다는 희소식이다(유튜브 '맨발걷기 치유사례 30 - 김태숙').

두 사람 모두 일차 병원의 수술을 받았지만, 그 이후 암과의 투병이 아니라 암의 근원을 없애고 그 원인인 활성산소를 중화시키는 성공적인 치병의 과정을 밟은 것이라 할 것이다.

여기서 우리는 새로운 통찰에 이른다. 바로 암은 용기 있는 싸움, 즉 투병의 대상이 아니라, 그 원인을 해소하는 관리, 즉 치병의 대상이라는 사실이다.

암세포와 싸우기 위해 암세포를 공격하여 그를 죽인다는 것은 성한 세포까지 공격하여 엄청난 해를 입히게 된다는 사실을 우리는 경험적으로 알고 있다. 그래서 의학박사 아보 도오루 교수 등은 환자들이 암 때문이 아니라 항암치료나 방사선치료의 부작용 때문에 죽어간다고 주장하는 것이다.

여러분들은 혹시 암에 걸린 친구나 가족들에게 암과의 용기 있는 투병을 권하겠는가, 아니면 조용히 암의 근원을 해소하는 맨발걷기와 접지를 통한 치병의 과정을 밟으시도록 권하겠는가? 그 선택은 우리 각자에게 달려 있다. 그리고 여기서 우리가 다시 한번 강조해야 할 사실은, 땅은 또 어머니 대지는 언제든 충만한 생명의 에너지를 가지고 우리를 기다리고 있다는 사실이다.

그리고 누구든 땅으로, 어머니 대지로 돌아와 맨발로 걷고, 놀고, 즐기기만 하면, 자연스럽게 치유의 과정이 이루어진다는 사실이고, 그것이 바로 조물주가 준비해 놓으신 치병의 이치다.

⑤ 맨발걷기는 암으로부터의 해방이 시작되는 천연의 신약

맨발걷기의 시작은 치유의 큰 걸음을 내딛는 것이다. 맨발로 땅과 접지하면서 땅속 생명의 자유전자가 몸 안으로 들어와 암의 원인인 활성산소를 중화, 소멸시키기 시작하기 때문이다.

갑상선암, 유방암, 간암, 폐암, 혈액암, 충수암, 전립선암, 췌장암을 포함한 그 어떠한 암이든 그 원인이 바로 부도체의 신발을 신고 고층 아파트 등에 살게 되면서 시작된 땅과의 접지 차단으로 인한 활성산소의 폐해 때문임을 우리는 잘 안다. 두산백과도 그 활성산소가 암과 고혈압, 고혈당 등 현대 문명병의 90%의 원인을 제공하는 것으로 밝히고 있고, 그 활성산소를 없애 주면 그러한 질병에 걸리지 않게 된다고 명확히 밝히고 있다.

미국의 소화기내과 전문의인 윌리엄 솔트2세William B. Salt II, MD도 "활성산소의 증가는 세포막의 손상을 가져오고, 각종 암의 원인이 될 뿐만 아니라 혈관의 내벽에 손상을 입힘으로써 심혈관질환이나 심장마비의 위험을 키운다"고 밝히고 있다.

그런데도 현대의학계는 그 근본적인 암의 원인인 활성산소를 제거하는 데 큰 관심을 기울이지 않는다. 오로지 약물의 처방이나 주사제, 또는 방사선의 조사照射를 통한 항암치료나 수술에만 몰두하고 있고, 그러한 의학계와 밀접히 공존하는 글로벌 제약사들은 기존 항암제의 매출 신장과 고가의 신약 개발에만 몰두하고 있는 형국이다.

그러한 약물들은 대부분 독성이 강하여 하나의 병증을 치유하면, 훗날 우리의 신체에 또 다른 질병을 초래하는 경우가 허다한 것으로 알려져 있고, 실제 일본의 신의학을 선언한 후나세 순스케 박사, 아보 도오루 등 일부 비판적인 의학자들은 "일본에서 매년 33만 명의 암환자가 숨을 거두는데, 그 중 80%에 이르는 26만 명은 암이 아닌 맹독성 항암제 투여, 방사선 조사, 불필요한 수술 등과 같은 암치료에 따른 중대한 부작용으로 사망한다"고 밝히고 있을 정도다.

우리는 학창 시절 과학시간에 이 세상의 모든 전기장치나 기계들은 그 안정적인 작동을 위해 반드시 땅에 접지가 되어 있어야 한다고 배웠다. 일시적인 과전압의 부하가 걸릴 때, 접지만 되어 있다면, 그 과전압들이 즉각 접지선을 통하여 땅속으로 빠져나감으로써, 동 기계장치는 항상 땅과 같은 전위電位인 제로(0)V를 유지함으로써 안정되게 작동한다는 이론이다.

그런데 그러한 전기장치들보다도 더 정밀한 기계라고 할 수 있는 인간의 몸속에서는 양(+)전하를 띤 활성산소들이 부도체인 신발의 고무 밑창 때문에 몸밖으로 빠져나가지 못하고 몸속을 돌며 몸의 전압을 평균 500~600mV까지 올리는 것을 우리는 직접 전압계로 측정, 확인해 오고 있다.

바로 그 활성산소들이 몸 밖으로 빠져 나가지를 못하고 몸 안을 돌면서 성한 세포를 공격하여 암세포로 돌연변이를 일으키게 된다는 사실 역시 우리 모두 다 알고 있다. 바로 우리의 몸이 접지가 되어 있지 않기 때문에 비롯되는 현상이고, 바로 그 단순한 이유로 인해 전 세계적으로 매년 1,800만 명 이상의 새로운 암환자가 생기고 있고, 최근에는 연간 약 960만 명이 암으로 사망에 이르고 있다. 또한 우리의 심장 역시 전기적인 신호체계에 의해 작동하는 엄밀한 전기장치임에 틀림없음을 다 아는데, 왜 우리의 몸은 접지를 시켜야 된다는 사실을 아무도 주목하거나 가르쳐주지 않는 것인가? 특히 일반의학계는 물론 심장병을 전공하는 의사들 역시 그러한 사실을 외면하고 있는 것은 아닌가 묻고 싶다.

위와 같은 분위기와 이유들 때문에, 세상 사람들이 아직도 단순히 신발을 벗고 맨발걷기를 할 경우 우리의 몸의 전압이 0V로 떨어지고, 그로 인해 암의 원인인 활성산소가 중화, 소멸되기 시작한다는 사실을 모르고 있다.

또 한때 인스타그램에 '사기병'을 연재했던 한 그림책 작가는 2018년 2월에 위암 말기 선고를 받아, 2년간 쉬지 않고 항암치료를 했고, 2019년 9월엔 암세포가 난소에 전이돼 적출 수술을 했다. 그녀의 작품명 '사기병'은 "5년 생존율이 7%인, 사기沙器병 안에 갇힌 듯 답답한 내 인생에 사기詐欺 같은 병, 위암 4기라는 뜻이에요"라고 하였다. 그리고는 "항암치료를 시작한 후 첫 8개월은 펜을 잡지도, 앉지도 못했다. 항암 약은 정상 세포도 죽이는 독한 약이에요. 저 같은 말기암환자들은 죽을 때까지 항암치료를 받아요. 2주 간격으로 항암을 하면, 일주일은 실신했어요. 계속 토하고, 공황장애로 숨도 쉴 수 없었죠. 살아있는 게 지옥 같은 시간이었어요." 그러면서도 윤작가는 요양병원에서 지내기엔 5살 된 우리 아들이 너무 눈에 밟혀 양평으로 이사와 통원 치료를 받고 있다며 "너무 어려운 것 같아요. 우린 언제 떠날지 모르는 사람들이니까. 나이가 비슷한 젊은 엄마들이 너무 많이 죽어요. (목이 메며) 같이 투병하던 친구들이 떠날 때마다 충격이 굉장히 커요. 얼마 전에도 친구를 보냈어요. 어린 자식을 두고 가는 친구, 일찍 부모를 떠나는 친구를 보면 하늘이 원망스러워요. '좋은 약이 개발될 때까지 잘 버티자'는 말을 해주고 싶습니다"고 말을 맺었다. 여전히 좋은 약이 개발될 때까지 라는 마지막 희망을 이야기하였다.

하지만 여기서 우리는 일부 암환우들의 비극을 다시 한번 보게 된다. 많은 암환우들이 여전히 자신들의 암이 몸 안의 독소인 활성산소가 빠져 나가지를 못해 생기게 되었고, 그를 근원적으로 치유하려면 맨발로 걷거나 접지를 계속하여 몸 안에 자유전자를 많이 공급함으로써 암의 근원인 활성산소를 중화시키고 소멸시켜야 한다는 사실을 모르고 있다는 사실이다. 사회는 물론 병원의 그 어느 누구도 그러한 사실을 가르쳐 주지 않고 있음을 그대로 시사하고 있는 것이다.

후나세 순스케 박사 등 신의학선언을 한 일본 의사들의 "80%의 암 환자들이 암 때문에 죽는 것이 아니라 그를 치유하기 위해 투여한 독한 약물들 때문에 죽는다"는 경고에도 불구하고, 오로지 좋은 약, 신약이 개발되기만을 학수고대하고 있음을 여실히 시사하고 있는 것이다.

　　우리들 대부분은 하루 종일, 더 나아가 대부분 평생 땅과의 접지가 차단된 채 살아가고 있다. 따라서 매일매일 발생되는 활성산소의 대부분이 몸 밖으로 빠져 나가지 못하고, 마치 접지가 차단된 사기병沙器瓶 안에 갇힌 상태로 몸속을 돌다가 성한 세포를 공격하여 암세포로 돌연변이를 일으킨다는 사실을 모르고 있는 것이다. 그렇게 사기병 안에 모두가 갇혀 있는 상태에서 암이 발생하면, 그 때부터 그 원인이 된 활성산소를 접지를 통해 중화, 소멸시키는 작업은 외면한 채, 다시 말해, 사기병 안의 독소인 활성산소를 중화시키고 소멸시켜 사기병으로부터 다 빠져나가게 할 생각은 하지 않고, 오로지 그렇게 생긴 암세포만을 공격, 죽이기 위해 많은 종류의 약들을 처방하고 있는 것이 아닌가 싶다.

　　하지만 사기병 안의 일부 암세포가 죽더라도 여전히 독소인 활성산소가 빠져 나가지 않고 몸 안을 돌면서 새로운 암세포로 돌연변이를 일으키며 암이 재발하는 경우 역시 다반사다. 그러다 보니 얼마 전에는 한때 개구충제인 펜벤다졸이 암의 치유에 도움이 된다는 마지막 절망적인 희망 때문에 동 약이 시중에서 구할 수 없을 정도로 품절되는 비극적인 현상까지 초래되었던 것이다.

　　여기서 수많은 암환우들에게 근본적인 처방이 무엇인가를 다시 한

번 자문하게 된다. 지난 8년 '맨발걷기국민운동본부'의 회원들 중 갑상선암, 유방암으로부터, 또 비호지킨림프종 혈액암, 폐암, 간암 등까지 모두 끈질긴 맨발걷기로 치유받은 사람이 많다. 더 나아가 병원에서 치료가 불가하다고 판정된 상태에서 하루 4~5시간의 맨발걷기로 희귀암인 다발성점액종은 물론 말기 전립선암에 흉추 9, 10번까지 까맣게 전이된 암세포들이 모두 하얗게 재생되거나 소멸되는 경이로운 치유의 기적을 이루어 내었다는 사실들을 간과해서는 안 될 것이다.

바로 맨발걷기와 접지에 암치유의 근원적인 해법이 있음을 뚜렷하게 시사한다. 사기병과 같이 접지가 차단된 상태의 우리의 몸을 땅과 접지시킴으로써 사기병 속에 갇힌 몸 안의 독소인 활성산소들이 빠져나가고, 그 결과로 천연스럽게, 아무런 부작용 없이, 암세포가 스스로 사멸되어 가는 치유의 메커니즘이 작동하기 시작하는 것이다.

이에 매일 땅을 맨발로 걸으면서 "땅이 생명을 살린다"는 그 '단순, 용이, 무해, 무비용'의 경이로운 사실을 직접 확인하고 치유의 밝은 길로 나섰으면 하는 간절한 희망을 전하고자 한다.

신약新藥이 개발되기를 기다리기보다, 지금 당장 신발을 벗고, 주변의 지천으로 깔린 흙길을 맨발로 걸으면 그 어느 신약보다 더 확실한 또 아무런 부작용도 없는, 조물주가 선사하시는 천연의, 무해, 무비용의 치유의 신약神藥을 듬뿍 받게 되리라는 확고한 믿음을 전하고 싶다.

천연의
혈액 희석제

① 맨발걷기는 무해한 천연의 아스피린을 먹는 길

아스피린은 혈액을 묽게 하는 좋은 약이라고 의사들이 매일 먹을 것을 권고해 왔던 약이다. 그래서 60대가 넘은 분들이나 심장질환 등이 있는 분들은 그를 장복해오곤 하였다. 그런데 최근 일단의 의학계에서 그 아스피린이 뇌출혈의 원인을 제공한다는 의견들이 나오기 시작하였다. 국내 언론도 그러한 딜레마를 보도한 적이 있다.

과연 우리가 먹는 넘쳐나는 약들이 인체에 모두 긍정적인 측면만 있는 것인지, 혹시 아스피린처럼 일시 처방이 아닌 상시 복용약의 경우 부정적인 측면은 없는 것인지, 그리고 행여 약을 먹어 생긴 부작용을 해소하기 위해 또다시 다른 약을 먹어야 하는 상황에 이르는 것은 아닌지 등에 대한 의문이 꼬리를 물게 한다.

과연 우리는 꼭 약을 먹어야 어떠한 신체의 문제점들이 개선되고 치유되는 것일까? 왜 혈액이 묽지 않고 진득진득해지고, 그것이 원인이 되어 각종 심혈관질환과 뇌질환이 생기는 것인지, 그를 약을 먹지 않고 근본적으로 예방할 방법은 과연 없는 것인지에 대한 의문이 끊이지를 않는다.

앞서 제3장에서 상술하였듯이 2013년 2월 14일 미국의 대체의학지에 발표된 미국의 공학 물리학자 가에탕 쉬발리에 박사와 심장의학자 스티븐 시나트라 박사 등의 〈접지가 심혈관질환의 주 요인인 혈액의 점성을 낮춘다〉라는 논문을 주목하게 된다. 쉬발리에 박사와 시나트라 박사는 논문에서 "인간의 몸을 땅의 표면에 직접 접촉하는 것은 여러 종류의 심혈관질환의 위험 요인들에 대한 유익한 효과 등을 포함한 인간의 생리와 건강에 아주 흥미로운 효과를 가져온다는 사실이 밝혀졌다"라고 하였다. 그리고 "접지는 모든 피실험자에서 적혈구의 표면 전하인 제타전위(입자 사이의 반발력의 크기를 단위로 나타낸 것)가 평균 2.7배 높아지고 혈액의 점성과 엉김현상을 두드러지게 묽게 해 주었다. 접지는 심혈관질환의 위험을 방지하고 줄일 수 있는 가장 단순하고 가장 근원적인 처치임이 확인되었다"라고 결론을 내렸다.

그리고 시나트라 박사는 그의 또 다른 글 〈접지가 심장에 미치는 효과How earthing benefits the heart〉에서 "나와 다른 연구자들이 10명의 건강한 사람들을 대상으로 접지 전과 접지 기구를 이용한 2시간 접지 후의 혈액들을 채취하여 암시야 현미경dark-field microscope에 장착한 비디오

카메라를 이용하여 분석한 결과 '접지는 혈액의 점성을 낮춤과 동시에 혈류를 개선하였음'을 확인하였다. 즉 적혈구들은 제타전위가 증가하고 혈액의 점성이 낮추어졌음을 명백하게 보여주었다. 2시간 만에 접지에 따른 중요한 변화는 하루 2시간씩 맨발로 숲길을 걷는다면 심장마비나 뇌출혈의 위험으로부터 벗어날 수 있다는 사실을 시사한다"라고 밝혔다.

그러나 위와 같은 중요한 논문이 발표된 지 8년이 넘었지만, 세계의 의학계나 정부 기관, WHO 등에서는 인류의 건강을 증진할 수 있는 중대한 실마리를 주목하지 않고 있다.

저자는 지난 20여 년을 폴란드의 카바티 숲길과 서울의 대모산 숲길을 맨발로 걸으며 맨발걷기가 사람의 제반 건강의 증진은 물론 삶의 질 향상에 큰 영향을 미친다는 사실을 직접 체득하였다. 그리고 뜻을 같이하며 맨발로 걸은 많은 사람의 증언들을 통해 숲길 맨발걷기의 놀라운 치유의 비밀을 확인해왔다.

실제로 심혈관질환자들의 가슴 통증 현상이 단순히 맨발로 숲길을 매일 걸음으로써 개선된다는 사실을 확인하였고, 심지어 뇌졸중의 후유증으로 온 반신마비가 단순히 자갈 지압 보도를 매일 2~3시간씩 맨발로 걸어 몇 달만에 마비가 풀리는 놀라운 사실도 확인하였다. 또한 각종 암의 종양이 있는 사람들이 맨발로 걸으면서 몇 달의 맨발걷기로 동 종양들이 현저히 줄어들고 치유되는 현상도 확인하였다. 그 이외에도 단지 등산화를 벗고 맨발로 두 달 숲길을 걸었는데 대형 뇌수술로도 치유되지 않던 만성두통이 사라지거나, 안구건조증, 비염, 이명증 등이 나아지고 족저근막염, 무릎 통증, 고관절 통증, 척추관협착증의 통증까지 개선되었다는 증언들이 줄을 잇고 있다.

이에 오로지 신발을 벗고 맨발로 숲길을 걷는 '단순, 용이, 무해, 무비용의 건강증진 방식'을 좀 더 많은 사람에게 알리고 전파하기 위해 저자가 지난 8년 서울의 대모산에서 운영해 온 무료 숲길 맨발걷기로의 초대 프로그램인 '맨발걷기숲길힐링스쿨'을 2018년 연말 '맨발걷기국민운동본부'로 확대 개편하고, 대 국민 맨발걷기 확산 운동을 계속하고 있다. 그것이 지난 수천 년 이어 온 인류의 무병장수 건강증진을 위한 오랜 노력을 완성하는 데 자그마한 도움이라도 될 수 있다고 믿기 때문이다.

결국 위 '아스피린의 딜레마'에 대한 언론의 문제 제기에 대한 근원적인 답은 바로 천연의 무해한 아스피린을 먹는 것과 같은 맨발걷기의 효과에 있다.

② 심장마비, 부정맥 등 치명적 죽음의 병으로부터 보호

얼마 전 아르헨티나 축구황제 마라도나가 60세의 이른 나이에 심장마비로 사망했다는 소식이 전 세계 언론을 탔다. 그렇게 운동을 많이 하는 선수가 왜 그렇게 이른 나이에 사망했을까? 마라도나와 유사한 이유로 갑자기 사망에 이른 사례들이 많다. 2020년 7월 영화감독 정인봉 씨는 서울 서초구 청계산에서 쓰러져 헬리콥터로 병원에 이송되던 중 세상을 떠났다. 한창 영화감독으로 왕성하게 일할 나이 52세에, 더더욱 청계산 등반 도중 급성 심정지로 세상을 떠났다는 보도다.

만약 고 마라도나나 고 정인봉 감독이 신발을 벗고 맨발로 땅을 밟으며 운동을 하였거나 등산화를 벗고 맨발로 산행을 하였더라면, 그러한 급작스러운 죽음에 직면했을까 하는 생각이 들었다.

그 밖에도 우리나라 벤처 창업의 1세대로 대표적인 성공 벤처인인 이민화 한국벤처협회 명예회장 겸 카이스트(한국과학기술원) 겸임교수도 어느 날 갑작스런 부정맥으로 사망했다. 의료기기업체 '메디슨'을 창업한 고인은 의료산업에 대한 열정 역시 남 못지않았다는 전문이다. 하지만 그는 소리 없이 다가온 치명적인 심혈관계질환인 부정맥으로 66세의 이른 나이에, 돌연사하는 비극에 이르게 되었다.

통상 많은 사람이 고통받고 그중 일부는 오랜 투병 끝에 죽음에 이르는 암의 경우는 그 징후가 종양 등으로 나타나 병원에 가서 진찰받고, 약을 쓰고, 먹는 음식을 바꾸고, 생활환경을 바꾸는 등 병의 치유를 위한 각종 준비를 할 시간을 준다. 그리고 행여 못 고치더라도, 적어도 죽음에 대비할 수 있는 시간이 주어진다.

반면 심혈관질환의 경우는 병 자체가 사전의 예후가 아예 없거나, 처치할 수 있는 시간이 아예 주어지지 않고, 어느 날 갑자기 사람을 죽음에 이르게 한다. 심장마비의 경우, 단 4분 정도의 심폐소생의 짧은 골든타임이 주어지지만, 과거 개그맨 고 김형곤 씨의 경우처럼 그 골든타임을 놓쳐 발병 즉시 죽음에 이르거나 비록 소생하더라도 고 이건희 회장처럼 6년여를 병상에서 무의식 상태에 투병해야 하는 참으로 무서운 질병이다.

결국 각종 암과 비교해 심혈관질환(각종 뇌질환인 뇌졸중, 뇌경색 등도 마찬가지다)의 경우는 그 치명성의 정도 및 준비할 시간을 주지 않는다는 점 등에서 하늘과 땅의 차이만큼 더 무서운 질병임이 위 여러 유명 인사들의 돌연한 사망으로 다시 한번 드러났다 하겠다.

이제 그 치명적인 이유를 한번 생각해 보아야 한다.

우선 부정맥에 대해 삼성서울병원 건강 칼럼에는 "심장은 자기 주먹 정도 크기의 장기이며 두 개의 심방과 심실로 구성되어 있다. 심장 박동은 동방결절이란 조직에서 형성된 전기적 신호가 전달되어 일어나는데, 부정맥은 이러한 심장 박동이 불규칙하게 되는 것을 말한다. … 부정맥은 여러 가지 원인에 의하여 심장 내 전기적 신호의 전달 경로나 그 주위 심장 부위에 이상이 생겨 발생한다. 특히 중년 이후에는 여러 형태의 부정맥이 나타날 수 있으므로 유의해야 한다"라고 적고 있다. 그리고는 "부정맥은 호흡 곤란, 가슴 두근거림, 실신 등을 유발한다. … 이러한 부정맥은 평소에 지속해서 나타나기도 하나 예기치 않게 간헐적으로 나타나 심한 불안감을 느낄 수 있다"라고 적고 있다. 또 국가건강정보포털의 의학 정보는 "근육이 수축하기 위해서는 전기가 발생해야 합니다. 그래서 심장 내에는 자발적으로 규칙적인 전기를 발생시키고 심장 전체로 전기신호를 전달하는 전기전달체계가 있습니다. 이런 체계의 변화나 기능부전 등에 의해 초래되는 불규칙한 심장 박동을 부정맥이라 합니다. 부정맥은 심각한 심장질환의 신호일 수도 있고 아닐 수도 있습니다. 또 환자가 인지할 수도 있고 인지하지 못할 수도 있습니다"라고 서술하고 있다.

여기서 주목할 점은 심장 박동이 전기적 신호 전달체계에 의해 작동한다는 사실이다. 마치 정교한 기계처럼 전기적 작동 때문에 움직인다는 것이다. 그렇다면 심장의 그 '전기적 작동체계' 또는 '전기전달체계'에 이상이 생기면 부정맥 현상이 생기고, 또 어느 날 돌연사에 이를 수 있다는 결론이 나온다.

사실 어떠한 산업기계나 공작기계이든 또 병원에서 쓰는 의료장비이든 전기에 의해 움직이는 모든 기계, 장비들의 경우 전기적 작동에 방해가 초래되지 않도록 땅에 접지한다는 사실을 독자 여러분들께서도 과학 시간에 배워 알고 계실 것이다. 심지어 우리가 사무실이나 집에서 쓰고 있는 컴퓨터, 냉장고 등도 모두 접지선에 연결되어 언제든 항상 접지되어 있다.

그렇다면 우리의 몸은 어떨까? 심장 박동이 그러하듯 우리 몸의 전반도 전기적 신호체계에 의해 움직이는 정교한 전자 시스템과 다를 바가 없다. 특히 그중에서도 심장은 전기적 신호체계에 의해 작동함이 뚜렷해 보인다. 그렇다면 전기적 전달체계에 이상이 생기지 않고 안정적인 운용이 되려면, 우리의 몸, 우리의 심장도 땅에 접지가 되어 있어야 한다는 결론에 자연히 이르게 된다.

바로 우리가 매일 이야기하고 있는 '맨발걷기를 통한 접지이론'과 맞물리는 것이다. 신발을 신은 상태에서는 몸의 전압이 평균 200~600mV, 많게는 1,000mV까지 오르내리는 불안정한 상태가 이어지지만, 맨발로 맨땅에 접지하는 순간 0V로 떨어져 전기적으로 이제는 변하지 않는 절대 안정의 상태로 들어가는 것이다. 이는 바로 우리의 몸도, 심장도 접지가 되어야 전기적으로 안정된 상태를 유지할 수 있음을 명백하게 시사하는 것이다.

맨발로 땅 위를 걸을 경우, 몸속의 양(+)전하를 띤 활성산소가 땅속의 음(-)전하를 띤 자유전자와 만나 중화되고 소멸할 뿐만 아니라, 땅속의 자유전자가 몸속으로 들어와 적혈구의 표면전하surface charge를 올리고 혈액의 점성을 묽게 해주고, 혈류의 속도를 높여 줌으로써 부정맥, 심장마비 등 심혈관질환이나 뇌질환의 원인을 근원적으로 제거해주게 되는 것이다.

따라서 심장마비, 급성 심정지, 부정맥 등으로 갑자기 사망한 고 마라도나나 고 정인봉 감독, 고 이민화 회장 등이 저자와 같이 맨발로 걸으셨더라면, 또는 적어도 접지선을 통해 집 안에서도 접지를 할 수 있었더라면, 이와 같은 돌연한 사망에 이르는 불행한 일이 사전에 예방되고 치유되지 않았을까 하는 안타까움이 든다. 그리고 적어도 우리가 매일 맨발로 걷는 한 그와 같은 부정맥이나 심장마비 또는 급성 심정지의 위험을 예방하고 미리 치유하게 될 것이라는 사실을 뚜렷이 시사한다. 그러한 점에서 맨발걷기, 또는 접지가 얼마나 중요한 것인가 하는 것을 다시 한번 재확인할 수 있다.

맨발걷기와 접지는 '침묵의 살인자'라 불리는 부정맥이나 심장마비, 급성 심정지 등으로부터 비롯되는 치명적인 사망의 위험이나 식물인간의 상황에 부닥칠 수 있는 위험 등으로부터 우리를 원천적으로 보호해 줄 수 있는 그런 놀라운 힘을 가지고 있다.

③ 맨발걷기는 뇌졸중에 따른 반신마비까지 치유한다

지난 2006년 저자가 《맨발로 걷는 즐거움》이라는 첫 책을 펴낸 후, 경북 성주의 한 독자가 목등뼈 3번 수술이 잘못되어 왼쪽 팔의 마비증세가 왔었는데, 저자의 책을 읽고 매일 두 시간씩 집 앞의 자갈길을 맨발로 걸었더니, 두 달 만에 완전히 치유되었다는 사실을 저자에게 알려 온 적이 있다. 맨발걷기에 따른 반신마비의 첫 번째 치유사례다.

다음 뇌졸중 후 한 달간 대학병원에서 치료를 받았던 조옥순 씨(여, 68세)는 왼쪽 반신마비가 왔고, 그 이후 요양병원에 입원하여 5개월 동안 매일 물리 치료를 받았으나, 반신마비가 풀리지를 않던 중, 저자의 인도로 매일 자갈 지압 보도를 걷는 하루 4~5시간의 맨발걷기에 나섰다. 그 이후 3주, 8주, 100일 차에 왼쪽 뺨, 왼쪽 목, 왼쪽 팔과 왼쪽 다리까지 마비가 순차적으로 다 풀리고, 그 이후 거의 정상으로 돌아온 놀라운 치유의 경과를 보여주었다(유튜브 '맨발걷기 치유사례 9 - 조옥순').

서옥순 씨(여, 58세)나 김옥이 씨(여, 67세)도 숨쉬기가 답답하거나 가슴에 통증이 오고 맥박수가 급속히 올라가는 증세로 부정맥과 큰 차이가 없는 심혈관질환을 앓았다. 그러나 두 분 다 맨발로 열심히 걸으신 이후 지금은 심장의 답답함이나 통증이 개선되어 현재는 그러한 증상을 거의 느끼지 않고 건강하게 지내고 있다.

미국의 저명한 심장전문의인 스티븐 시나트라 박사는 그의 논문 〈접지가 심장에 미치는 효과〉에서 "접지 즉, 맨발걷기의 가장 중요한 효과는 '묽어진 피, 또는 혈액의 점성이 낮아졌다'는 사실이다. 피가 묽어지면 몸의 각 세포에 산소와 영양소를 더 빠른 속도로 전달하고, 동시에 그 세포로부터 나쁜 독소를 빠른 속도로 제거한다. 반대로 진득거리는 피는 엉겨 붙어 심혈관질환을 일으킬 가능성을 높인다"고 서술하였다. 그리고 "땅속의 자유전자들은 음전하를 띠고 있어서, 접지, 즉 맨발로 맨땅을 걷게 되면 적혈구들의 음전하를 증가시키게 되고 따라서 제타전위를 높이면서 혈액의 점성을 낮추게 된다"며 "제타전위에 대한 최근의 파일럿 연구Chevalier 2013에서 나와 다른 연구자들이 10명의 건강한 사람들을 대상으로 접지패치를 이용한 접지 전과 2시간 접지 후의 혈액들을 채취하여 암시야 현미경에 장착한 비디오카메라를 이용하여 분석한 결과 '접지는 혈액의 점성을 낮춤과 동시에 혈류를 개선하였음 earthing lowers blood viscosity and improves blood flow'을 확인하였다. 즉 적혈구들은 제타전위가 증가하고 혈액의 점성이 낮추어졌음을 명백하게 보여주었다. 2시간 만의 접지에 따른 중요한 변화는 하루 2시간씩 맨발로 숲길을 걷는다면(또는 접지패치를 사용하면) 심장마비나 뇌출혈의 위험을 예방할 수 있다는 사실을 시사한다"고 결론 내렸다.

결국 시나트라 박사의 논문의 핵심 내용은 접지를 통해서 우리 적혈구의 표면전하가 올라가고 그 결과로 우리 혈액의 점성이 낮아지는 바, 이는 진득진득한 혈액이 묽게 바뀐다는 이야기가 된다. 사실 진득진득한 혈액은 혈관을 돌 때 혈액이 원활하게 돌지도 못하게 할 뿐만 아니라, 혈액이 피떡처럼 붙어 혈관을 막는 결과가 생기는 원인이 된다고 하겠다. 그렇게 해서 심장마비의 원인이 되거나 갑작스러운 뇌경색이나 뇌졸중의 원인이 되는 것이다. 따라서 혈액의 점성을 적절하게 묽게 유지하는 것은 그러한 질병들을 예방하는 데 매우 중요하다.

그런데 접지를 하면, 즉 맨발로 맨땅을 걷게 되면 혈액의 적혈구의 표면전하를 높여 주므로 혈액의 점성이 낮아진다는 중요한 사실이 시나트라 박사 연구팀에 의해 발견된 것이다. 따라서 심혈관질환을 예방하려면 진득진득한 혈액을 묽고 잘 흐르는 깨끗한 혈액으로 바꿔주는 것이 중요한데, 바로 접지, 우리의 숲길 맨발걷기가 그 해결책이 된다.

이러한 심혈관질환의 원인이 바로 맨발로 걷지 않고 절연체인 합성고무 밑창이 들어간 신발을 신는 데서 연유되고 있다. 반면에 맨발로 걷고 맨발로 살게 되면 그 접지 효과에 따라서 그러한 질병이 생길 이유가 없는 것이다. 즉 맨발로 걸으면 혈액이 깨끗해지고 혈액의 점성이 적절하게 묽어지고, 또 활성산소도 그때그때 배출됨으로써, 심혈관질환 등 현대 문명병의 심각한 질환들이 생길 이유가 없어지는 것이다.

앞서 언급한 서옥순 씨와 김옥이 씨의 심방세동의 치유 사실과 조옥순 씨의 뇌졸중의 후유증에 따른 왼쪽 반신마비가 풀려 해소되고 있는 사실에 대해서 다시 한번 생각해 본다.

저자는 서옥순 씨가 맨발로 걸은 지 약 한 달 만에 심장의 통증이나 답답함이 개선된 이유를, 또 조옥순 씨의 뇌졸중에 따른 반신마비가 3달여 만에 거의 완전히 풀리고 있는 놀라운 치유의 이유를 바로 맨발걷기의 지압 효과에서 찾았다.

맨발바닥으로 맨땅을 밟음으로써 땅 위에 있는 자갈, 나뭇가지, 나무 뿌리 등과의 접촉을 통해서, 즉 지압을 통해서 발바닥의 혈액 펌핑 기능이 강화되고 그로 인해서 모든 혈관에 혈액들이 왕성하게 공급됨으로써 자연스럽게 심장의 기능 자체가 활발해졌고, 따라서 숨이 답답한 증세나 통증 자체가 개선되고, 그러한 혈류가 뇌의 막혔던 혈관까지 혈액이 왕성하게 흐르게 된 결과다.

또한 맨발걷기의 접지를 통해서 적혈구의 표면전하가 올라가 그 결과로 혈액의 점성이 낮춰졌고, 그동안 진득진득했던 혈액이 묽게 변하면서 혈류 자체가 원활해진 것이다. 그래서 가슴이 답답한 증세나 심장의 통증 그리고 뇌경색에 따른 왼쪽 반신마비가 해소된 것으로 보인다. 결국 서옥순 씨의 심방세동 치유나 조옥순 씨의 뇌졸중에 따른 왼쪽 반신마비의 치유는 지압 효과를 통한 펌핑 기능의 강화로 혈액의 순환이 왕성해짐과 동시에 접지 효과를 통한 적혈구의 표면전하가 높아지게 되고, 그에 따라 혈액의 점성이 낮추어지고, 진득진득했던 피가 묽게 변하면서 심장의 답답함이나 통증의 해소 및 왼쪽 반신마비의 해소로 나타나고 있다고 설명할 수 있을 것이다.

우리가 맨발로 걷게 되면 심장질환이나 뇌졸중 등의 질환이 없는 사람들도 똑같은 치유 현상이 생긴다고 할 수 있겠다. 혈액의 펌핑 기능이 강화되고 동시에 혈액의 점성 자체가 묽어짐으로써, 심혈관질환이나 뇌졸중 등에 걸릴 확률이 최소화되고, 심장마비는 물론 뇌경색에 걸릴 확률도 그만큼 줄어든다고 하겠다. 바로 그들 질병에 대한 숲길 맨발걷기의 괄목할 만한 예방 효과이자 치유 효과다.

④ 맨발걷기와 접지는 고혈압과 그 합병증들을 정상으로 되돌린다

1) 고혈압의 원인은 정말로 알 수 없을까?

우리나라 국가건강정보포털에 의하면, 고혈압이란 성인에서 수축기 혈압이 140mmHg 이상이거나 이완기 혈압이 90mmHg 이상일 때를 말한다. 고혈압은 관상동맥질환과 뇌졸중, 신부전 등 전신에 걸쳐 다양한 합병증을 일으키며 환자의 생명과 건강을 직접적으로 위협하는 질병이라고 규정하고 있다.

삼성서울병원 건강 칼럼은 고혈압을 '침묵의 살인자'라고 지칭하며, "고혈압은 증상도 없고, 고혈압으로 진단되어도 특별한 치료의 필요성을 느끼지 못하는 경우가 많다. 하지만 고혈압은 중·장년층을 위협하는 협심증, 심근경색 등의 심장질환과 뇌졸중(중풍) 등의 뇌혈관질환을 일으키는 가장 주된 병으로 우리나라 성인의 30% 이상에서 발견되는 흔한 질환이며 나이가 들수록 발생 빈도가 높다. 특히 원인이 잘 알려지지 않은 본태성 고혈압은 일반적으로 30대부터 서서히 나타나기 시작하여 60대에서 40% 이상 발생한다. 그러므로 중년 이후에는 더욱 혈압 변화를 민감하게 관찰해야 한다"라고 경고하고 있다.

만약 고혈압 판정을 받는다면 다음 세 가지 사항을 명심해야 한다고 의료계는 말한다. 첫째, 높은 혈압은 저절로 사라지지 않는다. 둘째, 적절한 치료를 통해 성공적으로 조절될 수 있다. 셋째, 높은 혈압을 잘 조절하면 심장병, 뇌졸중, 콩팥질환 등을 예방할 수 있다.

혈압은 여름철이 되면 떨어졌다가 찬 바람이 불기 시작하는 10월 이후 급상승하며 바깥 기온이 떨어지면 땀을 적게 흘리게 되고 말초 혈관이 수축하여 피의 흐름을 방해하므로 여름보다 수축기 혈압이 7mmHg, 이완기 혈압이 3mmHg 정도 올라가게 된다. 특히 기온이 떨어지면 혈액이 진해지고 지질 함량이 높아져, 혈관수축이 촉진되는 등

혈압 상승과 더불어 동맥경화증의 합병증도 더 자주 발생한다 .

여기서 주목할 사실은 첫째, 가장 중요한 본태성 고혈압의 원인은 잘 알려지지 않았다고 밝히고 있는 점이고, 둘째, 고혈압은 저절로 사라지지 않는다는 단정과 함께, 셋째, 반드시 약물을 통한 치료를 권하고 있다는 점이다. 하지만 원인도 모른 채, 혈액을 희석시키거나 혈압을 낮추는 데에만 치중하는 각종 고혈압약만 계속, 그것도, 수십 년간 장기적으로 투약한다면 몸에 응당 부작용이 생길 터인데, 그것은 어떻게 할 것인가? 통상 고혈압약들은 그 발생의 근본적인 원인을 모른 채 몇 가지 관점에서의 대증적인 처치를 위해 만들어졌기 때문에, 즉각적으로 혈압을 떨어뜨려 주기는 하지만, 모든 혈압약이 치료제가 아니라는 태생적 한계를 지니고 있다.

그것은 마치 하수관이 막혔는데, 그 하수관이 막힌 원인을 없애 하수관 자체가 깨끗해지도록 조처하는 대신, 하수를 약으로 정수하는 노력만 지속하는 것과 다름이 없다. 그러다가 하수의 물은 약으로 어느 정도 정화가 되겠지만, 하수관의 벽은 오염물이나 침전물로 갈수록 더 덕지덕지 두꺼워져 결국 나중에는 약으로 정화된 물조차 통과할 수 없는 상황이 되는 것은 아닐까 싶다. 그래서 고혈압을 어느 날 소리 없이 죽음에 이르는 침묵의 살인자라고 지칭하는 것이라 여겨진다.

관련하여 저자는 이렇게 분석해보고 싶다. 삼성병원은 본태성 고혈압의 원인이 잘 알려지지 않았다 하였지만, 실제 혈관벽이 두꺼워지거나 혈액의 점성이 높아진 탓에 혈액이 혈관을 통과하는 데 힘이 드는 만큼, 그를 어떻게 하든 통과하기 위해 혈압을 올리게 되는 것으로 보인다. 그리고 그러한 이유는 바로, 사람들이 고무 밑창을 댄 신발을 신고 살아가기 때문에 대지와의 접지가 차단되면서 끊임없이 발생하는 혈액 속 독소가 다 제거되지 못하고, 혈액 자체의 점성이 높아지는 상태가 지속되면서, 결국 오랜 시간에 걸쳐 혈관벽에 침전물이 쌓이고 동시에 혈액이 끈적끈적해지면서 서서히 혈압이 높아지게 되는 이치다.

삼성병원도 적시하였듯이 "원인이 잘 알려지지 않은 본태성 고혈압은 일반적으로 30대부터 서서히 나타나기 시작하여 60대에서 40% 이상 발생한다. 그러므로 중년 이후에는 더욱 혈압 변화를 민감하게 관찰해야 한다"라고 한 이유가 바로 그러한 이유 때문일 것이다. 오랜 시간 구두를 신고 살아가면서 땅과의 접지가 차단되어 자연스럽게 혈관 속 독소가 배출되지 않고 침전물이 쌓이게 되고, 결국 나이가 들어가면서, 빠르게는 30대부터 60대에 걸쳐, 상당수의 사람에게 고혈압이 생기게 되는 것이기 때문일 것이다.

하지만 현대의학계는 우리가 고무 밑창을 댄 신발을 신고 살고 있을 뿐만 아니라 고층빌딩이나 아파트에 거주하는 삶의 방식 때문에 우리의 '몸과 땅과의 접지가 차단'되면서 혈액의 점성이 올라가고 혈액이 진득진득해질 뿐만 아니라 활성산소 등 몸의 주요 독소가 빠져나가지 못한다는 상황에는 아직 주목하고 있지 않다. 그래서 위와 같이 고혈압, 특히 소위 본태성 고혈압의 원인이 알려지지 않았다고 밝히고 있는 것이고, 그 원인에 대해 맨발걷기나 땅과의 접지를 고혈압의 근원적인 예방책이자 치유책으로 생각하지 못하고, 일단 약물로 당장 혈압을 낮추는 대증적 요법에만 머물러 있는 것이 아닌가 싶다.

2) 혈압약을 끊고 맨발로 걸으면 혈압이 떨어진다

위와 같은 분석적 관점은 저자의 '맨발걷기국민운동본부'의 회원 중, 혈압약의 복용을 끊고 오로지 맨발로 걸은 결과 고혈압이 빨리 떨어지고 정상화되었다는 보고가 이어지고 있는 사실로도 입증이 되고 있다.

임신중독증의 후유증으로 20여 년 동안 신장기능이 29%로 줄어 투석 직전에 놓였을 뿐만 아니라 45분마다 잠을 깨어 잠을 잘 수 없는 극도의 정신적, 신체적 장애에 시달리던 송혜란 씨(여, 65세)가 2달여의 맨발걷기로 대부분 증상이 괄목할 만큼 치유된 모습을 보여주었다. 맨발걷기를 하기 전 그녀의 혈압은 187에서 혈압약을 먹어 167이었는데, 맨발걷기 1달 후 이를 스스로 끊었고, 그 이후 병원 검사 결과 혈압 118로 완전한 정상으로 돌아왔다. 거기에다 공복혈당치도 그전에는 207에 달하였으나 이제는 100 이하의 정상치로 돌아왔다는 놀라운 결과를 발표해 주었다. 이러한 사실은 위에서 밝힌 고혈압의 원인이 바로 땅과의 접지를 차단한 데서 비롯되었다는 저자의 분석은 물론 그 근원적인 해결책이 바로 맨발걷기와 땅과의 접지에 있다는 저자의 견해가 옳다는 사실을 뚜렷이 입증하는 것이다(유튜브 '맨발걷기 치유사례 21 - 송혜란').

얼마 전 또 다른 한 회원도 맨발로 걷기 전에는 혈압이 185/135mmHg의 고혈압 상태로 판명이 되어, 병원으로부터 고혈압약을 처방받아 먹기 시작하였다고 하였다. 그런데 지난 2019년 6월 10일 강원도 영월에서 저자의 '맨발걷기의 기적' 강연을 들은 후, 즉각 맨발걷기를 실행에 옮겼다. 그리고는 누워 계시던 친정어머님까지 일으켜 세워 흙을 밟게 해드려 살려내었다 하였다. 자신도 매일 맨발걷기에 매진, 복용하던 고혈압약을 맨발걷기 두 달 만에 스스로 끊고, 정상적인 건강을 되찾았음은 물론 10km 마라톤까지 완주하여 준우승까지 하는 인간승리의 드라마를 완성하였다고 한다. 고혈압이 치유된 맨발걷기 100일의 또 다른 기적이다.

즉 "높은 혈압은 저절로 사라지지 않는다"라는 단정과는 상반되는 결과를 가져온 것이라 하겠다. 맨발로 열심히 걸을 경우, 혈압약을 먹지 않고도 고혈압이 치유된다는 사실을 위 사례들이 실증해 보인 것이다.

한편 지리산에 들어가서 약 10년을 칩거하고 있는 한 회원 역시 관련한 놀라운 이야기를 전해주었다. 입산 전인 약 10년 전에 230mmHg의 고혈압 상태에서 모든 약을 거부하고, 오로지 자연 속에서의 청정한 생활을 유지한 끝에 현재는 혈압이 160mmHg 정도까지는 내려왔다고 한다. 많이 개선된 것이지만, 여전히 140mmHg를 넘는 고혈압 상태가 지속되고 있다. 왜일까? 비록 지리산 산중 마을에서 1시간을 더 걸어 들어가야 하는 첩첩산중의 청정한 곳에 거처를 정하고 살지만, 여전히 고무 밑창을 댄 신발을 신고 사는 탓임을 저자가 바로 적시했었다. 비록 도시에서의 생활보다는 덜하겠지만, 몸속의 활성산소가 매일매일 몸 밖으로 배출되지 못하고 있을 뿐만 아니라 산중의 청정한 생활을 하지만, 여전히 고무 밑창을 댄 신발을 신고 살았기 때문에 땅속의 자유전자가 몸속으로 들어오지를 못함으로써 혈액의 점성이 묽어지지를 않고 토마토케첩처럼 끈끈한 상태를 유지하고 있어서 아직도 혈압이 160mmHg 정도에서 완전히 정상으로 돌아오지를 못하고 고혈압 상태를 지속하고 있는 것으로 보인다. 다행히 그분은 저자의 '맨발걷기국민운동본부'에 와 맨발로 걷기 시작한 이후 이제는 매일 맨발로 걷고 있고 앞으로도 그리하겠다 약속하였다.

또 다른 한 회원은 "분당 불곡산을 한 달에 20일 이상 맨발로 1년 이상 등산한 결과, 그동안 10년 이상 혈압약을 복용했었는데, 이제는 혈압이 정상으로 돌아왔고, 이명이 없어졌으며, 무릎관절이 많이 좋아졌습니다. 우리 회원님들 맨발걷기로 건강해집시다"라고 써서 소식을 올려준 적이 있었다.

3) 고혈압의 합병증들도 맨발걷기로 개선되었다

최근 고혈압으로 인한 각종 합병증인 심근경색, 협심증이나 뇌졸중 등으로 인한 반신마비 등의 후유증으로부터 회복된 사례들이 아래와 같이 계속 보고되고 있다.

첫째, 김현미 씨(여, 가명, 62세)가 심근경색으로 응급실에 입원하여 5일 만에 퇴원한 후, 그다음 달 맨발로 걷기 시작한 지 3개월이 지나 이제는 편안하게 대모산 숲길을 맨발로 걷게까지 되었다. 병원에서 퇴원한 후에도 가슴이 답답하여 매일 밤잠을 잘 이루지 못하였으나, 맨발로 걸은 이후 너무나 잠을 잘 자 건강 회복에도 결정적으로 이바지하였다는 증언이다. 거기에다 그 직후 남한산성을 맨발로 오른 후, 그녀 스스로 "이제 나는 내 삶의 주인이 되었다"라고 선언하였다. 최초의 심근경색 후 맨발걷기 3개월의 새로운 기적이 탄생한 것이다.

둘째, 고혈압으로 인한 협심증으로 심장판막에 스텐트 3대를 시술받은 김철수 씨(남, 77세)도, 직전 3년 병원으로부터 지속해서 혈압약을 처방받고 복용해 왔지만, 그동안 병원으로부터 혈압이 좋아졌다는 이야기를 못 들어왔었다. 그런데 3개월간 맨발걷기를 한 이후 병원으로부터 "혈액이 너무나 깨끗해졌다. 이제 앞으로 2년간 병원에 올 필요가 없다"라는 놀라운 판정을 받았다는 기쁜 소식을 전해주었다. 맨발걷기가 혈액을 깨끗이 함으로써 고혈압을 치유하는 그 현장을 명징하게 보여준 또 하나의 사례라 하겠다.

셋째, 고혈압으로 인한 뇌졸중으로 반신마비가 되었던 조옥순 씨 역시 지난 1년 매일 하루도 빠지지 않고 맨발로 걸어, 진작에 반신마비가 풀렸을 뿐만 아니라 지금은 혈압도 과거 160 수준에서 110~120 수준의 정상으로 돌아왔다. 그리고 과거에는 병원으로부터 혈압약을 5알 정도 처방받아 먹었지만, 고혈압의 개선이 현저하여 얼마 전 병원에서 1알로 줄여 처방받았으나 (동시에 주치의 선생님으로부터 지난 수십 년 뇌졸중 환자를 치료해왔지만, 이렇게 반신마비까지 풀려 내린 것은 이제까지 한 번도 보지 못한 최고의 치유사례라는 극찬을 들었다), 최근 그마저도 스스로 끊었다 하였다. 그 역시 맨발걷기에 따른 혈압의 변화는 물론 그 후유증인 반신마비의 치유까지 뚜렷이 보여주는 또 하나의 경이로운 치유사례인 것이다.

넷째, 수축기 혈압이 140~160 사이였던 김근수 씨(남, 가명, 60세)도 맨발걷기 5개월 후인 2021년 2월 8일 아침 병원에서 측정하니 128의 정상으로 나와 의사가 깜짝 놀랐다는 소식을 전해 왔다. 그리고 그로부터 또 4개월 후인 2021년 6월 17일 아침 116의 완전 정상 혈압을 알려왔다. 혈압약 복용도 하지 않고 지난 9개월 눈이 오나 비가 오나 하루도 빠짐없이 맨발로 걸었다며 맨발걷기의 위력이 정말 대단하다고 기뻐했다.

위와 같은 사례들로 볼 때, 고혈압의 근원적인 치유는 원인도 모른 채 당연시되고 있는 약물 처방이 아닌 숲길 맨발걷기가 그 답임을 명백히 보여주고 있다. 이는 지난 2013년 우리의 몸과 땅의 접지 시 땅속의 자유전자가 혈액 속으로 들어와, 적혈구의 표면전하, 즉 제타전위를 올리고, 2시간 접지로 혈액의 점도가 평균 2.7배가 묽어진다는 미국 심장의학자 스티븐 시나트라 박사 등 3인이 10명의 건강한 사람을 대상으로 한 실험 결과를 발표한 연구논문의 내용과도 일치한다.Earthing (Grounding) the HumanBodyReducesBlood Viscosity—a Major Factor in Cardiovascular Disease, The Journalof Alternative and Complementary MedicineVol. 19, No. 2.

바로 맨발걷기는 땅속의 자유전자가 몸속으로 들어와 혈액이 묽어지는 천연의 혈액 희석제 역할을 하는 것이다. 거기에다 맨발걷기 시 접지는 몸속의 활성산소를 중화시키는 천연의 항산화제 역할까지 함으로써 몸속의 독소를 모두 중화시키고 소멸시켜 혈액을 깨끗이 정화할 뿐만 아니라 혈관까지 건강하게 만들어주는 것이다.

맨발걷기는 단순히 하수관을 흐르는 물(혈액)만을 묽고 유연하게 정화시키는 것이 아니라 물(혈액)속 독소까지 정화하여 하수관(혈관) 자체를 깨끗하고 건강하게 만들어줌으로써, 고혈압의 근원적인 예방뿐만 아니라 고혈압의 무서운 합병증들까지 단기간에 치유해내는 놀라운 기적을 이룬다고 할 것이다. 관련한 위 회원들의 주치의들께서 "혈액이 너무나 깨끗해졌다", "지난 수십 년 치료 경험상 최고의 치유사례다"라고 각각 찬사를 보내고 있음도 그를 뒷받침한다.

위와 같은 고혈압 치유사례들은 삼성병원이 이야기하는바, "높은 혈압은 저절로 사라지지 않는다"라는 단정과는 달리 혈압약을 먹지 않고도 고혈압이 치유되거나 더 이상의 진전이 예방될 수 있음을 명백히 보여주었다. 따라서 숲길 맨발걷기와 접지가 고혈압과 그로 인한 합병증들을 정상으로 되돌린다는 사실을 주목하고 독자 여러분들께서도 맨발걷기에 동참하시기를 바라마지 않는다.

⑤ 원인도 모른 채 급증하는 당뇨병, 맨발걷기와 접지가 답이다

국제당뇨병연맹International Diabetes Federation의 통계를 보면, 2023년 현재 전 세계 5억4천만 명이 당뇨병을 앓고 있고, 인구 10명 중 1명이 당뇨병 환자라고 밝히고 있다. 지난 2019년 전 세계 당뇨병 환자가 4억1,900만 명이었으니 그에 대비 4년간 무려 28.9%가 증가한 수치들이다.

우리나라도 얼마 전 통계청의 발표를 보면 우리나라 30대 이상 인구의 1/3 이상이 당뇨병 환자이거나 당뇨에 걸릴 위험에 노출되어 있다고 한다. 당뇨병이야말로 우리 국민 누구든 위협받을 수 있는 질병임을 시사한다.

여기서 우리는 당뇨병의 의의와 심각성에 대해 다시 한번 냉정히 살펴 보아야 한다. 서울대병원 건강정보에 의하면 "당뇨병은 인슐린의 분비량이 부족하거나 정상적인 기능이 이루어지지 않는 등의 대사질환의 일종으로, 혈중 포도당의 농도가 높아지는 고혈당을 특징으로 하며, 고혈당으로 인하여 여러 증상 및 징후를 일으키고 소변에서 포도 당을 배출하게 된다"라고 한다.

또한 "당뇨병은 제1형과 제2형으로 구분되는데, 제1형 당뇨병은 인슐린을 전혀 생산하지 못하는 것이 원인이 되어 발생하는 병이고, 인슐린이 상대적으로 부족한 제2형 당뇨병은 인슐린 저항성, 혈당을 낮추는 인슐린 기능이 떨어져 세포가 포도당을 효과적으로 연소하지 못하는 것을 특징으로 한다"라며 "제2형 당뇨는 식생활의 서구화에 따른 고열량, 고지방, 고단백의 식단, 운동 부족, 스트레스 등 환경적인 요인이 크게 작용하는 것으로 보이지만, 이 외에 특정 유전자의 결함에 의해서도 당뇨병이 생길 수 있으며, 췌장 수술, 감염, 약제에 의해서도 생길 수 있다"라고 적고 있다.

한마디로 제2형 당뇨병의 정확한 원인은 아직도 밝혀지지 않았다는 이야기다. 그런 탓에 당뇨병을 제어하기 위한 근본적인 대책을 세우지 못하고 있는 것은 아닐까 싶다.

우리는 단순히 혈당량이 높은 것을 당뇨로 알고 있고, 약이나 인슐린주사로 살아갈 수 있다고 치부하고 있지만, 그 합병증은 치명적인 것으로 알려져 있다. 그 메커니즘을 보면, 당뇨 합병증은 혈당이 높은 경우에 발생하는데 우리 몸에서 가장 미세한 혈관을 가진 눈, 신장, 신경 등에 먼저 혈관 손상이 발생하여, 실명 원인 1위인 당뇨망막병증이 발병하거나 협심증, 심근경색, 뇌졸중 등 치명적인 질환이 발생할 수 있다는 점이다. 그 원인을 정확히 밝혀 그를 예방하고 치유하는 근원적인 대책이 시급한 이유다.

저자는 당뇨병의 원인을 현대인들이 부도체의 신발을 신고 사는 생활을 일상화하면서 땅과의 접지 차단에 따른 전자의 고갈현상으로부터 비롯되었다는 통찰을 가지게 되었고, 그에 따라 그 원인을 아래와 같이 정리하여 밝히고자 한다.

제1형 당뇨는 췌장의 중앙에 위치한 랑게르한스섬의 베타세포가 자가면역 반응으로 파괴되어 인슐린이 분비되지 아니하거나 그 분비가 부족하여 발생한다는 것이 학계의 정설이다. 기존 학계에서는 유전적 돌연변이나 바이러스 감염 등의 환경적 요인에 의해 복합적으로 발병하는 것으로 알려져 있다고 하지만(생화학백과), 저자는 땅과의 접지 차단에 따른 전자의 고갈현상이 지속되며 면역계가 정신을 잃으면서, 소위 자가면역질환이 발병, 수지상 세포dendritic cell의 T 림프구, B 림프구로 인해 생성된 항체가 췌장의 베타세포를 항원으로 인식, 공격하기 시작하여 서서히 베타세포를 파괴하면서 인슐린 생성이 중단되고, 최종적으로 당뇨병으로 발전하는 것으로 해석한다. 이 경우 그 해법은 명확해진다. 맨발로 걷고 땅과의 접지를 계속하면 대부분의 자가면역질환이 치유되듯이, 베타세포의 파괴라는 자가면역기전의 이상현상도 정상으로 복원되고, 따라서 제1형 당뇨도 치유될 수 있다는 것이 저자의 판단이다.

한편 제2형 당뇨는 췌장에서 인슐린은 정상적으로 생성되지만, 그 인슐린이 혈액 속의 포도당을 세포의 미토콘드리아 발전소 속으로 밀어 넣어주어야 하는데, 어떤 이유로 우리 몸이 인슐린이 주는 자극에 매우 둔감해져서, 즉 '인슐린 저항성이 커져' 그 미토콘드리아의 문을 열지를 못하는 경우, 혈중 포도당을 미토콘드리아 안으로 충분히 밀어 넣지를 못하여 발병하는 것으로 알려져 있다. 그 원인을 유전적인 이유와 운동부족, 비만, 과도한 칼로리 섭취 등 다양한 환경적인 요인이 복합적으로 작용하는 것으로 설명하고 있지만(네이버 건강백과), 저자는 이 역시 현대인들이 부도체의 신발을 신고 살면서 땅과의 접지가 차단되었고, 그에 따른 전자의 고갈로 인슐린이 미토콘드리라의 문을 여는 힘이 약해져 있기 때문에 포도당을 밀어 넣지 못하고, 따라서 혈중 포도당 농도가 높아지면서 제2형 당뇨가 발생하는 것으로 본다.

다시 말해 맨발로 걷고 땅과의 접지를 회복하면 인슐린 저항성이 낮추어지면서 혈중 포도당 농도가 정상으로 복원하게 된다는 판단이다.

실제 '맨발걷기국민운동본부'의 회원들 중 공복혈당량이 심지어 500이나 460까지 올라갔던 사람들도 매일 맨발로 2달 정도 흙길이나 황톳길을 걸어 100 이하의 정상 혈당량으로 돌아왔고, 그 외 수많은 사람들이 맨발로 걸어 공복혈당량들이 정상으로 회귀하였음을 증언하고 있다. 이러한 사실은 2023년 7월 방영된 KBS 생로병사의 비밀에서도 맨발로 한 달을 걸은 세 사람이 모두 다 표 4 붉은색 칸처럼 당화혈색소가 낮아진 사실로도 입증되었음이 그를 증거한다.

원인도 모른 채 급증하고 있는 전 세계 당뇨병 환우들의 근원적 치유책으로 맨발걷기와 접지에 대해 심각하게 고려해보고, 그를 실천하는 방안을 깊이 연구해야 하는 이유다.

권순조 맨발 걷기 4주 후 건강 변화

항목	맨발 걷기 전	맨발 걷기 후
체지방량 (kg)	31.4	29.9
골격근량 (kg)	25.7	26.1
총 콜레스테롤 (~200mg/dl)	170	153
중성지방 (~150mg/dl)	86	72.3
당화혈색소 (4.8~6.0%)	6.2	5.3
NK세포 활성도 (500pg/mL~)	2000 이상	2000 이상
항산화 능력 (1.45mmol/L~)	1.49	1.40

정수미 맨발 걷기 4주 후 건강 변화

항목	맨발 걷기 전	맨발 걷기 후
체지방량 (kg)	41	38.3
골격근량 (kg)	24.2	24.2
총 콜레스테롤 (~200mg/dl)	143.3	148.3
중성지방 (~150mg/dl)	70.5	62.2
당화혈색소 (4.8~6.0%)	6.3	6.2
NK세포 활성도 (500pg/mL~)	221.2	2000 이상
항산화 능력 (1.45mmol/L~)	1.35	1.48

임우열 맨발 걷기 4주 후 건강 변화

항목	맨발 걷기 전	맨발 걷기 후
체지방량 (kg)	25.2	22.5
골격근량 (kg)	39.7	41.2
총 콜레스테롤 (~200mg/dl)	366.5	152.2
중성지방 (~150mg/dl)	1606.2	735
당화혈색소 (4.8~6.0%)	7.4	7.2
NK세포 활성도 (500pg/mL~)	40 이하	1159.7
항산화 능력 (1.45mmol/L~)	1.93	1.92

|표 4| KBS 생로병사의 비밀 중 3인의 맨발걷기 4주 후 건강 변화

아무런 리스크도 없고, 아무런 비용도 들지 않는 오로지 맨발걷기와 접지로 급증하는 당뇨병 환자 수를 획기적으로 줄여나갈 수 있으리라는 희망이 있기 때문이다.

천연의 활력 충전 및 항노화제

① 맨발걷기는 항노화와 젊음의 묘약

저자의 '맨발걷기국민운동본부'의 회원인 송혜란 씨(여, 65세)는 지난 20여 년 동안 임신중독증 후유증으로 몸과 정신이 다 망가진 처참한 모습으로 지내다가 맨발걷기 2개월 만에 예쁘고 날렵한 모습으로 바뀌었다. 특히 2개월 전 나무 지팡이 두 개에 의지하여 퉁퉁 부은 몸으로 겨우 대모산을 오르던 그 안쓰러운 모습에서(그림 38) 2달여가 지난 후 완전히 계란형의 젊고 예쁜 얼굴 모습을 되찾았고 몸의 부기가 다 빠져 한결 날씬해진 아름다운 모습으로 변하였다(그림 39). 송혜란 씨는 맨발걷기의 치유와 항노화의 위력을 놀라울 정도로 명징하게 보여주었다.

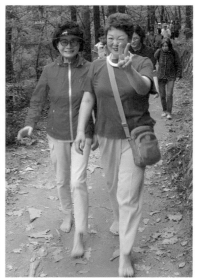

|그림 38| 2019.8.13.의 송혜란 씨 　|그림 39| 2019.10.5. 2개월 후의 송혜란 씨(오른쪽)

　그리고 또 다른 회원인 박세실 씨(여, 79세)는 남편과 함께 고혈압약을 수십 년간 복용해 왔는데, 맨발걷기를 시작하면서부터 오랜 시간 장복해왔던 고혈압약을 둘 다 끊었고, 또 둘 다 맨발걷기 2개월 만에 혈압이 정상으로 돌아왔다고 증언하였다(유튜브 '맨발걷기 치유사례 22 - 박세실'). 그 증언 동영상에서 박세실 씨의 현재 모습은 2달 전 여느 노인의 모습에서 50대의 건강한 중년 부인의 모습으로 바뀌었음을 뚜렷이 볼 수 있다.

　박세실 씨의 2달 전 첫 맨발 산행에서의 여느 노인의 모습(그림 40)과 2달 후 그녀의 건강한 중년 부인의 모습(그림 41)을 비교해 볼 수 있도록 그녀의 2개월 간격의 사진들을 올려 본다.

|그림 40| 2019.8.13. 박세실 씨 |그림 41| 2019.10.12. 박세실 씨(왼쪽)

황인수 씨(여, 71세)는 평소 다른 지병이 없는 건강한 몸이지만, 등산화를 신고 산에 갔다 오면 늘 피곤하였었다. 그런데 약 2~3년 전부터 친구의 소개로 맨발로 걸은 이후에는 몸이 개운하고, 날아갈 듯한 기분을 느끼고 있으며, 밤에 기절하듯 숙면을 취하여 젊은이들 못지않은 건강과 젊은 아름다움을 유지하고 있다고 증언하였다. 이 역시 맨발걷기의 항노화 및 젊음의 묘약을 상징하는 사례다(유튜브 '맨발걷기 치유사례 24 - 황인수').

그리고 맨발걷기 100일 차의 기적을 증언한 윤성준 씨(남, 가명, 60대)는 60대의 나이에도 불구하고 얼굴 피부가 3~40대의 우윳빛 외모로 바뀌었을 뿐만 아니라, 본인 자신도 그 소회를 한마디로 "주체할 수 없어요!"라고 말하였다. 젊음의 에너지와 기운이 샘솟듯 일어나고 있다는 증언이다.

또한 혈액암과 갑상선 기능 저하증이 맨발걷기 3개월, 항암치료 총 6개월 만에 깨끗이 치유된 김영숙 씨(여, 가명, 62세)도 얼굴이 백옥같이 젊어지고 활기차졌음은 마찬가지다. 또 무릎 관절염의 완치를 증언한 이용자 씨(여, 64세)도 마찬가지다. 특히 이용자 씨는 친구들이 만날 때마다 "너 피부과에 가서 얼굴에 뭐 했지?"라고 묻는다고도 하였다. 얼굴이 백옥같이 맑아진 김영숙 씨나 이용자 씨 모두 다 마찬가지다.

위 모든 사실과 각 사람의 증언들이 바로 '맨발걷기로 노화의 진전이 중단되고, 오히려 얼굴 등에 혈액순환이 왕성해지면서 젊어진 것'임을 증명한다. 맨발걷기가 항노화와 아름다운 젊음의 묘약임을 보여주는 산 증표들이다.

미국의 접지론 관련 학자들은 "접지는 생명의 기본 에너지를 생성시키는, 마치 차의 휘발유의 역할을 하는 ATP아데노신삼인산의 생성을 촉진함으로써 사람을 건강하게 만들어준다"라고 밝히고 있다. 즉 "ATP를 재생하기 위해 우리의 몸은 지방산으로부터 자유전자를 빼앗아오는데, 우리가 맨발로 접지할 때 우리의 몸이 음전하를 띤 자유전자를 흡수해 제공함으로써, 우리의 몸이 좀 더 쉽게 ATP를 재생하게 도와준다"라고 설명하고 있다. "좀 더 실증적인 연구가 필요하기는 하지만, 결국 접지는 우리 몸의 ATP의 생성을 촉진함으로써 심장과 면역체계의 기능을 향상하고, 궁극적으로 노화의 진행을 늦추는 기능을 하게 된다"라는 이론이다.

생물학자들 역시 ATP를 대부분의 세포 활동과 근육 활동의 주 에너지원임은 물론 DNA 합성의 원천이라고 한다. 생명체는 ATP를 마치 에너지를 저장하고 필요할 때 사용하는 배터리처럼 사용하기 때문이다. 실제 우리는 에너지원으로 ATP 대사를 하고 그를 다시 원상태로 돌린 후 다시 리사이클(재생)한다.

그런데 나이가 들어가면서 피부의 ATP 수준이 자꾸 떨어지고, 그 결과 에너지가 줄어들면서 수분이 줄어들고, 결국 피부가 노화한다는 것이다. 최근에는 영국 뉴캐슬대학의 과학자들이 나이가 들어가면서 특히 피부의 미토콘드리아(진핵세포 속에 들어있는 소시지 모양의 알갱이로 세포의 발전소와 같은 역할을 하는 작은 기관)가 줄어든다는 사실을 발견하였다고 보도된 바도 있다.

결국 맨발걷기를 통해 땅속의 자유전자들이 몸속으로 들어와 각 세포 속 발전소 역할을 하는 미토콘드리아의 전자전달계에 자유전자들을 계속 제공함으로써 생명의 기본 에너지원인 ATP의 생성을 촉진할 뿐만 아니라 동시에 피부의 ATP 수준을 늘려 피부가 재생되는 것을 도와준다는 결론에 이르게 된다.

따라서 동 이론들이 위와 같은 회원들 사례에서 '맨발걷기를 통한 노화 진전의 중단과 혈액순환의 왕성화에 따른 젊어짐'을 뒷받침해 주고 있다 하겠다. 여러 회원이 불과 수개월만에 항노화 및 놀랄 정도로 한층 젊어진 것처럼 여러분도 맨발로 걸으면 젊음을 회복할 수 있을 것이다. 매일매일 숲길을 맨발로 걸으면서 '항노화와 젊음의 묘약'을 마음껏 즐기고, 더욱더 건강하고 행복한 삶을 만들고 영위해 나가길 바란다.

② 칠순의 몸도 싱싱하게, 폐경된 생리도 재개하는 오묘한 생명현상

칠순의 한 여성 회원이 몇 개월의 맨발걷기 후 "전반적으로는 (맨발로 걷기 시작한 이후) 알레르기가 없어지고, 감기 치레도 하지 않았고, 피로가 줄어드는 등 몸이 일단 싱싱해졌어요"라고 써서 올렸다. 맨발걷기의 치유력이 놀랍지 않은가? 신발을 벗고 단순히 맨발로 숲길을 걸었더니 몸이 싱싱해지고 피로를 모르고 또 몸의 알레르기 등 트러블이 없어진다고 하니… 이런 치유 현상은 왜 생기는 것일까?

돌이켜 생각해 보자. 이 지구 위에 사는 모든 동식물은 다 지구에 뿌리를 내리거나 발을 대고 살고 있다. 그중에서도 식물들은 땅속에 깊숙이 뿌리를 내리고 땅속으로부터 물과 자양분들을 끌어 올려 스스로 살아가는 힘을 얻고 있고, 모든 동물 역시 맨발로 땅에 접지하면서 땅속으로부터 땅의 기운과 에너지를 받아들이며 살아가고 있다.

사람도 마찬가지다. 식물들이 땅속에서 물이라는 자양분을 공급받아 살고 있듯이, 사람을 포함한 모든 동물은 땅속에서 몸의 생리적 활동에 필수 불가결한 요소인 자유전자들을 끌어 올려, 살아가는 데 필요한 에너지를 생성시키고 최적의 생리적 조건을 만들어가는 것이다.

저자가 늘 강조하듯이, 일반 동물이나 우리 사람들 역시 마찬가지로 코를 통해 산소를 마시며 발을 땅에 대고 접지하면서 살아가게 되어 있다. 공기 속의 산소를 받아들여 그 산소를 이용하여 살아가는 에너지를 만들고, 그 산소를 이용하고 난 다음 남는 배기가스와 같은 활성산소를 접지된 땅속으로 배출하며 살아간다. 땅과 접지하고 있는 동안 땅속의 음(-)전하를 띤 자유전자를 받아들여 활성산소를 중화시키고 소멸시키는 것이다.

실제 야생동물들은 항상 땅과 접지하고 살고 있어서 자유전자가 계속 몸속으로 올라와, 활성산소들이 지속해서 소멸하고 중화되어 동물들의 생리적인 활동에 아무런 문제가 없다. 생성된 독소가 접지로 즉각 배출되어 아무런 문제 없이 그렇게 살아가고 있다. 그런데 우리 사람들은 어떤가? 부도체인 고무 밑창의 신발을 신고 살기 때문에 땅과의 접지가 차단된 상태에서 살아가고 있을 뿐만 아니라 우리가 걷는 거리 대부분이 부도체인 아스팔트나 시멘트로 포장되어 있어, 접지가 차단된 상태로 걷고 있다. 그리고 현대의 우리는 대부분 고층 건물에서 일하고 고층 아파트에서 살아가고 있다. 2중, 3중으로 철저하게 맨땅과의 접지가 차단되어 사는 것이다.

그 결과 우리 현대인들은 지속해서 생성되는 활성산소를 다 배출시키지 못하고 그것이 원인이 되어 발생하는 과거에는 없던 암이나 심혈관질환, 치매, 알츠하이머 등 치명적인 현대 문명병의 고통과 위험 속에서 살아가고 있다(사실 접지가 차단된 채 집 안에서 살아가는 애완동물들 역시 다르지 않다. 집안에서 키우는 개나 고양이가 그러하고, 닭장에서 땅을 밟지 못하고 키워지는 닭들이 그러하다).

거기에다 또 어떤가? 접지의 차단으로 땅으로부터 자유전자를 못 받아들이니까 우리 혈액 속의 적혈구들의 표면전하(제타전위)가 낮아지고, 따라서 혈액의 점성이 높아지고 끈적끈적해지게 된다. 소위 말하는 혈액의 세포들이 들러붙는 클럼핑 현상이 생기는 것이다.

그 결과 혈전이 형성되고, 그 혈전이 심장을 돌다가 심장 혈관을 막으면 심장마비나 심근경색 등 급성 심정지로 소리 없이 사망하는 치명적인 위험에 직면하게 되고, 뇌혈관을 막으면 뇌졸중으로 나타나는 것이다. 물론 우리 몸의 접지가 차단되면서 전기 신호체계에 의해 움직이는 심장의 박동상황이 순간적인 전기적 오작동을 일으키게 되면 부정맥 현상으로 한순간에 생명을 잃는 현상까지 발생하는 것이다.

그 자유전자의 또 다른 중요한 역할은 바로 몸의 에너지대사의 핵심 물질인 ATP를 생성시키는 데 필수 불가결의 요소라는 것이다. 평소 우리는 싱싱한 야채나 과일을 먹을 때 그런 자유전자를 얻게 되지만, 그것은 매우 제한된 양이다. 반면 맨발로 걷는 동안 땅속에 무궁무진하게 존재하는 자유전자들이 몸 안으로 들어와 ATP를 왕성하게 생성하고 따라서 몸의 에너지가 활기차지고 생기가 넘치게 되는 것이다. 맨발로 걷고 난 후에는 몸이 피곤해지지 않아, 귀가 후 바로 빨래하고 청소하고 김치를 담글 수 있다는 여성들의 이야기가 바로 그러한 현상을 이름이다.

칠순의 여성 회원의 몸이 싱싱해졌다 함도 바로 위와 같은 땅속에서 올라온 자유전자의 경이로운 생리적인 효과다. 마치 비 온 뒤 풀과 나무들이 싱싱하게 살아나는 것과 하등 다를 바 없는 같은 생명의 이치이다.

얼마 전 폐경 된 한 여성이 두 달 정도를 맨발로 걸었더니, 생리가 재개되었다는 놀라운 소식을 전해준 적이 있다. 바로 위와 같이 몸이 싱싱해지고 생명 활동이 활발해지는 생리적 현상의 또 다른 한 예다. 그러한 현상은 남자들도 마찬가지다. 거친 숲길을 맨발로 걷고 나면 잠잠하던 남성도 힘차게 솟구치게 되니까 말이다.

그것이 바로 조물주가 설계해 놓은 인간 생명의 작동 메커니즘이다. 태초에 인간은 종일 맨발로 걷고 뛰며 사냥하고 채집하고 난 후 몸이 피곤해지지 않도록, 즉 ATP의 생성 등 에너지의 충만으로 몸이 더 싱싱해진 상태에서 종족 보존을 위한 건강한 생식 활동을 예비하도록 만들어진 것이다. 여기에 칠순의 몸도 싱싱하게 만들고, 폐경된 여성의 생리까지 재개하게 만드는 맨발걷기의 놀라운 생명현상과 인간 삶의 오묘함이 내재하고 있다.

③ 중년, 노년의 사람들을 동안童顔으로 바꾸는 마법

한 회원이 직전 일주일간의 맨발걷기 효과를 실감 나게 말해 주었다. "일주일 정도 맨발걷기를 했는데, 전에는 아침에 일어나면 얼굴과 손이 부석부석하고 부었다가 오후가 되어야 정상으로 돌아왔고, 갱년기로 깊은 잠을 못 잘 때가 많았는데, 기적처럼 일주일 만에 붓기도 없어지고 깊이 잘 수 있었습니다." 그리고 "각 가정에도 흙침대, 흙침구류를 수백만 원을 주고 사서 사용하지만, 맨발걷기의 접지 효과는 그보다 열 배 백 배의 효과를 내지 않을까요? 생각해 보면 맨발걷기는 엄청나게 돈을 벌면서 건강까지 보너스로 받는 멋진 운동입니다"라고 써 주었다.

그렇다. 맨발걷기의 치유 효과를 일주일이라는 짧은 시간이지만 잘 밝혀주었고, 그것은 바로 맨발걷기에 따른 지압 효과 및 접지 효과가 작동한 결과이고, 그에 따라서 몸의 생리적인 변화가 긍정적으로 시작된 것이다. 그것은 돈으로 환산할 수 없는 중요한 삶과 생명의 변화다.

동 회원뿐만 아니라 우리 맨발로 걷는 모든 사람에게 맨발로 걸음으로써 일어나는 생리적인 긍정적 변화를 정확하게 표현해준 것이다.

그래서 항상 저자는 말한다. 저자의 '맨발걷기국민운동본부'에 나와서 맨발로 걷는 여성분들은 얼굴이 깨끗하게 변하고 모두 미인들로 변한다고. 그것이 바로 맨발걷기에 따른 생리적인 변화의 자연스러운 결과다. 지난 2019년 5월 25일 축제 때 모처럼 만난 70대의 한 여성 회원도 40대 정도의 동안으로 보였고, 또 지난 겨울 동안 보지 못한 한 회원의 얼굴 역시 빛이 날 정도로 깨끗하고 또 젊어졌음을 확인하게 되었다.

회원 김태숙 씨(여, 63세)도 지난 약 한 달간을 매일 맨발로 걷고 있었다. 그 결과 얼굴은 빛나고 투명한 젊음을 보여주고 있었다. 오랜만에 본 다른 여성 회원도 얼굴에 빛이 났다. 바로 맨발의 위력이다. 그런데 외모의 변화가 여성분들에게만 해당하는 것이 아니다. 최근 남성 회원 중에도 두 사람의 동안이 탄생하였다.

그 첫째는 한 금융 회사의 임원인 권마산 씨(남, 51세)다. 저자의 강연회에 참석한 그의 장인어른 덕분에 그가 결혼한 중년의 신사임을 깨달았다는 한 여성 회원의 놀라운 평가를 들을 정도다. 그랬더니 그의 답변 역시 걸작이다. "저, 미소년 맞습니다." 실제 요즘 그의 얼굴은 홍조를 띤 미소년의 얼굴 그대로다. 매일 새벽 우면산을 맨발로 약 1시간 30분 정도 걷는 맨발의 정확한 위력을 그가 자신의 얼굴로 실증해 보여주고 있다.

두 번째 중년의 신사가 또 있다. 매일 새벽에 대모산 아침 등산을 시작한 지 약 한 달 정도 되었다. 그런데 얼마 전부터 60대에 갓 들어선 그의 얼굴이 뽀얗게 피어나고 있다. 어느 누가 보아도 '동안'의 경지로 나아가고 있다. 주변에서도 다들 놀라고 있다.

독자 여러분도 매일 주변의 산이나 숲길을 하루 2시간 정도 맨발로 꾸준히 걸으시면 맨발의 위력은 여러분 자신의 역사로 돌아올 것이다. 바로 여러분들 모두 질병 없는 건강 세상의 주인이 될 것이고, 여러분 각자 예외 없이 동안으로 변모하는 마법의 주인공이 될 것이다.

맨발걷기가 주는 이타행의 정신, 우분투 Ubuntu의 정신과 함께 긍정의 삶, 감사의 삶, 행복의 삶의 태도 역시 여러분들의 얼굴을 그렇게 밝고 환하게 변화시키고 승화시켜 나아갈 것이기 때문이다.

④ 맨발걷기는 성장기 어린이들을 건강한 성인으로 성장케 한다

어느 날 외출하는데, 집 앞 초등학교 운동장에 전교생 아이들 전체가 활기차게 뛰어노는 모습이 보였다. 그리고 조금 지나니 어린이 놀이터에 그 옆 유치원의 병아리 같은 원아들이 노란색 조끼들을 차려입고 놀이터 모래밭에서 옹기종기 뛰어놀고 있었다. 두 장면 다 얼마나 보기가 좋던지 모르겠다.

그런데 문제는 초등학교 학생들이나 유치원 아이들이나 그 좋은 흙길의 운동장이나 놀이터에서 모두 고무 밑창을 댄 운동화들을 신고 뛰어놀고 있는 것이었다. 어느 한 어린이도 맨발로 뛰어노는 학생이나 어린이가 없었다. 그것이 우리의 현실이다. 아무도 맨발걷기의 이 경이로운 치유와 힐링의 효과를 가르쳐 주지 않고 있는 것이다. 맨발로 걷는 것이 좋다는 사실을 선생님 중 일부는 들어서 알고는 있을 것이다. 그러나 혹시 아이들이 발을 다치지 않을까, 아이들 위험하다고 항의하는 부모들이 있지 않을까 하고 두려워할 수도 있겠다.

2014년 일본의 한 유치원인 토리야마 슈퍼보육원에서 아이들을 종일 맨발로 생활하고, 맨발로 뛰놀게 하였더니 천식이나 아토피 피부염은 물론 뇌성마비 아이까지 건강하게 만들어내는 기적을 보였다고 보도한 적이 있었다. 토리야마 슈퍼보육원을 다녔던 아이들은 암기력이나 뇌의 성장 속도가 다른 어린이들에 비해 월등하게 높아졌고, 그곳 유치원을 졸업하는 아이들은 3세부터 7세에 졸업할 때까지 평균 2~3천 권의 책을 읽는다고 하였다. 집중력이 일반 아이들보다 훨씬 높아진다는 증거라는 보도였다(유튜브 '아이를 천재로 만드는 맨땅 요법 - 일본 토리야마 슈퍼보육원')

몇 해 전 대구의 관천초등학교에서도 유사한 결과가 보도된 적이 있었다. 맨발로 운동장 흙길을 매일 40분을 걷게 하였더니, 아이들은 저마다 "공부가 더 잘 된다"고 하였고 "화가 덜 나고", "인사도 더 잘해요"라고 이야기하였다. 학생들 스스로 등교 시간을 앞당기고, 수업할 때는 집중력까지 높아져, 시행 두 달 만에 마법 같은 변화가 왔다고 모두 놀라워하였다. 한 학부모는 "아이가 흉곽 기형이 있어 숨쉬기가 불편해 학교생활에 의기소침해 했다. 그러다 흙길을 매일 맨발로 걸으면서 증상이 한결 나아지고 표정이 무척 밝아졌다"라고 했고, 그 학교 이금녀 교장은 "흙길 맨발걷기는 학생들의 건강과 두뇌 활성화, 학생들 속에 잠재해 있는 바른 인성을 일깨우는 모두를 살리는 참삶을 위한 교육"이라면서 "지금도 조금씩 효과가 나고 있지만, 꾸준히 실천하면 반드시

작은 기적이 일어날 것이라고 확신한다"고 했다.

위 사례 모두 성장기의 어린이들에 대한 맨발걷기의 효력을 뚜렷이 입증해 준 좋은 사례들이다. 저자가 과거 폴란드 은행을 경영하고 있을 때, 한 임원의 아이가 태어난 후 목을 가누지 못하고 꺾이곤 하는 현상이 있었다. 그때 폴란드 어린이 병원에서의 처치 방법은 매일 한두 시간씩 그 갓난아이의 발과 다리, 몸 전체를 마사지하는 것이었다. 한마디로 발 마사지를 포함한 근골격계 전체의 마사지였다. 그랬더니 몇 개월 후 목이 바로 서게 되었을 뿐만 아니라, 그 후 그 위의 언니보다 훨씬 더 강건한 아이로 성장하는 모습을 보였다. 결국 갓난아이에 대한 발 마사지 등이 어린이의 정상적인 발육은 물론 근골격계 전체의 건강한 형성에 지대한 영향을 미치고 있음을 눈으로 직접 확인할 수 있었다.

이제까지 저자가 항상 강조해 왔듯이, 우리가 숲길을 맨발로 걷는 것은 바로 지압 효과와 접지 효과 때문이다. 그러한 효과들 때문에 그간 '맨발걷기국민운동본부'의 여러 회원의 수많은 질병에 대한 치유의 증언들이 나왔다.

폴란드 병원에서의 갓난아이에 대한 집중적인 발 마사지로 목이 젖혀졌던 아이의 목이 바로 서 건강한 아이로 자라게 한 사례나, 일본 토리야마 슈퍼보육원 아이들의 맨발 교육에 따른 건강함과 두뇌의 집중력 증진 등 놀라운 현상들은 물론 대구 관천초등학교 어린이들의 하루 맨발걷기 40분의 마법 같은 변화 등은 맨발걷기의 지압 효과와 접지 효과의 놀라운 결과일 뿐이다.

따라서 우리는 맨발로 걷는 즐거움과 기쁨을 어떻게 하든 주변의 사람들은 물론 어린이들이나 유아원, 초등학교, 중학교, 고등학교 학생들까지 확산시켜야 한다는 당위에 달하게 된다. 그렇게 맨발로 걷고 뛰어놀게 하면 아이들이 감기에 면역력이 생기고, 아토피 피부염 등 몸 안의 독소로부터 비롯되는 모든 질병들로부터 자유로워지는 첩경이 되기 때문이다.

⑤ 바쁜 중 10분, 20분 주변 땅과의 접지는 활력 충전의 원천

매일매일 바삐 살아가는 우리들의 삶에서는 끊임없이 배기가스와 같은 활성산소가 생성된다. 활성산소가 그때그때 몸 밖으로 배출되지 않으면 그것은 마치 독소처럼 성한 세포를 공격하게 되고, 급기야는 세포의 돌연변이를 일으켜 암 발병의 원인을 제공한다.

또한 종일 돌아다니다 보면 혈액이 끈적끈적해지고, 혈액이 제대로 순환하지 못하면서 여러 가지 혈류 장애 현상이 생기게 된다. 그것은 심할 경우 심장마비나 급성 심정지, 뇌졸중 등 심혈관질환, 뇌질환을 야기하는 원인이 되고, 거기에다가 우리 몸의 에너지대사의 핵심 물질인 ATP의 생성이 제대로 이루어지지 않아 우리 몸은 하루 종일 찌뿌둥하거나 노곤하고 피곤해지는 것이다. 그에 따라 우리 몸의 면역체계를 약화시켜서 몸의 어느 곳에서든 수시 고장이 생기는 원인이 되기도 한다.

그래서 저자는 독자 여러분께 수시로 기회가 되는대로 땅과의 접지를 권해 드리고 있다. 마치 1일 3식─日三食처럼 하루에 3회 정도 정기적으로 땅과의 접지를 권해드린다. 더 나아가 3회가 아닌 다다익선多

多益善이라고 말씀드린다. 아무리 맨발로 많이 걸어도 지나치지 않다는 것이고, 우리의 맨발걷기가 바로 그 다다익선에 해당한다.

사실 온종일 맨발로 사는 것이 가장 이상적인 삶의 방식이라고도 할 수 있다. 그것이 바로 옛날 우리 인류의 조상인 아담과 이브가 살았던 에덴동산의 삶의 모습이다.

한 회원은 "며칠 (맨발걷기를) 못하다 다시 시작하니 그 효능을 확연히 느끼게 됩니다. 며칠이라도 못하면 바로 몸 상태가 달라짐을 느낍니다"고 썼다. 제가 듣기로 동 회원은 노모의 병구완 때문에 병원을 드나들면서 맨발로 걸을 수 있는 시간을 내기가 쉽지 않았다고 한다. 그러다 보니 며칠간 맨발로 못 걷게 되었고, 그 여파를 절실히 느끼고 있는 듯하다.

또 다른 한 회원은 바쁜 일정을 수행하다가, 잠시 손님과의 약속시간이 한 20분 정도 남아 그 틈을 이용하여, 도로 옆 화단에 잠깐 신발을 벗어놓고 접지했는데 머리가 맑아지는 것 같다는 경험담을 올려주었다. 이러한 사실들은 바로 우리가 수시로 땅과 접지를 해야 한다는 당위와 그 효용을 웅변하는 것이다. 우리 몸속에 끊임없이 생성되는 독소들을 배출하고, 혈액을 묽게 해주고, 에너지대사의 핵심 물질인 ATP를 생성시키는 길은 바로 땅속의 자유전자를 몸 안으로 받아들여야 가능해지고, 그래서 땅과의 수시 접지가 필요하다.

얼마 전 SETEC에서의 비건페스타에서 저자는 3일간 6회에 걸친 맨발걷기에 관한 강연을 소화해야 했다. 첫날은 하루 종일 시멘트 바닥 위에서 신발을 신고 시간을 보냈더니, 정말 몸이 피곤해졌다. 몸 안의 독소가 빠져나가지 못하고, 혈액도 당연히 *끈적끈적해졌을* 것이다. 그리고 ATP 생성도 제대로 안 되었기 때문에 몸의 피로도가 커졌던 것이었다.

그래서 그다음 날에는 강연석 아래 시멘트 바닥에 동망 접지패드를 하나 깔아놓고 접지선과 연결한 후 그 위에 맨발로 서서 강의했다. 그 랬더니 일체의 피로감 없이 둘째 날, 셋째 날 강의들을 별 어려움 없이 다 소화해 낼 수 있었다.

또 그 기간 낮에 잠시 사무실을 다녀와야 하는 상황이 생겨 밖으로 나와 차를 몰고 사무실을 다녀와 주차한 순간, 바로 눈앞에 비에 흥건히 젖은 싱싱한 잔디밭 화단이 눈에 들어왔다. 그 순간 잠시라도 접지를 해야겠다는 생각으로, 비록 시간이 충분치 않았지만, 당장 우산을 받쳐 들고, 신발을 벗고, 빗물에 흥건히 젖은 잔디밭을 맨발로 올라섰다. 그 순간 청량한 잔디밭의 기운과 땅속에서 맨발을 타고 오르는 생명의 자유전자들이 저자의 몸속으로 마구 솟구쳐 오르는 것이었다.

그렇게 약 5분 동안의 잠깐 접지를 통해서 직전 몇 시간 동안의 피로를 순식간에 다 날려 버렸다. 순간의 접지 충전을 통해서 저자는 그만큼 더 활기찬 시간을 가질 수 있었던 것이다.

전술한 미국 하와이의 쥬쥬베 클리닉의 한 의사가 올린 유튜브 영상은 잠깐 10분간의 맨발걷기를 통해 우리의 혈액이 얼마나 묽어지고, 혈류의 속도가 빨라지는지를 뚜렷이 보여주었다. 동 동영상에서 의사가 환자의 혈액을 뽑아 현미경으로 비추자 적혈구들이 서로 간에 들러붙어 끈적끈적하고 혈행도 느렸으나 그 환자를 밖에 나가 맨발로 땅을 약 10

분 정도 걷게 한 후에 혈액을 다시 뽑아서 똑같은 검사를 했더니, 적혈구들이 놀랄 정도로 깨끗하게 포도알처럼 맑어진 상태를 보여주었고, 혈행속도도 눈에 띄게 빨라졌다.

지난 2013년도에 심장의학자 스티븐 시나트라 박사 등이 10명의 피실험자들을 접지 전 혈액과 접지 2시간 후의 혈액을 각각 암시야 현미경으로 관찰하였더니, 적혈구의 제타전위가 평균 2.7배 올라가고, 혈류의 속도도 2.68배 빨라졌다는 연구 결과를 발표한 적이 있었음을 수차 인용해드린 적이 있었는데, 위 하와이 의사는 단지 10분의 맨발걷기로 엉켜 있던 적혈구들이 깨끗하게 정렬되고 혈류의 속도도 빨라졌음을 보여주었다.

결국 10분 동안의 맨발걷기로 두 시간의 접지와 거의 동일하게 혈액이 묽어지고 맑아졌다는 것이고, 그만큼 혈액의 혈류 속도도 빨라졌다는 사실을 보여준 것이다. 이러한 사실은 바로 10분이나 20분의 잠시의 맨발 접지 충전이 우리의 혈액을 충분히 맑고 묽게 해준다는 증거다.

따라서 이번 기회에 독자 여러분들께서도 수시로 집 근처 또는 일터의 사무실 근처에 조그만 공간의 땅이라도 보아 두셨다가, 바람 쐬러 나오셔서 10분씩 또는 20분씩 잠시 잠시 접지, 급속충전을 해 보시라. 그렇게만 할 수 있다면, 독자 여러분들의 일상이 훨씬 더 개운하고 활기가 넘치는 삶으로, 또 그런 직장생활로 개선될 것이고, 그것은 바로 여러분들의 삶을 성공으로 이끌어 나가는 근간이자 추동력이 될 것이다.

04

천연의
신경안정제

① 맨발걷기와 접지는 천연의 신경안정제

얼마 전 저자의 집 와이파이 회선에 문제가 생겨 컴퓨터를 쓰지 못하게 되면서 저자에게 일시적으로 큰 재앙이 생긴 적이 있다. 컴퓨터가 작동이 안 되어, 핸드폰으로 직전 토요일의 온라인 방송과 맨발 산행 후기를 써서 올리는 과정에 1시간 동안 심혈을 기울여 쓴 편지 전체가 아예 다 사라져버려, 밤 11시가 되어 다시 썼지만, 밤 12시경 그 원고 역시 또 날아가 버렸다. 그렇게 안달하다가 밤 12시가 넘어 일단 잠을 자고, 새벽 4시에 일어나서 다시 글을 쓰기 시작했다. 그렇게 몇 번을 반복하다 분노가 폭발하기 직전의 상태가 되어버렸다. 그런데 새벽 6시쯤 다시 자리에 누워 1시간쯤 잠시 자고 일어나, 이번에는 아파트 정원으로 나아가 맨발로 서니, 밝은 햇살의 따사로움과 땅속에서 맨발을 타고 오르는 무궁무진한 자유전자로 저자의 몸과 정신이 한없이 맑아지고 산뜻해졌다.

맨발과 접지의 치유의 메커니즘을 모르는 사람들의 경우, 스트레스로 가득한 상황들이 쌓이면 어떻게 되겠는가. 신경이 곤두설 뿐만 아니라 그러한 상황이 완화되거나 해소되지 않을 경우, 신체적, 정신적 각종 문제로 나타날 뿐만 아니라 전반적인 면역력까지 떨어져 정신적, 육체적으로 위기의 상황으로 치닫게 된다.

최근 정신적 고통을 잊기 위해 잘못된 방법으로 약물 등에 손을 대는 유명인들의 이야기가 뉴스를 통해 자주 보인다. 그러나 현실의 어려움은 누구에게나 있을 수 있고, 수많은 스트레스와 번민 속에서 각자 벗어나기 위해 그야말로 처절한 노력을 기울이고 있다. 스트레스와 고뇌의 해소가 안 될 경우, 결과적으로 찾는 것이 결국 병원에서 처방하는 신경안정제 등의 약물이다. 그 약물의 힘을 통해 잠을 청하며 일시적인 안정을 얻고자 하게 되는 것이다.

그러나 그것은 근원적인 해법이 될 수 없다. 약효가 떨어지면 이번에는 더 많은 약의 처방이 있어야 그 불안을 잠재울 수 있고, 또 그다음에는 더 많은 고단위 약을 요구하게 되고, 결국은 그렇게 해서 우리가 종종 보는 약물중독의 상태로 빠져 들어가게 되는 경우가 허다하기 때문이다.

미국 의사들의 접지 실험 결과의 논문에서 이미 밝혀졌듯이, 접지를 하면 스트레스 호르몬의 분비가 자연스럽게 안정되면서, 통제 불능으로 치닫던 불안과 초조, 과민현상들이 해소되면서 편안함과 정신적인 안정을 얻을 수 있다.

항상 이야기하지만 숲길을 맨발로 걸으면 감사하고 긍정하는 적극적인 마음으로 충만하게 되고, 더 나아가 세상을 향한 자신만만한 신념과 확신을 갖는 그런 사람으로 바뀌어 간다. 스트레스와 슬픔에 잠긴 사람들이 맨발로 걷고 또 접지한다면, 지난날의 정신적인 황폐함과 통제불능 상태에서 벗어나, 마치 중환자에게 산소호흡기를 단 것처럼, 또한 사막의 오아시스의 맑은 샘물처럼 솟아오르는 새로운 자신감에 충만한 그런 삶을 살 수 있게 될 것이다.

그런 점에서 '맨발걷기국민운동본부'의 유사한 상황에서의 대표적인 성공 사례는 신경숙 씨(여, 가명, 72세)의 경우라 말씀드릴 수 있다. 저자의 집 부근에 살면서 거의 매일 저자와 숲길에서 만났던 그녀는 단순한 소화불량의 위장장애 환자였다. 그런데 안타깝게도 일반 약물들로 위장병이 나아지지 않자, 급기야는 동네 한 의원에서 신경정신과 약물을 처방받았고, 그 결과 여러 해가 지나면서 그러한 약물 처방이 없으면 또는 약물을 복용하지 않으면 불안해서 살 수 없는 상황이 되었다.

그래서 저자가 그녀를 만날 때마다 "지금 약물을 끊지 않으면 영원히 약물의 노예가 되는 상태에서 불행하게 살아가게 될 것입니다. 만약 그렇게 되고 싶지 않으시면 지금 당장 약을 끊으세요. 그리고 그 약을 끊음으로써 찾아오는 불안과 금단 증세를 느끼실 때는 무조건 밖에 흙길로 나가서서 두 손, 두 발로 땅을 기어 다니시라"고 까지 외쳤다. "흙이, 어머니 대지가 나를 살린다", 그렇게 외치면서 확신을 가지고 맨발에 매달리도록 당부드리고, 격려를 아끼지 않았다. 그렇게 맨발로 걷고 맨발로 뛰면서 새로운 불안이 찾아올 때면, 가슴을 치면서라도 '흙이 나를 살린다'고 믿고 매달리도록 격려하고 응원한 것이다.

그렇게 힘든 사투와 같은 투병의 나날을 보낸 지 몇 달이 지나고, 마침내 그녀는 얼마 전부터 "회장님 덕분에 살아났다"고 인사를 하기 시작했다. 그리고 어느 날, 그 치유의 기쁨, 그 환희를 성주풀이의 구성진 창으로 불러주었다.

그 직후 그녀는 청계산 아래로 이사했다. 그리고 매일 청계산을 맨발로 걸으면서 그 지옥 같던 불안으로부터 완전히 벗어난 치유의 기쁨과 환희를 전화로 전해주곤 하였다. 전화기를 통해 들려오는 그녀의 음성은 활기찬 목소리에다 새로운 생명의 힘을 얻어 쩌렁쩌렁하게까지 울렸다. 그리고 일체의 약을, 심지어는 마지막 한 알의 위장약까지 다 끊고 매일매일 행복하게 살고 있다며 수차 감사의 인사를 전하였다. 그리고 그녀의 남편까지 전화를 바꾸어 "지난 몇 주 동안 집사람이 식욕도 왕성해지며, 몇 달간 빠졌던 몸무게도 4kg이나 늘고, 완전히 딴사람처럼 건강해졌다"고 몇 번이고 감사의 인사를 전하였다.

신경숙 씨의 치유사례에서 저자는 다시 한번 확신한다. 아무리 불안하고 스트레스에 가득 찬 사람이라 하더라도, 맨발로 숲길을 걷고 접지하며, '흙이 생명을 살린다'는 확신을 갖고 실천해 나간다면, 그 어떠한 불안이나 우울, 초조, 과민 등의 증세도 깨끗이 다 해소될 것이라는 사실을 말이다.

얼마 전 아침 일순간이었지만, 맨발로 걸으며 그 이전의 극적인 심리적 스트레스가 다 해소된 저자의 상태가 그러했고, 지난 몇달 간의 사투와 같은 신경안정제 약물 끊기로 마침내 찾아온 신경숙 씨의 치유의 기쁨과 환희, 행복의 외침이 그러하다.

맨발걷기와 접지는 정녕 천연의 신경안정제다. 아무런 비용도 들지 않는다. 그리고 아무런 해도 없다. 그냥 신발만 벗고 어머니 대지에 맨발을 대는 순간 아수라 같은 이 현실의 불안함에서 에덴동산의 평화로움으로 여러분들을 안내하고 어머니의 품속처럼 따스하게 감싸드리게 될 것이다.

② 맨발걷기는 우울증, 불안, 초조, 과민 등으로부터의 출구

얼마 전 한 여배우가 평소 앓던 우울증이 커져 스스로 극단적인 선택을 하여 세상을 등진 데 이어, 또 다른 한 여배우도 세상을 등지는 일이 발생하였다. 한 달 만에 꽃다운 여배우 둘이 연이어 극단적인 선택을 하는 불상사가 생긴 것이다. 특단의 사회적 대책이 없으면, 그러한 비극이 앞으로 계속될 수도 있겠다는 예상도 충분히 가능한 지경에 이른 것이 아닌가 싶다.

사실 그 이전에도 유명 인사들은 물론 학생들, 젊은이들, 일반인들이 우울증 등으로부터 비롯된 극단적 선택을 하는 경우를 우리는 종종 보아 왔다. 얼마 전 유명 정치인이었고 저자의 고교 5년 후배였던 한 정치인 역시 한때 우울증을 고백했었고, 그 역시도 극단적 선택을 한 비극의 주인공이 되었다. 그런데 그렇게 극단적이지는 않지만, 우리 자신들도 간혹 '내가 왜 이러지?' 하는 경우들이 있다. '혹시 나도 우울증인가?' 하는 걱정들 말이다.

우리 현대의 삶이 우리를 정신없이 몰아가고, 또 어떠한 경우에는 말도 되지 않는 불의로운 세상사들이 우리를 고뇌와 스트레스의 늪에 빠뜨리는 경우도 다반사이기 때문이다. 각자 다른 삶의 여건에서 발생되는 수많은 스트레스 요인들… 그를 잘 극복하면 스트레스는 오히려 도전과 성장의 새로운 계기가 되기도 하지만, 그 반대의 경우는 좌절과 비탄 그리고 비극이라는 비싼 대가를 지불케 한다. 불면의 밤, 한없이 괴로워지는 우울증은 그렇게 잉태된다.

그룹 신화의 멤버인 가수 김동완은 위의 여배우를 추모하는 글을 올리며 "향정신성 의약품이 얼마나 간편하고 빠른 일인지, 얼마나 많은 부작용과 후유증을 갖고 있는지, 수많은 논문과 보고서가 말해 주고 있습니다. 본인이 원해서 혹은 빠른 해결을 위해 약물을 권유하는 일을 더 이상 방관해서는 안 됩니다"라고 강조한 바 있다. 그룹 원더걸스 출신 선예는 "지금 이 시간에도 똑같이 그 아픔을 견디고 있을 많은 분들… 특히 연예계 후배님들이 분명 있을 것이라는 생각에 너무나 미안한 마음뿐입니다. 해 줄 수 있는 일이 없지만… 그 아픔을 나눠줄 용기를 조금이라도 내준다면 언제든지 들어주고 싶은 마음입니다"라고 밝히면서 "향정신성 약물은 결코 비상구가 아닙니다. 선택이 없다고 생각하지 마시길 바랍니다. 우리에게 남겨진 이 슬픈 발자국을 기억하고 또 기억하겠습니다"라고 전했다.

그러나 그러한 고통에 시달리던 사람들은 또다시 근원적인 해결책을 찾지 못하고, 여전히 병원과 약물을 찾아가게 되고, 일부는 향정신성 약물에 중독되며 빠져나오기 힘든 절망의 더 큰 수렁으로 빠져드는 일

또한 우리가 주변에서 참으로 많이 봐 왔고 또 당장도 보고 있다.

사람들이 갖는 우울감은 자기 자신에 대한 불만, 주변으로부터 인정을 못 받는다는 생각 또는 다른 사람들과의 비교를 통한 상대적 부족감이나 상실감 등에서 비롯되는 콤플렉스는 물론 SNS상 악플 등으로 초래되는 스트레스로부터 비롯된다.

그런데 스트레스와 관련한 우리 몸의 호르몬이 바로 코르티솔이다. 두산백과는 코르티솔을 "급성 스트레스에 반응해 분비되는 물질로, 스트레스에 대항하는 신체에 필요한 에너지를 공급해 주는 역할을 한다. 코르티솔은 콩팥의 부신 피질에서 분비되는 스트레스 호르몬으로 외부의 스트레스와 같은 자극에 맞서 몸이 최대의 에너지를 만들어 낼 수 있도록 하는 과정에서 분비되어 혈압과 포도당 수치를 높이는 것과 같은 역할을 수행한다. … 그러나 문제는 스트레스를 지나치게 받거나, 만성 스트레스가 되면 코르티솔의 혈중농도가 높아지고 그 결과 식욕이 증가하게 되어, 지방의 축적을 가져온다. 또한 혈압이 올라 고혈압의 위험이 증가하며, 근조직의 손상도 야기될 수 있다. 불안과 초조상태가 이어질 수 있고 체중의 증가와 함께 만성피로, 만성두통, 불면증 등의 증상이 나타날 수 있다. 또한 면역기능이 약화되어 감기와 같은 바이러스성 질환에 쉽게 노출될 우려도 있다"고 정의하고 있다.

결국 스트레스가 커지면, 코르티솔 분비가 더 많아지거나 불안정해짐과 동시에 '불안과 초조상태가 이어지고 체중의 증가와 함께 만성피로, 만성두통, 불면증 등의 증상'으로 이어지는 상황에 이른다는 설명이다. 그렇다면 코르티솔 분비를 정상화하고, 그 과다 분비를 막아내는 일이 바로 그 해결책이 될 것임을 누구나 미루어 짐작할 수 있다.

이와 관련, 의학계는 심리적 또는 정신의학적인 상담으로 코르티솔 분비를 정상화하거나, 그 정도로 해결이 되지 않을 경우, 관련한 각종 향정신성 약물의 투여로 그를 잠정적으로 해결하는 처치를 하는 것으로 보여진다. 하지만 그러한 약물의 투여는 근원적인 코르티솔 분비의 정상화를 도모한다기보다는 일시적으로 안정시키는 수단이지 않을까 싶다.

지난 2004년 10월 미국 대체의학지에 발표된 모리스 갈리Maurice Ghaly와 데일 테플리츠Dale Teplitz의 〈코르티솔과 주관적 숙면, 통증, 스트레스 수준으로 측정한 수면시 인체접지의 생물학적 효과〉라는 연구 논문을 살펴보면, 스트레스를 받지 않는 개인의 경우, 정상적인 코르티솔 분비는 예측 가능한 모양을 띠는바, 통상 자정 즈음에서 제일 적게 분비되고, 아침 8시경 최고 수준의 분비를 보이며(p242 그래프 A), 접지 전 피실험자 12명의 코르티솔 분비 모양은 들쭉날쭉한 여러 다양한 모양을 띠고 있는 반면(그래프 B), 8주간 접지 후의 코르티솔 분비 정도의 그래프를 보면 코르티솔 수준이 괄목할 만한 정도로 모든 피실험자들이 거의 동일하게 안정화되었음(그래프 C)을 보여주었다고 발표하였다.

그 후 2010년 접지이론을 처음으로 발표한 미국의 전기기술자 클린트 오버와 공학물리학자 가에탕 쉬발리에 박사, 건강전문기고자 마틴 쥬커 등이 2017년 3월 28일자로 발표하고 전술한 〈인체의 접지: 접지의 치유 효과〉라는 또 다른 논문에서 위 2004년도 논문의 실험 결과를 아래와 같이 요약, 인용하였다.

즉 스트레스의 경감 정도를 측정하기 위하여, 12명의 남녀(남 6명, 여 6명)를 접지한 상태에서 잠을 자게 하였더니, 8주만에 스트레스 호르몬인 코르티솔의 일일 주기가 접지 전에는 불안정하고 개인별로 들쭉날쭉한 상태였다면, 접지 후에는 모든 사람이 대부분 정상화되고 안정화되었음을 보여주었다. 접지 8주(2개월) 후, 12명 중 11명이 더 빨리 잠에 빠져들었고, 6명의 여자 중 5명이 생리 전 열감이 감소하였고, 12명 중 9명이 피로가 회복되고, 재충전되었음을 느꼈고, 12명 중 9명이 감정적인 스트레스, 불안감, 우울감, 과민함 등이 줄어들었다고 보고하였다. 또한 이러한 코르티솔 리듬의 정상화에서 더 나아가, 참가자들은 잠에 빨리 빠져들었을 뿐만 아니라, 잠자리에서 일어나면 전보다 더 개운해졌음을 느꼈다고도 보고하였다. 저자의 저서 《맨발걷기의 기적》에서 밝혔던 '맨발걷기 2개월 치유의 가설'과도 그 맥을 같이 하는 연구 결과다.

따라서 사람들을 불안케 하는 스트레스 호르몬인 코르티솔의 분비를 안정화시키는 것이 사람들로 하여금 '감정적인 스트레스, 불안감, 우울감, 과민함' 등을 근원적으로 줄일 수 있는 최상의 방책임을 위 실험 결과들로 미루어 짐작할 수 있다 하겠다. 그리고 그 길은 바로 우리 몸의 땅과의 접지 즉, 맨발걷기에 있음을 시사한다.

'맨발걷기국민운동본부' 여러 회원들이 맨발로 걸으며 황홀함을 느낀다든가 의식의 리셋을 통해 부정적이고 원망하고 불행하다는 생각에서 긍정하고 감사하고 행복한 느낌으로의 순간적인 의식의 전환, 즉 리셋reset을 이룬다는 사실 등이 위와 같은 실험 결과와도 일치한다는 사실을 확인할 수 있을 것이다.

그래서 누구든 혹시 불안하거나 우울할 때는 언제든 숲길로 들어가서 맨발로 걷고 접지하길 권하는 것이다. 숲길 맨발걷기는 향정신성 약물로부터 비롯되는 부작용, 약물중독 등의 위험이 존재하지 않는 자연 그대로의 천연 신경정신안정제로 사람들의 일상에서의 의식의 방향을 불안, 우울, 분노와 같은 부정적 생각에서 자연 그대로의 평안과 기쁨, 감사의 마음으로 전환해 주고 사람들의 의식을 긍정적으로 리셋해 주게 될 것이다.

이에 더 많은 사람에게 맨발로 숲길을 걷거나 접지함으로써, 각종 육체적 질병은 물론 우울, 불안 등 심인성질환의 고통까지도 없는 건강한 세상을 살아갈 수 있도록 인도하고 계몽하는 데 우리 다같이 힘을 합쳐 나아갔으면 한다.

그래서 앞으로는 더 이상 극단적 선택을 한 여배우들이나 정치인과 같은 비극적 선택이 없기를 진정으로 간구한다.

알츠하이머를 앓고 있는 남편을 간호하는 한 여성 회원이 아래와 같은 글을 올려주었다. "어제도 남편과 함께 안산에 올라가 2시간 20분 동안 맨발로 흙을 밟았습니다. 며칠 동안 남편이 힘들어했습니다. 약해져 가는 중이라 잘 때 진땀으로 흥건한 적이 많았는데 요즘 또 괴로워하고 잠을 설쳤는데… 밤에 병원에서 준 치료용 패치(피부에 붙여 피부를 통하여 신경전달물질이 체내로 침투되어 약물의 효과가 지속도록 한다)를 붙이지 않고 접지패드와 접지밴드만 했는데, 어젯밤은 잘 잤어요. 제가 패치를 안 한다고 하면 병원만 신봉하는 자식들 극성에 그냥 지속했는데, 핑계 삼아 떼 버렸어요. 덕택으로 살아갑니다."

남편의 알츠하이머 증상 때문에 정신과 약과 같은 신경과 패치를 끊었다가 다시 붙이는 등 갈등 속에 그를 반복하고 있는 번민의 과정을 위와 같이 묘사해 주었다.

얼마 전 저자도 미국에 있는 손자가 감기에 걸렸는데, 약을 지어주지 않는 의사를 원망한 적이 있어서 그 회원 자녀들의 성화에 공감이 갔다. 그래도 저자의 손자는 그렇게 숨을 제대로 못 쉬고 콜록거렸는데도 한 일주일쯤 지나니 자연스럽게 치유되었다. 약물의 처방 없이 자연적으로 우리 몸은 치유되게 되어 있음을 상징적으로 보여준 소중한 사례의 하나가 되었다. 약을 먹느냐, 마느냐의 문제, 즉 의사의 처방이 긴급하게 필요한 질병들이나 간단한 병들은 적당한 약물로 치유되고 있음이 사실이다. 그래서 우리는 병원과 의사들에 대한 신뢰를 가지고 있는 것이다.

하지만 신체적인 증상들을 정신과적인 약물로 처방하는 문제가 개재되는 특별한 사안들의 경우, 저자는 수많은 폐해를 봐 왔기에, 적어도 그 부분에서만큼은 때에 따라, 단호하게 말씀드린다. 저자의 가까운 친척 한 분 역시 수년 전 70대 초반의 나이에 단순히 기억력이 조금 둔해지는 상황이 생기자마자 치매의 초기 증상이라며, 직계 가족들의 성화로 이 병원 저 병원을 찾아다니며 각종 정신과 약을 처방받아 복용을 시작하게 되었다. 이후 급속히 증세가 악화되어 결국 70대 초반의 이른 나이에 요양병원에 입원하였고, 불과 몇 해 만에 세상을 떠나는 안타까운 처지가 되고 말았다.

지난해 여름 즈음부터 저자의 동네에서 70대 초반의 한 여성 회원이 조옥순 씨의 권유로 맨발걷기에 동참하였다. 당시 그분도 여러 가지 신체적인 문제들 때문에 병원을 전전하며 각종 약물과 주사로 살아가다가, 급기야는 신경정신과 약까지 투약받게 되었다. 같은 약을 계속 써도 몸이 낫지 않으니까, 결국 정신과 계통의 약을 쓰게 되었고, 그로 인해 당장은 조금 나아지는 듯하였지만, 그 이후로는 약물이 끊기면 몸과 마음이 불안해 살 수가 없는 상태로 더욱 악화 일로를 걸은 것이다. 결국은 약이 약을 낳고, 그 약물들로 인해 더 큰 신체적, 정신적 질병들로 악화된 것이다.

그래서 저자가 그분을 만날 때마다 "맨발로 걸으시면 그러한 심인성 질환들이 치유되십니다. 흙이 생명을 살려냅니다. 만약 정신과 약을 지속적으로 복용하시면 평생 그 약물에서 벗어나실 수 없게 될 것입니다. 그리고 갈수록 마음의 불안과 초조감은 더 심해질 것입니다. 그러니 약을 끊으십시오. 그리고 흙과 맨발걷기가 생명을 살린다고 믿고 따르십시오. 실천하십시오." 그렇게 반복하여 강조하곤 했다.

그분 역시 옆에서 같이 맨발로 걷는 조옥순 씨의 반신마비 치유사례를 보고, 자신도 나을 수 있겠다는 생각을 하고, 매일 맨발로 걸으면서 약을 끊었다. 하지만 그 과정은 참으로 험난하였다. 오랜 시간에 걸쳐 고착된 신경정신과 약물의 폐해는 심각할 정도였고, 어떨 때는 가슴을 치며 미치겠다고 했다. 그리고는 약 없이는 도저히 살 수가 없다며 조금씩 약을 다시 들었다가, 끊었다가 하는 상황이 반복되었다. 그때마다 저자가 "그렇게 불안하시면, 우세요. 소리 지르세요. 그리고 그때마다 흙으로 뛰어나가 두 손, 두 발로 땅을 부여잡고 외치세요. 그렇게 이 땅이 나를 살린다고 믿고 땅을 헤집고 다니시면, 어느 순간 몸과 마음이 평온해지게 되실 것입니다"고 조언했다.

최근에도 그런 일들이 수차례 있었다. "도저히 불안해서 참을 수 없다"고 해서, 옆에 있던 남편이 전에 정신과 약물을 처방받던 의원에 전화를 연결했더니, "당장 내일 병원으로 오셔서 위내시경과 대장내시경을 하라"는 말이 전화기를 넘어 들려왔다. 약물중독의 결과로 참을 수 없는 정신적 불안으로 괴로워하고 있는 사람에게, 내시경 검사들을 하라니….

그러면서 그녀는 저자의 말을 잘 따랐고, 겨울 동안에도 하루도 빠짐없이 맨발로 걸었다.

그 이후 그녀의 외모 역시 날이 갈수록 맑아지고 젊어졌다. 그리고 또 한 가지 더 중요한 희망도 보았다. 바로 그 심리적 불안증세의 발생

간격이 갈수록 길어지는 것이었다. 한마디로 심리적 불안상태가 완화되면서 평온하게 지내는 날의 숫자가 점점 더 길어지는 것이었다.

최근에는 몸무게가 많이 빠진다고 걱정하며, 자꾸 단 음식이 당긴다고 하여, 혹시 몸의 염도가 낮은 것이 아닌지를 확인해보라 말씀드려 좋은 소금을 들게 하였고, 한 달 만에 염도가 0.2%에서 0.9%까지 올랐다며 좋아하였다. 또 며칠 전에는 병원에서 췌장 등 검진을 받아 보더니, 모든 신체의 장기들이 정상이라는 희소식까지 받아왔다.

얼마나 극적인 전개인지 모르겠다. 마침 그녀가 경기도로 이사를 간다며 마지막 인사를 나누게 되었다. 그동안의 심인성질환의 어두운 고통의 터널을 다 빠져나와, 그녀가 밝은 모습으로 떠난다고 하니 얼마나 감사하던지. 이에 그녀에게 소감을 한 말씀하시라 하였더니, 그녀의 장기인 성주풀이 창 한 대목까지 구성지게 불러주며 깊은 사의를 표명하였다.

결국 맨발로 걷고 접지하는 대지는 육체적 건강은 물론 마음의 불안까지 치유하는 생명의 모태임을 또 한번 극적으로 보여준 경이로운 치유의 사례다.

그 점에서 앞선 회원의 남편이 겪고 있는 알츠하이머의 경우도 저자는 희망을 놓지 않고 있다. 그 알츠하이머 역시 활성산소의 폐해로부터 비롯된 질병의 하나로, 매일 두 분이 손잡고 맨발로 안산을 걸으며 어머니 대지로부터 생명의 기운을 넉넉히 충전받고 있기 때문이다. 그리고 저자가 따로 만들어드린 접지 헤드밴드를 하고 잠자는 동안 남편의 머리에 생명의 모태인 흙으로부터 자유전자가 직접 지속적으로 유입되면서, 당장 머리를 맑게 해 줌이 확인되고 있다. 낮과 밤 동안 끊임없이 접지하며, 그 알츠하이머의 원인인 활성산소를 중화시키고 소멸시키며 근원적인 치유의 기제가 작동하고 있기 때문이다.

실제로 지난번에는 그녀의 남편이 그동안 잊고 있던 손금고의 다이얼 넘버까지 기억해 내었다는 놀라운 사실도 전해 준 적이 있다. 다만 문제는 병원으로부터 처방받는 약물 또는 패치를 붙이면서 겪는 여러 문제로 인한 고통과 갈등이다. 그 부분에 대해서도 저자가 다른 여성 회원에게 말했던 바대로 "무조건 약 끊으시고, 흙이 나를 살린다고 믿고, 흙에 몸을 던지시라"는 독한 말들을 전하고 싶지만… 결국 그 판단과 실천 여부는 그녀와 자녀분들 등 가족에게 달려 있다.

이제 우리 다같이 "흙이 생명을 살린다"는 강력한 희망과 실제 그 접지가 주는 천연의 항산화 효과, 혈액 희석 효과, 몸의 에너지대사의 핵심 물질인 ATP 생성 효과, 스트레스 호르몬인 코르티솔의 안정화 효과, 염증과 통증의 치유 효과 등 많은 미국의 의학자들이 밝혀낸 과학적인 치유의 메커니즘들을 믿고 공유하며 그 어려운 터널을 결국은 빠져나오기를 진정으로 응원하고 기도한다.

④ 맨발걷기는 의식을 리셋하여 긍정과 감사, 행복으로 전환한다

얼마 전 '맨발걷기국민운동본부'의 이소명 부회장(여, 68세)이 "두뇌의 리셋 버튼이 눌리면 불안, 우울, 분노 같은 부정적 감정이 온데간데없이 사라진다고 합니다. 많은 분이 그 리셋 버튼을 눌러 신경안정제 역할을 하고, 그것은 맨발로 땅을 접지하면 일어나는 현상이라고 합니다"고 글을 써서 올려 준 적이 있다. 바로 맨발걷기가 우리의 의식의 방향을 불안, 우울, 분노 같은 부정적 생각에서 평안과 기쁨, 감사의 긍정적 생각으로 전환하는 길임을 이야기한 것이다.

또 다른 한 회원은 과거 중국 태황산에서 맨발걷기를 하며 '황홀하다'는 표현까지 썼다. 등산화를 신고 걷다가 그를 벗고 맨발로 땅을 밟을 때 느끼는 맨발걷기의 기쁨은 황홀하다는 말이 나올 만큼 정말 홀가분하고 경이로운 것이다. 숲길 맨발걷기는 우리의 생각까지 순간적으로 리셋하여 부정적이고 원망하고 불행하다는 생각에서 긍정하고 감사하고 행복한 느낌으로의 순간적인 의식의 전환을 이루게 하기 때문이다. 바로 의식의 리셋이다.

그리고 또 다른 한 회원은 숲길을 걷는 그 무한의 행복감을 "비 갠 숲속에선 한약 달이는 냄새가 난다. … 향긋한 허브향과 알지 못할 한약재 냄새가 난다. … 아! 온몸에 퍼진 맨발 독에 취해 오늘도 어제보다 커진 행복 품에 안겨 본다"고 노래한 것이나, "우리 맨발에 미친 것 맞나 봐요. 어제 발견한 맨발코스를 오늘 빗속에서 걸으니 너무 평화롭고 행복했어요. 계곡의 물 흐르는 소리가 머리를 맑게 씻어 주고 보슬보슬 내려주는 빗방울이 마냥 정겨운 맨발 산행이었습니다. 미칠수록 행복은 커집니다"라고 노래한 것 역시 그러한 의식의 행복으로의 리셋을 명징하게 보여준 사례라 하겠다.

누군가 언젠가 "살짝 미치면 행복해져요"라고 한 적도 있다. 사실 숲길에 들어서서 맨발로 숲길을 걸으면 우리는 그 황홀함에 살짝 미치게 된다. 바로 우리의 의식이 긍정으로, 감사로, 행복으로 리셋되는 그 현장을 이른다.

얼마 전 또 다른 회원도 "단지 신발을 벗었을 뿐인데 신선한 감동을 하루 또 하루 선물로 받습니다. 가는 곳마다 맨땅만 보입니다. 흙길만 생각합니다"고 하였고, 또 다른 회원도 "저는 (맨발걷기에) 묘한 매력을 발견하였습니다. 솔직히 운동을 위해 걷는 편인데, 맨발로 흙길을 걸으면 더 걷고 싶어지는 겁니다. 소위 흙과 섬세하게 만나져요"라고 한 말 역시 숲길 맨발걷기가 우리의 의식을 관능의 미학으로, 그 아름다운 독성으로 리셋해 줌을 의인법의 은유로 멋지게 표현해 준 것이다.

땅을 접지하는 숲길 맨발걷기의 매력과 감동은 그렇게 경이롭다. 마치 연극에서의 1막이 2막으로 바뀌면서 연극의 장면이 관객의 허를 찌르며 완벽하게 반대의 방향으로 바뀌듯, 부정에서 긍정으로, 원망에서 감사로, 불행에서 행복의 모드로 맨발로 걷는 우리 모두의 의식을 순간적으로 리셋해 주는 것이다. 그것은 '두뇌의 리셋 버튼이 눌려 불안, 우울, 분노 같은 부정적 감정이 온데간데없이 사라지는 현상'과 그 맥을 같이 한다.

바로 우리가 매일 맨발로 숲길을 걸어야 할 이유다. 특히 앞의 극단적 선택을 한 여배우처럼 우울증으로 고통받는 사람들의 경우에는 끝없이 약물에 의존, 중독되게 만드는 향정신성 약물을 처방받을 것이 아니라, 일체 무해한 천연의 심신안정제인 숲길 맨발걷기를 처방받아야 한다. 그렇게 매일 숲길을 맨발로 걸으면 가슴 속에서 사막에서의 오아시스 샘물처럼 청량한 행복감이 차오르며 심신이 평온하게 안정되어 우울감은 어느새 눈 녹듯 사라지고 고즈넉한 기쁨과 행복감으로 충만된 삶을 살 수 있게 되기 때문이다. 또 다른 한 회원이 매일 "맨발걷기가 나는 정말 좋아요. 오늘도 내 생애 최고의 날입니다. 파이팅, 사랑합니다. 푸하하하!" 하고 늘 댓글을 다는 것도 바로 그러한 이유인 것이다.

그래서 우리는 우리 주변의 더 많은 사람이 숲길 맨발걷기를 통하여 현실에서 오는 일상의 스트레스와 불안감, 우울감 등으로부터 벗어나서 우리 맨발로 걷는 사람들처럼 가슴 속에 차오르는 오아시스의 맑은 샘물과 같은 청신함과 신선함으로 각자의 감정을 리셋함과 동시에 긍정과 감사 그리고 행복으로 충만한 삶을 이루어 나갈 수 있기를 바라는 것이다.

저자가 하는 '맨발걷기국민운동본부'의 활동은 그래서 숲길 맨발걷기를 통한 '질병의 고통 없는 생명 살리기 운동'임과 동시에 그렇게 우리의 일상에서의 의식의 방향을 불안, 우울, 분노와 같은 부정적 생각에서 평안과 기쁨, 감사의 긍정적 생각으로 전환하자는 '의식 리셋의 외침'이기도 하다.

⑤ 맨발걷기는 치매, 알츠하이머, 파킨슨병 등의 예방책

얼마 전 대모산 맨발산행에서 '대모산 시'를 낭송한 파킨슨병 환우가 있었다. 당시 벌써 3개월째를 저자의 맨발 산행에 합류하여 같이 걷곤 했다.

파킨슨병은 치매 다음으로 흔한 대표적인 퇴행성 뇌질환이다. 서울대학교병원 의학 정보에 의하면, "우리 뇌 속에는 여러 가지 신경전달물질이 있는데 그중에서 운동에 꼭 필요한 도파민이라는 신경전달물질이 있습니다. 파킨슨병은 중뇌에 위치한 흑질이라는 뇌의 특정부위에서 이러한 도파민을 분비하는 신경세포가 원인 모르게 서서히 소실되어 가는 질환으로, 파킨슨병 환자들에게서는 서동증(운동 느림), 안정 시 떨림, 근육 강직, 자세 불안정 등의 증상이 발생합니다"라고 적고 있다.

그날 잠시 그와 이야기를 나누었더니, 그는 약 10년 전 우리나라 최고의 직장인 한 회사에 다니다가 정년퇴직을 하였다 한다. 당시 가졌던 업무상 스트레스가 지나쳐서 그것이 원인이 되어 파킨슨병으로 진행된 것 같다고 했다. 업무상 스트레스에 따른 부담감이 뇌신경계통을 훼손하였고, 결국 파킨슨병이 발발한 것이었다.

우리는 살다 보면 수많은 스트레스와 분노와 울분에 쌓이는 경우가 허다하다. 그것을 어떻게 해소하느냐가 매우 중요한데, 통상의 경우에는 그런 스트레스와 몸속에 축적된 울화병 등을 해소하는 방법으로 술이나 노름, 또는 최악에는 마약으로 빠지는 경우도 종종 있다.

그러한 사실은 우리 인간 본연의 생리적인 시스템에 가장 적합하게, 또 자연스럽게 스트레스 등을 해소하는 길이 막혀 있기 때문이다. 바로 신발을 신고 사는 삶과 접지가 차단된 삶으로 인해서 우리 몸 안에서 발생하는 독소인 활성산소가 빠져나가지를 않고, 스트레스 호르몬인 코르티솔의 분비가 제어되지 않는 상황을 개선할 수 없다 보니 독소는 빠지지 않고, 혈액은 끈적거리게 되고, 스트레스는 극으로 치닫게 되는 것이다. 그러다 보면 몸과 정신의 어디선가 염증이 터져 나오는 것이다.

그것이 암이나 심혈관질환, 뇌졸중 등으로 나타날 수도 있고, 그분처럼 뇌 신경의 손상으로 인해 치매나 알츠하이머, 파킨슨병 같은 병으로 나타나는 것이 아닐까 싶다.

결국 여기서 우리는 그러한 스트레스를 어떻게 해소할 수 있는가, 몸 안에서 발생한 독소를 어떻게 해결할 수 있느냐, 그리고 끈적끈적해진 혈액을 어떻게 묽게 하고 혈류를 빠르게 해 줄 수 있는가 등의 질문에 다시 당도한다.

만약 그가 진작에 맨발로 걷고 접지하는 방법을 알았다면, 아마도 직장에서의 스트레스를 원천적으로 해소할 수 있었을 것이 아닐까 싶다. 얼마 전 권마산 씨가 직장에서의 스트레스 때문에 생긴 허혈성 뇌졸중과 고혈압, 고혈당뿐만 아니라 급기야는 이명으로까지 번진 힘든 상황을 불과 2~3개월의 매일의 맨발걷기로 치유했듯이, 그의 파킨슨병도 만약 맨발걷기라는 치유책을 알았더라면, 발병 초기에 치유할 수 있었을 것이다. 발병 그 자체를 막을 수 있거나 또 발병이 되었다 하더라도 그 원인을 해소하는 맨발걷기나 접지로 병의 악화를 막을 수 있었을 것이다.

그런데 맨발걷기와 접지라는 최고의 방법을 당시 몰랐기 때문에 결국은 병원을 찾게 되고 정신신경과 약물을 복용해야 하는 상황에 봉착하게 되었다. 병원에서는 대부분 파킨슨병의 진행을 늦춘다는 명목으로 약을 처방한다고 한다. 치료제가 아니라 다만 진행을 늦출 뿐이라는 것이다.

몇 년 전 고인이 되신 저자의 모친께서 94세에 주무시는 동안 섬망 현상이 보이신다고 하여 병원을 찾았더니 치매의 시작이라며 치매의 진행을 늦출 수 있도록 약물을 처방해주었다. 그리고 그 약물을 드신 이후 어머님이 완전히 처지시고 아침에 일어나지도 못하여 병원으로 가서 항의하고, 약물의 단위를 낮춘 적이 있었다.

그러나 송구스럽게도, 그 이후 연로하신 모친의 삶은 오히려 더 피폐해지셨고… 일시적으로 섬망 현상은 없어지셨지만, 돌이켜 보면 어머님은 혼몽한 상태로 계시다가 약물 속에서 돌아가셨던 가슴 아픈 기억이 선하다. 당시 저자도 앞과 뒤를 잘 분간하지 못하고 있었고 맨발로 땅을 접지하기 어려웠던 무지와 현실의 한계 탓이었다. 통탄할 일이었다.

파킨슨병 환우분의 이야기를 들어 보면 병원에 다니면서 지난 10여 년간 조금씩 조금씩 병이 악화했다는 것이다. 어쩌면 더 빠른 속도로 악화하였을 것을, 그 속도를 늦춰왔다고도 말씀하셨고, 실제 그렇게 자위할 수 있는지는 모르겠다. 하지만 결국은 약물을 쓰면서, 비록 그 속도는 늦추어졌는지는 모르겠지만, 상태는 갈수록 더 나빠져 가고 있었던 것이 아닐까 싶다.

물론 그러한 상태 자체가 아직은 위 환우분의 통제 가능 범위 내에 있었기 때문에, 다행스럽게도 그분은 약 3개월 전부터 저자와 같이 맨발로 걷고 있다. 그리고 지난 3개월 전 저자가 처음 만났을 때보다 지금은 더 자연스럽게 걷고 계신다 믿어진다. 비록 손도, 발도 떨고 계시지만, 바른 의식과 걷는 모습이 처음의 불안정한 모습보다 상당 부분 개선되었다.

이제 위 환우는 그 파킨슨병이 발발한 원인이 바로 땅과의 접지의 차단에 있었다는 사실을 확인하게 된 것이라 믿는다. 그리고 신발을 벗어버리고 지금 3개월째 맨발로 걷고 있다. 당시 매일 하루에 2~3시간 씩 대모산을 걷는다고 했다.

저자는 그에게 하루에 한 번이 아니라 오전에 한 번, 오후에 한 번, 또 저녁 식사 후에도 한 번을 맨발로 걸을 수 있도록 그런 생활 체제로 바꾸어 나가길 권해드렸다. 지금의 하루 1회 맨발걷기를 하고 남는 시간에 책을 보거나 다른 일을 하는 생활행태가 아니라, 하루 2~3회 이상씩, 아예 숲길에서 놀고, 글을 읽고, 글을 쓰는 그런 숲속 삶의 방식으로 바꾸어 나가길 권한 것이다. 땅과의 접지 시간을 늘리고, 땅속에서, 땅 위에서 사는 삶의 의미를 그리고 치유의 길을 찾으시기를 권한 것이다.

어머니 대지는 반드시 치유한다. 땅은 우리에게 생명의 자유전자를 올려주신다. 그로 인해 몸 안에서 독소가 빠져나가고, 혈액이 묽어지고, 에너지대사의 핵심 물질인 ATP가 생성되고, 스트레스 호르몬인 코르티솔의 분비를 안정시킨다.

따라서 맨발로 걷고 땅과의 접지를 일상화함은 위 환우분이 앓고 있는 파킨슨병을 근원적으로 해결할 수 있는 최고의 방법이라 믿고, 그런 치유의 기적이 반드시 생길 것이라는 확신을 가지고 임할 것을 권한 것이다. 땅은 땅속의 무궁무진한 자유전자를 몸 안으로 올려보내 경이로운 치유의 기적으로 보답할 것이다.

어쩌면 수많은 환우들이 아직도 대책 없이 앓고 있는 파킨슨병뿐만 아니라 치매, 알츠하이머 등 퇴행성 뇌질환들을 해소할 수 있는 최선의 해법은 단지 진행만 늦춘다는 약물이 아닌 바로 땅과의 접지의 회복인 맨발로 걷고 맨발로 사는 생활의 실천이라는 믿음을 공고히 하고 실천해 나가기를 간구한다.

⑥ 치매, 알츠하이머, 파킨슨병은 맨발로 치유된다

2023년 7월 28일자 조선일보는 "온전할 때 떠나고 싶다. 알츠하이머 남편 마지막 선택 지지한 아내- 美 소설가 에이미, 남편과 함께한 회고록… 존엄사 논쟁 불붙이다"는 제목의 보도를 내 놓았다.

동 보도는 "2020년 1월 스위스 취리히의 '조력 자살(존엄사)' 기관 디그니타스. 미 소설가 에이미 블룸(70세)은 남편 브라이언의 옆에 앉아 그의 숨소리에 귀 기울였다. '약물'을 스스로 마신 남편의 숨소리는 고르게 변했고 이내 마지막 숨을 뱉었다. … 남편 브라이언은 67세에 알츠하이머를 진단받고 6개월 뒤 디그니타스를 찾아 스스로 생을 놓았다."

저자는 참으로 안타깝고 답답한 우리의 상황을 돌아보지 않을 수 없었다. 그리고 근원적인 질문을 던지지 않을 수 없었다. 과연 이 세상에 불치병이라는 것이 존재하는가? 왜 과거에는 없던 병들이 20세기 전후하여 집중적으로 새로 나타났는가? 땅을 밟고 살거나 땅과의 접지 속에 살아가는 세상의 모든 생명체들이 다 건강하게 펄떡펄떡한 생명력을 가지고 살아가는데 왜 우리 인간만, 특히 현대에 들어와 위와 같은 불치병을 앓고 있고, 그에 대한 원인도 모른 채 급기야는 '안락사'라는 법적으로 허용되는 자살행위를 선택해야만 하는가? 라는 물음 등이다.

서울대학병원 정보는 "알츠하이머는 치매를 일으키는 가장 흔한 퇴행성 뇌질환으로, 1907년 독일의 정신과 의사인 알로이스 알츠하이머 Alois Alzheimer 박사에 의해 최초로 보고되었다. 알츠하이머는 매우 서서히 발병하여 점진적으로 진행되는 경과가 특징적이다. 초기에는 주로 최근 일에 대한 기억력에서 문제를 보이다가 진행하면서 언어기능이나 판단력 등 다른 여러 인지기능의 이상을 동반하게 되다가 결국에는 모든 일상생활 기능을 상실하게 된다. 알츠하이머는 그 진행과정에서 인지기능 저하 뿐만 아니라 성격변화, 초조행동, 우울증, 망상, 환각, 공격성 증가, 수면 장애 등의 정신행동 증상이 흔히 동반되며 말기에 이르면 경직, 보행 이상 등의 신경학적 장애 또는 대소변 실금, 감염, 욕창 등 신체적인 합병증까지 나타나게 된다. 현미경으로 알츠하이머 환자의 뇌 조직을 검사하였을 때 특징적인 병변인 신경반neuritic plaque과 신경섬유다발neurofibrillary tangle 등이 관찰되고, 육안 관찰 시에는 신경세포 소실로 인해 전반적 뇌 위축 소견이 보인다. 이러한 뇌 병리 소견은 질병 초기에는 주로 기억력을 담당하는 주요 뇌 부위인 해마와 내후각 뇌피질 부위에 국한되어 나타나지만 점차 두정엽, 전두엽 등을 거쳐 뇌 전체로 퍼져나간다. 이러한 뇌 병리 침범 부위의 진행에 따라 초기에는 기억력 저하가 주로 나타나다가 진행됨에 따라 점진적인 경과를 보이면서 임상 증상이 다양해지고 점점 더 심해지게 되는 것이다"라고 기술하고 있다.

위 설명을 보면 "알츠하이머는 매우 서서히 발병하여 점진적으로 진행되는 경과가 특징적이다"라고 하였다. 뇌세포가 서서히 그 기능을 상실해가며 알츠하이머가 진행된다는 사실을 알 수 있고, 그렇다면 그것은 뇌세포에 혈액이 제대로 공급되지 않으면서 해당 뇌세포들에 영양소와 산소가 제대로 전달되지 않고, 노폐물을 제대로 걷어올 수 없는 상황 때문에 비롯된다는 추론을 가능케 한다.

다시 말해 접지 차단의 현대인들의 혈액에 땅속 자유전자가 공급되지를 못하면서, 혈액의 점성이 끈적끈적해지고, 그 결과 혈액이 뇌 속 모세혈관을 돌지 못하면서 해당 뇌세포들이 마치 물을 제대로 주지 않는 화초가 시들시들해지듯 시들시들해지는 것이다. 그래서 위 설명처럼 초기에는 주로 최근 일에 대한 기억력에서 문제를 보이다가 진행하면서 언어기능이나 판단력 등 다른 여러 인지기능의 이상을 동반하게 되다가 결국에는 모든 일상생활 기능을 상실하게 되는 것이다.

그렇다면 "10명의 실험집단에 2시간 동안 접지했더니, 혈액의 세포간 밀어내는 단위인 제타전위가 평균 2.7배가 올라가 그만큼 혈액의 점성이 묽어지고, 그 결과 혈류의 속도가 평균 2.68배가 빨라진다"는 2013년도 가에탕 쉬발리에 박사와 심장의학자 스티븐 시나트라 박사의 임상논문의 발표 사실에서 그 해결의 중요한 실마리를 찾아 낼 수 있다.

알츠하이머 환자들에게 신발을 벗고 맨발로 걷게 한다면, 시들시들해진 뇌세포에 싱싱한 혈액을 다시 공급해 주게 되고, 그렇게 될 경우 당연히 시들어진 뇌세포에 신선한 산소와 영양소가 공급되면서 마치 시들시들해진 화초에게 물을 주면 화초가 새로이 살아나듯 그렇게 다시 뇌세포들이 살아나게 될 것이라는 추정을 가능케 한다.

그동안 알츠하이머, 치매, 파킨슨병 등에 약물을 투약하는 것으로 진행속도를 늦추고자 해 온 현대의학의 대증적 처치가 제대로 치유를 못하는 것이 확연해지고, 그래서 불치병이라는 딱지를 붙여 안락사까지 허용하는 치유불가의 절망적 상황이라면, 시나트라 박사 등의 미국 논문에서 확인된 단서처럼 시들시들해진 뇌세포에 신선한 산소와 영양소를 공급해 준다면 그동안 약물로는 치유가 되지 않던 절망적인 불치병들의 치유에 새로운 가능성을 열 수 있지 않을까 하는 통찰이다.

저자의 대모산 '맨발걷기국민운동본부'에서도 과거 10여년 파킨슨병을 앓던 한 회원님이 지팡이를 집고 다니다가 어느 날부터 지팡이를 놓고 다니시는 상황에서 우리는 한 가닥 희망을 볼 수 있었고, 이강일 이사장께서 파킨슨병으로 7년간 변비로 매일 관장을 해야 하는 어려움 속 홀로 일어나거나 걷기가 힘들었던 상황에서도 맨발로 하루 2~3시간씩 11개월을 걸으신 이후 이제는 정상적인 삶으로 돌아오고, 병원까지 잘 경영하고 계시다는 사실이 그를 구체적으로 증거하고 있다.

그 이후 이강일 이사장의 인터뷰 유튜브 영상을 보고, 희망을 얻은 파킨슨병 11년차 58세 박은경 씨의 목 강직 현상과 보행동결 현상이 맨발 1~2개월로 대부분 개선된 사례나, 김해의 84세 김경희 씨의 손 떨림 현상과 홀로 걷기 어려운 상황들이 맨발 1달여 만에 극적으로 개선된 사례, 20년 파킨슨병의 보행동결 등 어려움을 1달 맨발로 이겨내며 대모산까지 혼자 오르는 기적을 보여주신 67세 여성 강희경 씨, 4년차 파킨슨병으로 행동이 어눌해지고, 불면, 우울의 삶을 맨발 3개월에 치유하고 계시는 63세 남성 김윤기 씨 등의 파킨슨병 치유의 증언들이 그를 입증해 보여 주고 있다.

거기에다 5년 전 구강암, 요실금, 뇌졸중부터 결국 치매까지 진전되며 1년에 6개월을 병원에 입원, 생활하다 알게 된 맨발걷기로 모든 것이 좋아지고 있다고 증언한 72세 한 여성 회원의 치매 회복 사례는 당장 1백만 명이 넘어가는 우리나라 치매, 알츠하이머 환자들에게 희망의 횃불을 쏘아 올린 격이 되었다.

위 사례들이 주는 교훈과 시사점을 아래와 같이 다시 정리해본다.

1) 맨발걷기 이전의 파킨슨병, 알츠하이머, 치매 등은 현대의학이나 한의학으로는 치유가 불가했고, 모든 환우들이 이러다 악화되며 죽는구나 하는 불안 속에서 살았다 하셨다. 2023년 현재 국립중앙의료원 중앙치매센터에 등록된 우리나라 60세 이상 치매, 알츠하이머 환자 수는 102만여 명, 파킨슨병 환자 수는 12만 명을 넘고 있다. 이들 거의 대부분이 위와 같은 증상과 불안 속에서 다가오는 죽음을 걱정하는 불행하고 우울한 삶을 살고 있는 것으로 추정된다.

실제 지난 2023년 8월에도 중증 치매환자인 80대 노인과 그를 돌보던 아내가 함께 자살하는 비극이 벌어졌음이 그를 상징한다. 저자가 이강일 이사장을 찾아내게 계기를 만들어 준 미국의 알츠하이머 환자 브라이언이 스위스에 가서 안락사한 것도 같은 비극의 하나이고, 지금 당장은 물론 앞으로도 더 많은 환자들이 그러한 비극적 한계 상황에 직면하고 있거나 하게 될 것임을 직시하여야 할 것이다.

2) 반면 위 다섯 명의 파킨슨병, 치매 환우들은 이강일 이사장의 치유사례를 시작으로, 연이어 맨발걷기를 알게 되었고, 하나같이 모든 분들이 길게는 11개월에서 짧게는 1달 여의 매일의 줄기찬 맨발걷기로 파킨슨병으로부터 치유되거나 목 강직, 보행동결 현상들이 눈에 띄게 개선되고 있을 뿐만 아니라 각 당사자들 모두 새로운 삶에의 희망과 용기를 확신하게 되는 놀라운 기적들을 시현해 보여 주었다. 우리나라 전체 약 115만 명, 전 세계적으로는 알츠하이머 약 5,400만 명, 파킨슨병 850만 명 가까운 환우분들에게는 엄청난 희망의 등불, 생명의 등대가 되고 있다 아니할 수 없다.

3) 더더욱 맨발걷기는 환자분들에게 그 어떠한 경제적 부담을 지우지 않는 자연치유 방법이다, 누구나 신발만 벗고 땅을 밟으면 할 수 있는 단순, 용이, 무해, 무비용의 완벽한 자연치유의 길이다. 오로지 환우 자신과 가족들의 실천의지와 끈기만 있으면 치유가 가능하다는 데, 그 무한한 가능성이 있다 할 것이다. 사회와 국가가 맨발걷기 길의 조성 등으로 지원하고 응원하기만 하면 더 그러하다. 최근 우리나라의 경우, 전국적인 맨발걷기의 열풍과 전국 각 지자체들 의회에서의 '맨발걷기 활성화 지원조례'의 제정과 각 지자체들의 맨발길, 황톳길 조성 추세에다 더 나아가 맨발로 걷는 시민들을 위한 동절기용 비닐하우스 설치에까지 나아가고 있음은 그 가능성을 높이는 참으로 희망적인 조치들이라 아니할 수 없다.

아무쪼록 우리 국민 전체, 민관이 똘똘 뭉쳐 우리나라의 약 115만 명에 달하는 치매, 알츠하이머, 파킨슨병 환우들과 그러한 환우분들을 고통과 인내 속에서 간호하고 계시는 수많은 가족들에게 하루빨리 맨발걷기를 통한 치유와 건강회복의 희망의 손을 내밀어 주기를 바라마지 않는다. 당연히 미래의 새로운 환자들의 발생도 예방하고 최소화하게 될 것이다.

4) 더 나아가 전 세계 5,400만 명의 치매, 알츠하이머 환자들과 850만 명의 파킨슨병 환자들에게도 이강일 이사장님과 위 다섯 분의 연이은 치유사례들처럼 맨발로 지구를, 땅을 밟고 걸으면 지금 불치병으로 규정된 치매, 알츠하이머, 파킨슨병도 치유되고 개선될 수 있음을 하루 빨리 알려, 전 세상 사람들이 다 건강해질 수 있는 획기적인 전기가 마련될 수 있도록 우리 다같이 노력해 나가야 할 것이다.

물론 위의 여섯 가지 사례를 가지고 일반화할 수는 없지만, 미국인의 안락사라는 비극적인 결말을 계기로, 우리 보건당국과 의료계에서도 알츠하이머, 치매, 파킨슨병 환자들을 대상으로, 특히 초기의 환자들을 모집하여, 지속적인 맨발걷기와 접지를 통해 그 경과를 살펴보고, 가능성을 확인하는 임상실험을 해 주기를 공개적으로 제안한다.

그것만이 더 이상 안락사를 초래하는 비극적 현실을 막고, 갈수록 늘어나는 관련 절망적 질환들을 사전에 예방하고 치유하는 길임을 강조하고 싶다. 우리 사회가 초고령화사회로 진입하며 앞으로 노년층의 인구가 갈수록 늘어나고, 당연히 알츠하이머, 치매, 파킨슨병과 같은 무서운 질병에 맞닥뜨리는 환자 수가 더욱더 늘어날 것이 자명한 상황에서, 만약 우리 사회가 아무런 대처를 못한다면 미국의 건축가 고 브라이언의 안락사 사례와 같은 비극적 상황들에 우리 노년층 국민들이 무방비로 방치되는 무서운 상황을 피할 수 없게 될 것이다. 보건당국과 의료계에서 맨발걷기의 효과를 인정하고 치료의 방법으로 채택할 그때까지 우리 '맨발걷기국민운동본부'와 회원들 그리고 전 국민들이 모두 다같이 몸을 던져 뛰어야 할 것이다.

천연의
염증·통증 치유제

① 12년 아팠던 등이 접지선과의 연결로 3일 만에 나아졌다

저자는 수차에 걸쳐 많은 사람이 가지고 있는 족저근막염이나 무릎 관절염, 척주관협착증 등의 근골격계질환의 근본적인 원인이 바로 딱딱한 신발을 신고 사는 우리 현대인들의 삶의 방식에서 비롯되고 있다는 사실을 적시한 바 있다. 바로 우리가 신는 구두의 부도체 고무 밑창의 문제점, 아치의 기능을 무력화시키는 깔창의 문제점 그리고 딱딱한 뒷굽의 문제점들 때문이다.

그래서 젊을 때는 크게 느껴지지 않지만, 40대나 50대 등 나이가 들어가면서 상당수의 사람이 족저근막염으로 고통스러워하거나, 무릎관절이 아프다거나, 허리가 아프다거나, 등짝이 아프다는 이유 등으로 제대로 걷지를 못하거나 구부정하게 자세가 틀어지는 일들을 비일비재하게 보게 된다. 당연히 그분들은 관련한 통증들을 평생 안고 살고….

저자는 아침마다 아파트 정원에서 맨발 체조를 하고, 나무 뿌리에 발바닥을 지압하며 회원들께 아침편지를 쓰고, 저자 옆을 지나가는 많은 수의 아파트 주민들을 본다. 물론 한 사람도 예외 없이 구두 등 신발을 신고 있음은 물론, 나이가 든 사람들 대부분은 구부정한 허리에 몸이 뒤틀어지거나 기울인 채 걷는 등 몸의 근골격계 자체가 틀어져 있는 경우들이 대부분이다. 특히 나이가 많은 노인들의 경우는 그러한 안타까운 모습들이 두드러진다. 바로 신발을 신고 사는 우리 삶의 결과가 장시간이 지나며 겉으로 내보이게 되는 뒤틀어진 모습들 그 자체다.

그렇다면 그러한 현상들을 어떻게 개선할 수 있을까? 바로 저자가 항상 강조하듯이 맨발로 걸어야 하는 것이다. 실제 그 무거운 등산화를 벗고 맨발로 걸었더니 2달이 채 되지 않아 10여년 간 병원에 다니며 고생하던 족저근막염이 깨끗이 나았다는 김명애 씨(여, 63세)의 치유사례나 무릎관절염으로 몇 년간 고생하다가 맨발로 걸어 다 나았다고 전술한 이용자 씨의 치유사례는 이제 하나의 전설이 되었다. 또한 매일 구룡산을 정상까지 훌훌 날아다니는 정연순 씨(여, 가명, 74세) 역시 척추관협착증으로 매일 한의원에서 대침을 맞는 일을 일과처럼 하며 살다가 맨발로 걸은 지 몇 달 만에 다 나았고 지금은 펄펄 날아다니고 있다. 신발을 벗으면 그런 근골격계의 증상들이 자연스럽게 해소되고 치유된다는 사실을 그대로 보여주는 귀중한 치유사례들이다.

위와 같은 치유사례들은 모두 맨발걷기에 따른 자연스러운 치유의 결과였다. 다시 말해 맨발걷기의 지압 효과와 접지 효과가 동시에 작용한 놀라운 치유의 사례들이다.

그 직후 경미자 씨(여, 66세)는 새로운 차원의 치유사례를 올려주었다. 지난해 가을쯤 그녀가 심장에 스텐트 시술을 받았다는 놀라운 사실을 전해 듣고 당시 저자가 만들기 시작한 동망 접지패드를 하나 써보라고 전해 준 적이 있었다. 그 접지패드를 깔고 잠을 자면 마치 황토방에서 잠을 자듯 몸 안의 독소인 활성산소가 중화, 소멸될 뿐만 아니라 적혈구의 제타전위가 올라가 혈액이 맑고 깨끗해지며 혈류의 속도가 빨라져 그녀가 가지고 있는 심혈관질환에 도움이 될 것이라고 생각했기 때문이다. 그런데 경미자 씨는 그러한 측면의 치유의 효과가 아닌 전혀 다른 차원의 증언을 올려주었다. 그 내용을 사안이 특별한 만큼 아래에 전재한다.

저는 접지패드 쓰고 오랫동안 등back이 아팠던 게 다 나았습니다.
12년간 등이 아파서 병원에 가니
너무 오래되어 검사해도 안 나올 것 같다고 하며,
약을 보름치 처방해 주곤 아플 때마다 먹으라 했는데
한 번도 안 먹었어요.
그리고는 회장님의 접지패드 깔고 잤는데
단 3일 만에 괜찮아졌어요.
기적 기적 기적......
감사 감사 감사...... 입니다!!

그런데 조금 사용 중 찢어져서

일주일 사용을 못 했더니 다시 아프더라구요.

어쩌나~~ 했더니 제 남편이 꿰매서 써 보라 해서

꿰매어 썼더니 다시 안 아프고 평화가 왔습니다~~^^

12년간 밤이면 등이 아파 뒤척이며 자던 제가 지금은 거뜬하니

참 신기하고 감사할 뿐입니다.

다시 또 감사드려요~~^^

맨발 만세~!! ♥^^^^^^

바로 지난 12년 동안 고생하였던 등의 통증이 저자가 전해 준 접지 패드를 쓴지 단 3일 만에 가라앉았다는 이야기를 하니 놀랍기만 하다. 그런데 여기서 그녀는 또 다른, 믿을 수밖에 없게 하는 증언을 또 해주었다. 바로 접지패드의 동망이 찢어져 며칠간 쓰지를 못하였더니 또 다시 등이 아프기 시작했다는 사실을 증언해 주었고, 며칠 후 그녀의 남편이 그 찢어진 부분을 꿰매서 써 보라고 해서 그리 수선해서 썼더니 다시 등이 안 아프고 평화가 찾아왔다고 증언해 준 것이다.

저자는 우리 자신의 몸과 땅을 집 안의 콘센트에 들어와 있는 접지선을 통해 연결하게 되면 바로 땅속으로부터 땅속의 무궁무진한 자유전자가 우리 몸 안으로 들어온다고 말씀드리곤 하였다. 그 자유전자가 우리 몸 안으로 들어와서 각종 경이로운 생리적 치유의 기제mechanism 를 작동시킨다는 사실이 이로써 그녀에 의해 다시 한번 입증이 된 것

이다. 바로 몸 안의 독소를 중화시킬 뿐만 아니라, 혈액을 맑고 깨끗하게 해 주고, 또 더 나아가 통증을 완화시키는 역할까지 해 준다는 사실을 경미자 씨의 증언이 확인시켜 준 것이다.

이것은 바로 위에서 말씀드린 맨발걷기의 치유 효과와 접지패드의 효과가 겹쳐지는 중요한 포인트가 되겠다. 바로 접지패드를 통한 땅과의 접지로 땅과 내 몸이 연결되면 몸 안의 독소인 활성산소의 중화, 소멸뿐만 아니라, 가지고 있는 근골격계의 통증까지 완화시켜 준다는 사실이 확인된 것이다. 그런 면에서 그녀의 증언은 아래와 같은 매우 중요한 의미를 갖는다.

첫째는 그동안 우리가 확인해왔던 맨발걷기의 근골격계질환의 치유 효과는 우리의 몸과 땅을 연결하는 접지패드의 사용을 통해서도 이루어진다는 사실의 확인이다.

다시 말해 접지패드를 통해 우리 몸을 땅과 연결하면, 그것은 숲길을 맨발로 걷는 맨발걷기의 접지 효과와 동일한 접지 효과를 가져온다는 사실의 확인이다. 따라서 맨발로 걷는 것이 어려운 사람들, 특히 일상의 바쁜 업무 등 때문에 숲길에 가서 맨발로 걷기가 어려운 사람들이나 병약자들에게는 실내에서 우리 몸과 접지선과의 연결이 그 대안이 될 수 있음을 확인해 준 것이라 하겠다.

둘째, 이러한 사실은 우리가 집이나 사무실 등 실내에서 접지선을 통해 우리의 몸이 땅과 연결되면 그를 통해 우리의 몸으로 들어와 놀라운 생리적 치유의 기제를 일으키는 자유전자들이 실제 존재한다는 확인이다. 또한 그것은 비록 우리가 느끼든 못 느끼든 우리 몸속의 여

러 가지 맨발걷기의 치유 효과, 특히 접지이론의 생리적 치유의 기제가
작동한다는 사실 역시 증거하는 것이다.

② 맨발걷기와 접지의 염증과 통증 치유의 메커니즘
- 자가면역질환 치유의 전과 후

저자는 이제까지 활성산소가 암이나 고혈압, 고혈당 등 모든 현대 문
명병의 원인이라고 말씀드려 왔다. 그래서 맨발로 걷고 접지함으로써
그 활성산소를 중화시키고 소멸시키자고 외쳐 왔다. 그리고 그 증거로
신발을 신었을 때 우리 몸의 전압이 200mV~600mV에 달하지만, 신
발을 벗고 맨발로 땅과 접지하는 순간 그 전압이 0V로 떨어진다.

결국 맨발로 걷거나 접지할 때 몸 안의 양(+)전하를 띤 활성산소들이
땅속으로부터 우리의 몸 안으로 올라온 음(-)전하를 띤 자유전자를 만
나 중화되고 소멸함으로써, 암이나 고혈압, 고혈당 등의 원인이 해소되
고 따라서 암 등 현대 문명병들이 치유된다고 이야기를 해 왔던 것이다.

우리는 그 암의 치유가 어떠한 메커니즘을 통해 구체적으로 일어나
는지에 대해 자세하게 들여다보아야 할 때가 되었다. 그 점에서 앞서 제
2장에서 번역, 정리하여 서술한 제임스 오쉬만 박사, 가에탕 쉬발리에
박사 등의 〈접지가 염증, 면역 반응, 상처 치유, 만성 염증 및 자가면역질
환의 예방 및 치료에 미치는 영향〉 논문은 그러한 치유의 메커니즘을
들여다보고 성찰하는 결정적인 계기를 제공해 주었다.

우리는 이제까지 많은 회원의 수많은 질병들을 봐왔고 그러한 질병
들로 고통스러워하는 많은 회원을 보아왔다.

그런데 최근 아침 편지를 써 올린 이스텔라 씨(여, 61세)의 경우 상황은 좀 더 복잡하고 어려웠던 듯하다. 7년 전의 뇌하수체 뇌종양 수술로부터 시작된 고통이, 류머티즘성 관절염으로, 또 그것이 더 진행되어 왼쪽 눈을 공격했고, 그 과정에 스테로이드 다량 복용으로 당뇨병이 생기고, 급기야는 지난 2019년 9월에 원인 모를 고열과 두통으로 병원에 다시 입원, 2주간의 고단한 각종 검사를 거쳐 다발성 혈관염이라는 새로운 병명까지 얻게 되었다는 것이다.

스텔라 씨의 경우도 많은 분들에게 닥쳐온 암이 고통의 시작이었다. 몸 안에 쌓인 독소들인 활성산소가 중화되고 배출되지를 못하여 몸 안의 성한 세포를 공격하여 염증이 생기고, 그 염증이 혈관을 타고 돌다가 스텔라 씨의 뇌하수체에 암으로 변이한 것이라 여겨진다.

다시 말해 원자핵의 궤도를 도는 짝을 잃은 전자들인 활성산소들이 불안정해지니까, 다른 세포들로부터 끊임없이 전자를 빼앗아오고 훔치는 과정이 연쇄적으로 일어나면서 염증이 생겼으나, 땅과의 접지의 차단에 따라 자유전자들이 외부에서 충분히 공급되지를 못하면서 염증이 심해진 것이다. 전자의 결핍 상태가 지속되면서 염증이 심해지고, 그 염증이 혈관을 타고 돌아 스텔라 씨의 경우에는 뇌세포를 공격하게 된 것이다.

그래서 뇌하수체에 종양이 생겼고 그 종양을 수술로 도려낸 것이다. 그러나 그 뇌종양의 근본 원인인 활성산소의 중화·배출은 이루어지지 않았다. 땅과의 접지가 지속적으로 차단되면서 전자결핍 상황이 지속되었고, 병의 원인이자 뿌리인 활성산소는 여전히 몸 안에서 해소되지 못하고 독소로 작용하고 있었던 것이다.

그렇게 해서 뇌종양의 수술 후 항암제, 혈액 희석제, 스테로이드제재 등 여러 약물들이 투약되었을 것이지만, 여전히 땅과의 접지는 차단되어 끊임없이 생성되는 활성산소 등 몸 안의 독소들이 근본적으로 해소될 수 있는 조치들이 이루어지지 않은 것이다.

그러다 보니 어떻게 되겠는가? 몸 안의 면역체계에 이상이 생기기 시작한 것이다. 그런 끊임없이 생성되는 활성산소들을 막아내기 위해 면역세포들이 계속 작동하면서 기진맥진하게 된 것이다. 그리고 그 면역세포들이 기억 상실이 되며 피아를 구분하지 못하게 된 것이다.

이러한 상황을 위 논문에서는 "전자의 부족은 또한 미토콘드리아의 전자 수송 사슬을 탈포화시켜 만성피로를 유발하고 면역계 세포의 세포간 이동 및 기타 필수적인 활동들을 늦출 수 있다. 이러한 상황에서 몸의 경미한 손상조차도 장기적인 건강 문제로 비화할 수 있다.

우리 몸이 자유전자를 사용할 수 없으면 염증 과정이 비정상적인 과정을 거치게 된다. 전자가 부족한 영역은 추가적인 손상에 취약해진다. 몸은 양전하를 띠게 되고 감염을 막아내는 데 어려움을 겪게 된다. 그 결과는 면역체계가 지속적으로 활동하게 되고 결국 소진되게 된다.

그렇게 될 경우, 면역계의 세포는 신체의 다양한 화학구조('self'라고 함)와 기생충, 박테리아, 곰팡이 및 암세포 분자('non-self'라고 함)를 구별하지 못할 수 있다. 이러한 면역계의 기억 상실은 어떠한 면역세포가 자기 자신의 신체 조직과 기관을 공격하는 것으로 이어질 수 있다. 그 한 예가 당뇨병 환자에게 있는 랑게르한스섬의 인슐린 생산 베타세포가 파괴되는 것이다. 또 다른 예는 면역체계가 자신의 관절의 연골을 공격하여 류머티즘성 관절염을 일으키는 것이다. 홍반성낭창은 신체의 면역체계가 자신의 조직과 장기를 공격하여 발생하는 자가면역질환의 극단적인 예다"라고 서술하고 있다.

결국 외부에서 침입한 병원균이나 바이러스를 막아내기 위해 존재하는 면역세포들이 힘이 다하고 정신을 잃으면서 자기 세포를 공격하기 시작하는 것이다. 소위 말하는 자가면역질환의 발병이다. 스텔라 씨의 류머티즘성 관절염과 조조강직 현상 등이 다 그렇게 생긴 것이라 여겨진다.

그와 같은 상태의 치유를 위해 그 원인인 활성산소를 제거하고 전자 결핍 상태에서 자유전자를 공급해 주어야 하는데 상응한 조치가 여전히 이루어지지 않고 약물에만 매달리니, 그다음에는 눈의 실명 위기까지 치달았고, 더 나아가 다발성 혈관염이라는 극단적인 상황에까지 이른 것이라 생각이 든다.

맨발걷기와 접지를 통한 자유전자의 공급이 차단된 상태에서 원인도 모른 채 오로지 약물과 주사제 등의 처방에 매달려 온 이스텔라 씨가 지난 7년 각종 자가면역질환에 시달려 온 이유다.

그런데 이제 스텔라 씨는 맨발걷기를 알게 되었다. 그리고 지난 2달여를 맨발로 걸었다. 그렇게도 자신을 괴롭혔던 뇌종양과 류머티즘성 관절염 등 각종 자가면역질환의 원인이었던 활성산소, 그 전자결핍 상황을 벗어나기 시작한 것이다. 그 결과는 아직 완전하지는 않지만, 새로운 치유의 기적으로 등장하기 시작하였다.

"저는 현재 스테로이드 약을 먹고 있습니다. 예전에 비해서 많은 양은 아니지만 제 목표는 약을 끊고 건강하게 사는 삶입니다. 예전엔 언제까지 약을 먹어야 하나 우울한 적이 있었는데 현재는 우울감은커녕 희망찬 나날을 보내고 있습니다."

스텔라 씨는 스테로이드 약을 대신할 수 있는 천연의 치유제인 맨발걷기와 접지를 통한 생명의 자유전자를 복용하기 시작한 것이다. 몸 안에서 자연히 과거의 모든 질병의 원인이었던 전자결핍 상황이 해소되면서 스텔라 씨의 몸에 '단순·용이·무해·무비용'의 천연의 치유과정이 시작된 것이다.

맨발걷기 한 달여 후인 2020년 11월 중순 신촌세브란스병원에서의 혈액검사 결과는 그 시작을 알린 일이라 생각된다. "첫째, 당화혈색소가 9.0이었는데 6.6으로 떨어졌습니다. 둘째, 수면제를 먹어야 잠을 잘 수 있었는데 수면의 질이 좋아졌습니다. 셋째, 운동화를 신고 산 둘레길을 두 시간씩 걸을 때면 왼쪽 엄지발가락 쪽과 오른쪽 엄지발가락 쪽에 통증이 와서 걷다가도 멈칫하였는데 신기하게 맨발걷기는 두 시간을 해도 아프지 않다는 것입니다. 넷째, 보는 사람마다 얼굴톤이 굉장히 밝아졌다며 혹시 피부톤을 환하게 하는 화장품을 발랐는지 물어보기도 합니다. 저는 피부톤이 밝아졌다는 이 말이 굉장히 행복합니다. 또한 류머티즘성 관절염 환자가 겪는 조조강직 현상이 없어졌습니다." 스텔라 씨의 증언이다.

위와 같은 맨발걷기 한 달 반의 결과에 이어, 이제 앞으로 스텔라 씨가 매일 맨발로 걷고, 이제 실내에서도 접지선과 몸을 연결하여 접지하면서 더 진전된 치유의 결과들이 전해지리라 믿는다. 혈액검사 등의 진전을 주치의와 상의하면서 지금의 약물들도 더 줄여 가고 궁극에는 더 좋은 소식까지 기대해본다.

여기서 제3장에서 인용한 미국 호놀룰루 쥬쥬베 클리닉의 침술전문의인 키몬 카마이의 임상리포트 "땅은 치유한다"는 글의 한 구절을 상기하게 된다.

"내 환자 중 일부는 암 또는 신장 부전의 결과로 발과 다리에 상당한 부종이나 물이 차 있습니다. 그들의 다리는 풍선처럼 부풀어 있습니다. 나는 종종 두 명의 클리닉 스태프들로 하여금 환자들을 해변까지 데리고 갔다 오도록 지시합니다. 그들은 삽을 들고 가서, 젖은 모래에 구멍을 파고, 환자들이 그 구멍에 다리를 내린 채로 모래 위에 앉아 있도록 도와줍니다. 그런 후 그 구멍을 모래로 채웁니다. 그러면 약 20분 후에 부종이 대부분 사라집니다. … 나는 또 아토피성 피부염을 앓고 있는 많은 어린이를 치료합니다. 나는 아이들 부모님들에게 아이들을 공원으로 데려가 맨발로 뛰어다니게 하거나 해변으로 가서 수영하고 맨발로 걷게 하라고 합니다. 그들은 맨발걷기로 매우 빨리 치유됩니다. … 그레이브스병(갑상선 기능 항진증의 가장 흔한 원인 질환)이나 루푸스병, 다발성경화증, 류머티즘성 관절염과 같은 많은 자가면역질환을 가진 환자들도 치료합니다. 그러한 환자의 경우에도 접지가 매우 큰 도움이 되었습니다. 특히 혈액순환이 좋지 않았던 환자들은 접지로 인해 그들의 발이 따뜻해짐을 느끼게 되었고, 따라서 혈액순환이 개선되었다고 생각합니다. 통증 환자들은 통증이 많이 줄어듦을 보고할 뿐만 아니라 욱신거림이 있었던 경우는 욱신거림이 줄어듭니다"며 치유의 해결책은 바로 땅에 있다고 하였다.

결국 위와 같은 생리학적인 이론과 그에 상응하는 의미 있는 의료 현장에서의 임상 사례의 보고는 맨발걷기와 접지의 염증과 통증 치유의 메커니즘을 정확하게 보여주고 있다.

06

면역계의
정상작동

① 코로나19의 해법은 맨발걷기와 접지를 통한 면역력 강화

맨발걷기는 조물주가 설계해 놓은 삶의 원형대로 맨발로 걸음으로써 건강한 삶을 살아갈 수 있다는 전제에서 출발한다.

조물주는 우리 인간을 완벽하게 설계해 놓으셨다. 낮에는 맨발로 거친 들판길을 걷고 뛰며 채집하고 사냥하여 가족들을 먹여 살리고, 밤에는 피곤함 없이 건강한 생식활동을 할 수 있도록 그렇게 설계해 놓으셨다.

따라서 인간은 조물주가 설계해 놓은 그러한 생체 환경과 리듬에 따라 생활하여야 한다. 아침 일찍 일어나 해가 있는 낮 동안 건강하게 맨발로 일하고, 해가 진 후에는 집에서 가족들과 식사하고 도란도란 즐기면서 일찍 잠자리에 들도록 그렇게 생체리듬을 만들어 놓은 것이다.

따라서 우리가 그러한 조물주의 설계도대로 맨발로 걷고 규칙적인 생활을 할 때 건강한 삶이 이루어질 수 있는 것이다. 그것은 마치 나무가 땅속에 깊이 뿌리를 박고 살 때 건강하게 생장하는 것과 마찬가지로 우리 인간도 조물주가 설계해 놓은 대로 맨발로 걷고 생체리듬에 맞는 규칙적인 생활을 할 때 건강한 삶을 이어갈 수 있는 것이다.

　그런데 만약 그러한 조물주의 설계도에서 벗어난 삶을 산다면 당연히 우리의 생체리듬이 흐트러지고 신체와 정신의 질서가 무너질 것임은 자명한 일일 것이다. 여기서 가장 큰 이슈가 바로 땅과의 접지 여부다.

　당초 조물주가 인간을 설계할 때, 사람은 매일 맨발로 걷고 뜀으로써 땅속의 자유전자가 우리 몸속으로 올라와 활성산소를 중화시키고, 혈액을 맑고 묽게 유지하도록 하였을 뿐만 아니라 에너지대사의 핵심 물질인 ATP의 생성을 촉진시키고, 외부의 병원균이나 바이러스로부터 스스로를 방어하도록 준비된 면역계의 정상작동을 가능케 하는 등 건강한 생체적인 활동이 이루어지도록 설계해 놓으셨다. 그런데 현대에 들어와 우리 인간들은 부도체인 신발을 신고 살게 되었을 뿐만 아니라 땅과의 접지가 차단된 고층 건물이나 빌딩에서 거주하게 생활환경 자체가 바뀜으로써, 현대인들은 1년 365일을 땅과의 접지가 차단된 상태에서 살아가고 있고, 그래서 사람들은 수많은 암과 심혈관질환, 고혈압, 고혈당, 치매, 알츠하이머와 같은 비전염성 현대 문명병들로 고통받게 된 것이다. 그리고 그것도 모자라, 인간의 면역력이 갈수록 약화되면서 새로운 전염성 감염병들이 인간을 위협하고 있고, 그 대표적인 것이 바로 전 세계를 멈추어 서게 했던 코로나19라는 감염병인 것이다.

전염성 감염병의 공습은 인간이 원래 조물주가 창조해 놓은 설계도 대로 또는 그런 원칙대로 살아가지 않는 데 대한 조물주의 심각한 경고라고 할 수 있겠다. 조물주는 이제 더 이상 당초 설계해 놓은 그러한 생활방식으로 돌아가지 않는다면, 인간들은 면역계 자체의 부작동으로 갈수록 더 심각한 전염성 감염병으로 무너져 내릴 것이라는 사실을 엄중하게 경고하고 있는 것이다.

코로나19 사태로 전 세계가 멈추어 서자, 이제서야 그 심각성을 인지한 사람들이 코로나19의 전과 후로 나누어 그에 맞는 새로운 세계적 질서의 재편을 위해 다같이 노력해야 한다라는 이야기가 연일 회자되었다.

그러나 안타깝게도 그 해결책은 오로지 이 코로나19를 예방할 수 있는 백신을 개발하고, 그 치료제를 개발하는 데 초점이 맞춰져 있다. 이것은 사실상 과거의 질서의 재편이 아니라 바로 그 연장에 불과한 것이라 하겠다.

실제 현대 문명병이 생기기 시작한 19세기 이후 지금까지 수많은 질병들이 새로이 생겼다. 그러한 새로이 생긴 현대 문명병들을 치료하기 위해 현대의학계, 제약계는 수많은 연구와 노력을 다해 수많은 약물과 치료제들을 발명했다. 특히 각종 전염병의 백신 발명으로 인간의 수명은 그만큼 연장되는 놀라운 성과를 내었음 역시 부인할 수 없다.

그러나 그 질병들로부터의 고통은 끊이지 않고 있다. 갈수록 더 많은 사람들이 암과 고혈압, 고혈당, 치매, 알츠하이머 등으로 쓰러져 가고 있다. 그것도 모자라 이제는 코로나19와 같은 전염성 감염병이 전 인류를 휘감고 있다. 그런데도 그 어느 누구도, 그 어느 국가도 그 근본적인 원인을 찾는 일은 외면하고 있다. 오늘날 그 어느 누구도 그 원인이 무엇인지, 왜 그러한 전염병이 발생되었는지에 대해 성찰하려는 노력을 기울이지 않고 있는 것이다.

코로나19의 여파로 혈액이 진득진득하게 뭉쳐지는 혈전현상으로 급사하는 상황들이 왜 생기고 있는지, 수많은 코로나19 환자들 중 유독 나이가 많은 노년층들의 희생이 왜 더 높은지에 대한 성찰이나 원인의 규명을 위한 치열한 노력들이 전개되지 아니하고 있는 것이다.

그 질병의 원인을 알지 않고는 백신이나 치료제는 일시적인 대증요법에 불과한 것이다. 또 다시 변형된 바이러스가 나오게 되면 또 다시 새로운 질병에 감염될 것이기 때문이다. 끝없는 바이러스와의 전쟁이 계속될 것이라는 것이다.

이에 그 근본적인 해법은 인간의 면역력을 당초 조물주가 설계해 놓은 대로 강화시키는 길 밖에 없다고 할 것이다. 다시 말해 조물주가 설계해 놓은 방식대로 그 삶의 원형을 찾아 나감으로써 인간의 면역력을 강화시켜야 하는 것이다. 바로 맨발로 걷고 땅과 접지해야 되는 것이다. 마치 튼실한 나무들이 땅에 깊이 뿌리를 박고 있듯이 우리 인간들도 이제까지 차단된 채 살고 있는 땅과의 접지를 원천적으로 회복해야 하는 것이다.

다시 한번 돌이켜 보자. 현대의 인간은 땅과의 접지가 철저하게 차단된 채 살아가도록 부도체의 고무 밑창을 댄 신발을 하루 종일 신고 살아간다. 그리고 우리가 걷는 길들 역시 거의 대부분 부도체의 시멘트와 아스팔트로 포장되어 있다. 그리고 심지어는 우리 근교의 숲길들 조차도 대부분 부도체인 야자매트로 덮여가고 있다. 그야말로 전 국토가 숨 막히는 상황으로 덮여가고 있는 것이다. 거기에다가 우리 현대인들이 살고 있는 집들은 전부 다 양옥이다. 옛날의 황토집이 아니다. 부도체인 시멘트나 대리석으로 지어진 고층 건물들 역시 철저하게 땅과의 접지가 차단되어, 하루 24시간 내내 접지가 차단된 채 살아가게 되어 있는 것이다. 마치 나무가 24시간 땅에 뿌리를 박지 못하고 뽑혀진 채 말라가고 있는 현상과 다를 바가 없는 것이다.

저자가 보여드린 양파의 접지 실험(박동창의 접지 실험 1- 양파 접지 실험 3주차(4) https://www.youtube.com/watch?v=AaVBh7OAk6c)에서 접지되지 않은 양파는 불과 1~3주 만에 몸통 자체가 깨지고 무너져 내리는 것은 물론 그 양파가 담긴 물은 완전히 썩어버리는 그런 상황을 보여준 반면, 접지가 된 양파는 어떠했는가? 당초의 깨끗하고 건강한 모습을 그대로 유지했고, 양파가 담긴 접지된 물은 깨끗한 상태를 유지하면서 그 양파는 건강한 뿌리들까지 5~6가닥 내리고 있는 모습을 여러분들 모두 똑똑이 보셨다.

그렇다면 우리 현대인들의 모습은 두 개 양파에 비교할 때 어느 쪽에 가까운 모습이라 하겠는가? 현대인들이 병들고 나이 들면서 몸이 무너져 내리는 상황이 마치 접지되지 않은 양파의 모습을 닮았다는 생각이 들지 아니하는가?

여기서 우리는 근본적인 해법이 무엇인지를 미루어 확인하게 되는 것이다. 바로 조물주가 설계해주신 대로 지금이라도 맨발로 걷고 접지하는 생활로 돌아감으로써 마치 접지된 양파가 건강한 모습을 유지하듯이, 또 땅속에 깊이 뿌리를 내린 나무들이 건강하게 생장하듯이, 맨발로 걷거나 접지된 삶의 모습으로, 그런 인간 삶의 원형으로 돌아가야 하는 것이다.

그래야 오늘날 우리를 절망케 하고 있는 수많은 현대 문명병들로부터 자유로워질 수 있다. 또 우리의 면역계가 정상작동함으로써 근원적인 면역력이 강해져 코로나19와 같은 전염성 감염병으로부터도 스스로 이겨 나갈 수 있는 원천적인 힘이 생겨나게 될 것이다.

코로나19가 우리들에게 주고 있는 교훈은 바로 그것이다.

환언하면 백신과 치료제는 근원적인 해결책이 아닌 일시적인 해법에 불가할 것이다. 만약 맨발걷기의 생활화와 접지라는 근원적인 해법을 찾지 않으면, 끝없이 새로운 감염병과의 싸움이 지속될 것이다. 왜냐하면 몸 안에 끝없이 생성되는 활성산소들이 끊임없이 새로운 돌연변이 세포를 만들어내고, 면역계가 제대로 작동하지 않아 면역력은 한없이 약화될 것이기 때문이다.

우리는 맨발로 걸으면서 그 활성산소를 근원적으로 중화, 소멸시키고, 혈액 역시 깨끗하고 맑게 정화시키면서 왕성한 에너지대사로 건강한 생체리듬의 근간을 만들어 나가야 할 것이다. 그리고 땅속의 자유전자를 받아 우리의 면역계가 정상작동하도록 끊임없이 맨발로 걷고 접지충전을 해 나가야 할 것이다. 그것이야말로 코로나19를 이겨내는 근원적인 해법이 될 것이고, 그것이 바로 코로나19가 우리 인간사회에 내리고 있는 명징한 경고이자 교훈이라 할 것이다.

② 자가면역질환인 섬유근염, 아토피 피부염의 빠른 치유

에너지의학자 제임스 오쉬만 박사와 공학물리학자인 가에탕 쉬발리에 박사 등이 미국 염증연구지에 발표한 〈접지가 염증, 면역 반응, 상처 치유, 만성 염증 및 자가면역질환의 예방 및 치료에 미치는 영향〉이라는 논문에서 "땅에서 올라오는 자유전자는 최고의 항산화제이며, 우리 몸은 땅과의 물리적 접촉을 통해 수십억 년에 걸쳐 이를 사용하도록 진화했기 때문에 그 어떠한 2차적인 부정적인 효과가 전혀 없다고 할 수 있습니다. … 그런데 우리 현대인이 부도체의 신발을 신고 고층건물 등에 주거하는 생활 방식에 따른 1일 24시간, 1년 365일의 접지의 차단은 우리의 몸과 면역체계로부터 오랜 옛날부터 가져왔던 그러한 자유전자의 제공원을 갑자기 빼앗아 버림으로써, 우리의 몸과 면역체계에 이상현상을 초래하게 되었다 하겠습니다. … 그 결과는 우리의 면역체계를 끊임없이 활동하게 만들고 결국 힘이 소진되게 만듭니다. 그렇게 힘이 소진되면서 면역계의 세포는 신체의 다양한 화학구조(자기항원이라고 함)와 기생충, 박테리아, 곰팡이 및 암세포 분자(타자항원이라고 함)를 구별하지 못하게 될 수 있고, 그러한 면역계의 기억 상실은 어떠한 면역세포들로 하여금 자기 자신의 신체의 조직과 기관에의 공격으로 이어질 수 있습니다. 소위 말하는 자가면역질환의 발병입니다"라고 기술하고 있다.

우리 회원들 중 윤미숙 씨가 2017년 섬유근육통을 진단받은 이후 1년 이상 병원을 다니며 약물을 처방받았으나 나아지지 않던 중 2019년 10월 저자와 맨발걷기를 시작한 이후 수개월만에 통증의 70~80%가 해소되었고, 피로감이나 우울감 등이 해소되면서 일상생활에 전혀 문제가 없는 상황이 되었다는 기쁜 증언을 대모산에서 해 주신 바 있다(유튜브 '맨발걷기 치유사례 33 ─ 윤미숙').

또한 비슷한 자가면역질환 질병인 섬유근염과 아토피 피부염으로 지난 2020년 7월 3일 대모산 제167차 맨발걷기 숲길 정기산행에 외할아버지, 외할머니, 엄마와 여동생 등 전 가족이 출동하여 같이 참석했던 준우 군의 사례가 있다.

저자는 맨발산행 후기에 "초등학교 4학년 최준우 군이 섬유근염 아토피 피부염의 치유를 위해 동생, 엄마, 외할아버지, 외할머니와 함께 맨발걷기에 나섰고, 폭우 속 맨발산행 내내 맨발걷기로 나을 수 있다는 희망을 이야기하는 모습이 참 대견하였습니다. 이제 맨발걷기의 중요성을 확실히 깨닫게 되었으니만큼, 앞으로 집마당의 잔디밭이나 자투리 흙바닥을 매일 맨발로 걷고 맨발로 놀면, 머지않아 정상으로 돌아오리라는 믿음을 공유하고 또 응원하고자 합니다. 특히 준우 군의 경우 집에 마당이 있으니, 마당 한 옆 땅의 흙을 파서 무릎 있는 데까지 발을 파묻고, 날씨 좋은 날 매일 한 30분 정도 접지족욕을 계속해보도록 하세요. 물론 마당에 의자를 가져다 놓고 앉아서 발을 묻은 상태로 책도 읽고 동생과 같이 맨발로 즐겨도 좋을 듯해요. 땅속의 자유전자가 몸속으로 올라와 짝을 잃은 전자들의 짝을 찾아주면서 몸의 면역체계가 정상화되고, 앞으로는 더 이상 자기세포를 공격하는 일이 해소되어 나가게 되리라는 믿음입니다"고 기록해 두었다.

그 이후 한 달 보름이 지났다. 11살의 준우 군은 엄마의 지도 하에 매일 맨발로 집 마당 땅과 잔디 및 호수공원과 정발산을 맨발로 걷고, 엄마의 정성스러운 식단 조정 등 할 수 있는 모든 노력을 다 기울여 왔다. 한 달 반이 지난 2020년 8월 17일, 아직 완전하지는 않지만 거의 정상으로 돌아온 준우 군의 모습을 엄마 송지연 님이 감사의 인사와 함께 전해주셨다(준우 군의 프라이버시 보호를 위해 얼굴 아랫 부분만 올린다).

|그림 42| 1년 전의 준우 군 얼굴 |그림 43| 맨발걷기 시작한 지 1.5개월 후인 2021.8.17의 준우 군 얼굴

거의 완전히 깨끗하고 맑은 얼굴을 가지게 된 준우 군은 전에 비해
얼굴선까지 훨씬 더 갸름한 건강한 어린이로 변신하였음을 그림 42와
그림 43을 통해 확인할 수 있을 것이다.

|그림 44| 1년 전 준우 군 다리 |그림 45| 맨발걷기 1.5개월 후의 준우 군 다리

그림 44는 맨발걷기 전의 다리 모습이다. 심각한 아토피 피부염을
보시라. 그리고 맨발로 걸은 이후 한 달 반이 지난 8월 17일의 그림 45
사진의 다리를 보시라. 거의 다 나아가는 다리의 아토피 피부염 모습
역시 뚜렷이 확인할 수 있을 것이다.

놀랍지 않은가? 병원의 입원 치료, 약물 치료 등 그 어떠한 치료도
듣지 않고 오히려 더 심해지던 준우 군의 자가면역질환이 이렇게 단순
히 신발을 벗고, 맨발로 땅을 밟으면서 자연스럽게 또 깨끗하게 치유가

이루어지고 있는 것이다. 한마디로 24시간 접지가 차단된 과거의 삶에서 24시간 접지가 회복된 현재의 삶으로의 변신이 우리 모두에게 어떠한 경이로운 생리적 변화를 가져오는지를 상징하고 또 웅변하는 소중한 사례가 아닐까 싶다. 앞으로도 준우 군이 계속 맨발로 걸으며 접지가 회복된 삶을 이어간다면 준우 군은 다른 어린이들보다 더 건강하고 집중력 높은 멋진 청년으로 커 갈 수 있으리라는 기대와 믿음 역시 갖게 한다. 그런 점에서 준우 군 파이팅이자 또 만세다!

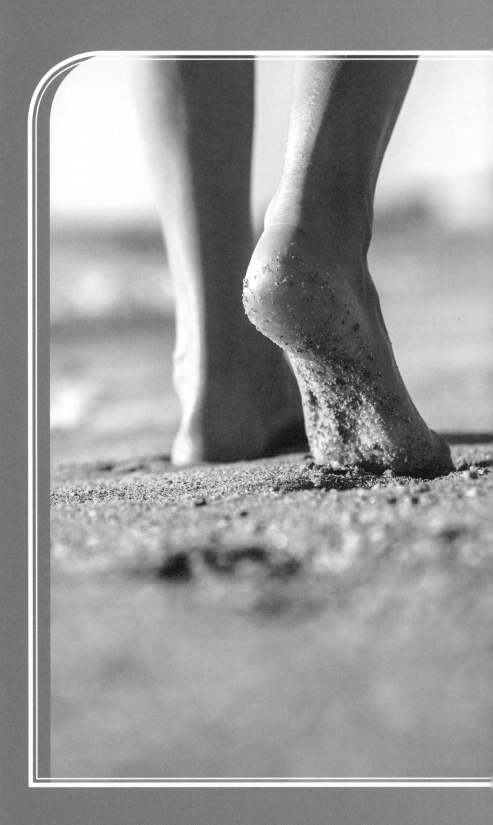

제**5**장

맨발걷기와
섭생의
중요성

맨발걷기와
채소 중심의 소박한 밥상

헬렌 니어링의 《소박한 밥상》이라는 책의 내용은 밥상을 차리는 데 들어가는 시간을 아껴 사색하고 공부하는 등 의미 있는 일에 시간을 많이 써야한다는 교훈을 주었다. 실제 그러한 소박한 밥상이 건강에 얼마나 좋은지는 우리 모두 주변에서 많이 들어 아는 이야기다. 바로 건강한 채소와 곡물, 과일을 중심으로 하는 채식과 소식이 건강에 좋다는 이야기다.

헬렌 니어링과 남편 스콧 니어링의 삶은 오래 전 그들의 《조화로운 삶》이라는 도서를 통해 잘 알려져 있다. 현대 물질문명에 저항하며 1930년대 초 미국의 도시를 떠난 그들 지식인 부부가 버몬트주의 시골로 들어가 그야말로 자연주의의 생활을 이어가며, 즉 모든 먹고 사는 일을 직접 농사지어 자급자족하며, 그 농사 일과 지식인으로서의 삶을

|그림 46| 헬렌 니어링과 스콧 니어링

그들대로 조화롭게 엮어간 아름다운 이야기다. 그들의 삶은 단순한 채
식과 소식의 차원을 넘어서서, 도시문명에 찌들려 사는 현대인들에 대
한 소리 없는 경고이자 깨우침의 죽비인 것이다.

동 책을 번역한 류시화 시인은 그들의 삶의 원칙을 아래와 같이 정리한 바 있다. "채식주의를 지킨다. 하루를 오전과 오후 둘로 나누어, 빵을 벌기 위한 노동은 하루에 반나절만 하고 나머지 시간은 온전히 자기 자신을 위해 쓴다. 한 해의 양식이 마련되면 더 이상 일하지 않는다"고 쓰고 있다. 그리고는 "하루에 한 번씩은 철학, 삶과 죽음, 명상에 관심을 갖는다. … 깨끗한 양심과 깊은 호흡을 유지할 것을 삶의 대원칙으로 삼는다. … 그리고 생활에 필요한 모든 것을 땅에서 얻는다는 건강한 철학을 끝까지 잃지 않는다"며 "단순하면서 충족된 삶, 그것이 그들이 평생토록 추구한 삶이었다"고 쓰고 있다.

그들의 삶의 태도 앞에서 우리가 경건해질 수밖에 없는 이유다.

그 후 부인인 헬렌 니어링이 쓴 《아름다운 삶, 사랑 그리고 마무리》에서 53년 동안 함께 살았던 남편 스콧 니어링이 세상을 떠나는 그 엄숙하고 아름다운 의식 앞에서 우리는 또 한번 숙연해질 수밖에 없었다. 꼭 100세 생일을 맞은 지 2주일 뒤 이제는 떠날 때가 되었다고 판단한 스콧이 지금부터 곡기를 끊겠다는 의사를 부인에게 전하고, 헬렌은 그를 소리없이 받아들이는 그들의 성숙된 모습에서 우리는 한 인간의 삶이, 또 그를 받아들이는 부인의 의연함이 얼마나 아름다운 지를 보고 읽을 수 있기 때문이다. 눈물이 앞을 가려 글을 쓸 수 없을 정도의 진정한 아름다움이다.

스콧과 헬렌은 우리가 인간으로서 가장 존엄하게 아름답게 생을 마감할 수 있는 진정한 표상이고, 또 저자가 항상 이야기하듯, 우리는 그렇게 조화롭게 살다가 존엄하게 아름다운 이 세상을 하직해야 할 것이다.

그를 위해 스콧과 헬렌은 도시를 완전히 떠난 시골 벽지에서의 탈문명의 삶을 선택하였지만, 현대를 살아가고 있는 우리 모두가 다 그러할수는 없는 일이다.

그렇다면 우리는 어떻게 그러한 헬렌과 스콧의 건강하고 고결한 삶의 모습을 우리가 살아가는 도시의 삶에 접목할 수 있을 것인가 하는문제에 당도한다.

바로 헬렌이 《소박한 밥상》에서 서술한 것처럼, '신선한 야채와 과일, 건강에 좋은 곡물로 만드는 간소하고 맛있는 음식'을 준비하여, 음식준비에 들어가는 불필요한 시간을 아끼고, 나머지 시간들을 신체적으로 건강하고 정신적으로도 풍요로운 삶을 살아갈 수 있는 데 시간을할애해야 한다는 것이다.

그 최적의 대안은 바로 우리들이 지금 하고 있는 맨발걷기다. 현대문명사회를 살지만, 매일 가까운 숲속으로 들어가 문명의 상징인 신발을 벗고, 우리의 조물주가 당초 설계해 주신 대로의 삶의 원형을 따르며 맨발로 걷는 것이다.

그 시간은 나 자신에 오롯이 충일한 명상의 시간일 뿐만 아니라 가슴 속에서 오아시스의 맑은 샘물처럼 싱그러운 기운이 전신과 정신을맑게 해준다. 그리고 우리가 항상 강조하듯이 숲길을 맨발로 걸으면 혈액순환이 왕성해져 몸의 면역체계가 강화되고, 현대 문명병의 근원인

온몸의 활성산소가 중화, 소멸될 뿐만 아니라, 땅속의 자유전자가 몸속으로 들어와 혈액을 묽게 하고 혈류를 빠르게 도와 가장 무서운 질병들인 각종 암과 급작스러운 심정지 등 심혈관질환, 뇌질환 등으로부터 우리를 자유롭게 해준다. 또한 맨발로 걸으면서 딱딱한 고무밑창을 댄 신발을 벗음으로써 맨발바닥의 아치로 인한 탄력과 수축, 이완작용으로 온몸의 근골격계를 싸고 있는 근육들을 말랑말랑하게 하여, 족저근막염, 무릎 관절염, 고관절, 척추관협착증의 통증 등 각종 근골격계 질환으로부터 우리를 자유롭게 해 준다. 우리의 신체적, 정신적 건강한 삶이 전방위적으로 확보될 수 있는 생리적, 이론적 근거들이다.

그런데 위와 같이 현대 문명을 버리고 떠나 버몬트의 시골에서 자급자족하며 평생을 자연주의 운동가로 살아낸 헬렌과 스콧조차 고무 밑창의 구두나 샌들은 벗지를 못하였다. 탈문명을 외쳤지만, 문명의 이기를 모두 버리지는 못한 것이다. 그래도 그들은 도시를 떠나 육제적인 노동을 통한 운동을 스스로 아끼지 않았고, 소박한 밥상을 놓지 않았기에 평생 병원 신세를 지지 않고 건강하게 사신 것이다. 우리는 비록 현대 문명을 버리고 시골로 들어가지는 못하지만, 그들의 삶의 방식과 철학을 따라 채식 등 소박한 밥상을 즐기고, 그들 부부는 비록 알지 못하여 실천하지 못했지만, 정신적, 신체적으로 건강한 삶의 최적의 방식인 맨발걷기를 우리 주변의 숲길을 찾아 매일매일 생활화하는 것이다.

그 경우, 우리도 건강한 삶을 향유하게 됨은 물론, 저자가 항상 이야기하듯이, 인간으로서 가장 아름답고 존엄한 죽음을 어느 날 이루게 될 것이다. 이제 헬렌과 스콧의 '조화로운 삶'과 '소박한 밥상', '아름다운 삶, 사랑 그리고 마무리'의 전범典範을 오늘날 우리 독자 여러분이 앞으로 다들 보여주게 되시리라 확고하게 믿는 이유이기도 하다.

맨발걷기와
섭생 병행의 중요성

저자의 부끄러운 작은 이야기를 고백하겠다. 겨우내 매일 맨발로 만보 이상을 걷고 있었기에 건강에 과신을 하였고, 그 결과 먹는 것을 가리지 않고 먹었을 뿐만 아니라, 과일, 케익 등 단 음식을 먹는 데 조금도 조심하지 않고, 특히 저녁 식사 후에도 안사람의 경고에도 불구하고 맨발로 걷고 들어와 꼭 배나 단 과일을 한 쪽 이상 먹었기 때문이다.

가까운 병원에 가서 간단한 혈액검사를 해 보았더니, 우려했던 당화혈색소가 위험선에 도달하였다. 과신과 잠시 동안의 부주의의 결과였다.

이에 당장 당도가 높은 과일들의 하루 섭취량을 반으로 줄이면서, 저녁 식사 시간 이후에는 일체의 과일과 단 음식 등을 스스로 금지하기로 하였고, 좋아하는 빵과 케익 등도 자제하기로 하였다.

그로부터 3개월이 지난 어느 날 아침 다시 병원에 가서 당화혈색소 수치를 검사해 보았다. 그랬더니 의사가 "오, 축하합니다. 정상으로 돌아왔네요. 그동안 무슨 조치를 하셨지요?"라고 물어보았다. 당화혈색소가 3개월 전 5.9에서 그날 아침에는 5.5로 돌아온 것이었다. "네, 맨발로 매일 걸으면서 음식을 조절했습니다. 단 음식을 피하고, 먹는 과일을 반으로 줄였으며, 일체의 케익이나 빵을 먹지 않았습니다. 그리고 특히 저녁 식사 후에는 그동안 먹던 배나 단 과일을 일체 금지했습니다. 또 흰밥을 현미밥으로 바꾸었고요. 결국 '맨발걷기'라는 중요한 운동과 '식이요법'이라는 섭생이 합쳐서 이루어낸 성과라고 생각합니다"라고 답하였다. 의사는 "혈압도 완전 정상입니다"라고 확인해 주었다.

실제 지난 3개월 식이요법을 병행하면서 저자에게는 세 가지 커다란 소득이 생겼다. 첫째는 위와 같이 당화혈색소 수치가 5.9에서 5.5라는 정상수치로 돌아왔다는 것이다. 그리고 둘째는 몸무게가 약 4~5kg이 빠졌다는 것이다. 그리고 셋째 더 중요한 것은 평생 빠지지 않던 뱃살이 쭉 빠졌다는 사실이다. 이 역시 식이요법의 놀라운 결과다. 당분 섭취를 최대한 줄이고, 특히 저녁 식사 후 일체의 과일이나 야식을 먹지 않은 결과로 보여진다. 과거에도 맨발걷기를 계속했고 또 지금도 맨발걷기를 계속하고 있지만, 지난 3개월 동안에 당화혈색소가 정상화되고, 몸무게 4~5kg이 빠지고, 뱃살이 쭉 빠진 이유는 바로 이 사뭇 엄격한 식이요법이 있었기 때문이라 믿어진다.

이러한 저자의 시행착오를 통해, 또 그 결과 찾아온 확실한 건강의 개선효과를 교훈 삼아, 여러분들도 모두 맨발걷기와 함께 적정한 식이

요법이라는 섭생까지 같이 해 나가면서 완벽한 건강들을 챙겨 나가기를 당부드린다. 특히 혈압이나 당뇨, 고지혈증, 심장병 등 대사성질환을 가지신 분들의 경우, 맨발걷기와 함께 식이요법 실천의 중요성은 재언의 여지가 없을 정도로 중요하다는 생각이다.

조병목 씨의 과거 공복혈당치 350~370의 중증 당뇨와 갑상선암의 동시 치유가 맨발걷기와 볶은 곡식을 드신 식이요법 그리고 신앙생활의 결과였다는 증언이 기억난다. 어김없이 맨발걷기와 식이요법이 병행된 치유의 역사다. 저자의 경우도 그 정도가 미약하지만, 결국 식이요법과 맨발걷기가 병행되어 위험선의 경계에까지 이른 당화혈색소 수치를 정상화시킨 실례가 그러한 당위를 다시금 입증한다.

결국 '맨발걷기'와 '식이요법'의 병행은 현대 문명 사회에서의 완벽한 건강 프로그램이라는 점이 저자의 개인적인 사례를 통해서 더욱 확실해졌다는 생각이 든다. 여기서 식이요법의 요체는 결국 앞 글에서 썼듯이 채소 중심의 소박한 밥상이라 하겠다.

03

채식과 신선한 먹거리 그리고 맨발걷기

이소명 부회장은 《맨발걷기가 나를 살렸다》에 인용된 '유방암 자연치유 이야기'에서 단순히 채식이 중요하다는 사실을 넘는 몇 가지 중요한 통찰을 서술하였다.

27년 전 채식을 중시한 혁명적인 생활태도의 변화 이외에도, "캔 음료 대신 과일을 먹었고, 늘 식사준비 하기가 귀찮다 보니 외식과 인스턴트를 즐겼던 생활에 종지부를 찍었습니다. … 일주일 단위로 몸이 달라지는 걸 느낄 수 있었고, 몸이 가벼워지면서 매사에 의욕이 생기기 시작했습니다. 믿을 수 없는 변화였습니다. 그 모든 것이 채식을 하고 일체의 화학적인 것을 거부한 결과라는 걸 깨달았습니다"고 하였다.

여기서 주목할 사실은 "캔 음료, 인스턴트 음식 등 일체의 화학적인 것을 거부하였다"는 사실이다.

　지난 날 저자에게 잊지 못하는 가슴 아픈 기억이 하나 있다. 다름이 아니라, 저자가 1990년대 중반 헝가리에서 현지 헝가리 대우은행의 영업을 총괄하고 있을 때, 저자에게 전폭적인 신뢰를 주시고 은행의 모든 영업을 다 맡기셨던 고 이종환 은행장님의 슬픈 이야기다.

　여름 휴가철을 맞아 모처럼 사모님과 함께 미국에 있는 자녀들과 같이 가족여행을 하기 위해 미국으로 떠날 준비를 하고 계셨다. 그런데 떠나기 며칠 전부터 소화가 안 되고, 통증이 느껴진다 하셨다. 당시 헝가리 병원의 의료 수준이 낮기는 하지만, 그래도 병원에 가보실 것을 권해드렸으나, 며칠 후면 미국을 가니 문제가 있으면 미국의 병원을 가시겠다며, 며칠 통증을 참으신 후 결국 미국으로 떠나셨다. 떠나기 직전, 저자에게 "항상 건강 조심하라"고 따뜻한 말씀으로 따로 인사를 주셨는데, 그 말씀이 이생에서의 마지막 작별을 고하신 말씀이었음을 깨닫는 데는 그리 오랜 시간이 걸리지 않았다.

　은행장님께서는 미국에 도착해서도 복통이 계속되었지만 약 일주일 이상 자동차 여행을 하신 후, 결국 어쩔 수 없이 여행 중 찾은 미국의 한 병원에서, 즉각 위암수술을 결정하게 되었고, 그로부터 불과 2주 후에 영원히 돌아오지 못할 길로 떠나시고 말았다. 이미 오랜 시간이 흘렀지만, 고인의 돌연한 사망과 그 따스하셨던 인품이 못내 다시 그리워진다.

돌이켜 보면 당시 60대 초반의 고인께서 갑자기 위암으로 돌아가신 이유가 무엇인지를 곰곰히 생각한 끝에 중요한 한 가지 원인을 찾아 내었다. 바로 고인께서 그렇게 좋아하셨던 통조림 음식이었다. 과거 먹거리가 부족하였던 시절에 미군에서 흘러나온 '깡수메'라는 통조림 된 과일과 생선, 육류 등이 우리들의 선망의 대상이던 때도 있었다. 당시 헝가리에도 물자가 부족하였기에, 수시로 비엔나 등으로 나가서서 통조림 캔을 사 모으시곤 하셨다. 그래서 고인의 댁을 방문하면, 지하실 4면 벽에 가득 저장해 놓으셨던 각종 미국 또는 유럽 각국의 통조림을 구경시켜 주시고는 그 중 맛있는 캔을 골라 그 자리에서 따서 나누어 주시곤 하셨다. 그 통조림 음식들이 결국 고인을 죽음으로 이끌었던 위암의 원인이 되었던 것이다. 오랜 시간 캔 속에 저장된 과일이나 음식이 산패酸敗되어, 몸을 해롭게 하는 지방산 등이 생성되어지고, 그것이 암을 유발하는 요인이 될 수밖에 없기 때문이다.

여기서 우리는 이소명 님 말씀대로 '캔 음료, 인스턴트 음식 등 일체의 화학적인 것을 거부'하는 것 외에 일체의 통조림 된 음식 역시 거부해야 된다는 통찰에 이른다. 다시 말씀드리면 일체의 통조림 된 캔 음식, 패스트푸드 등을 거부하고, 언제든 신선한 과일, 야채, 음식과 프레쉬 쥬스를 계절에 맞게 골라서 먹고 청량음료 대신 질 좋은 신선한 생수를 마시는 지혜를 가져야 된다는 이야기다.

또한 이소명 님은 채식의 중요성에 대한 강의를 듣고 1년 6개월 정도 그를 실천하던 중 닥친 유방암 초기 상황의 검진 결과에 단호한 태도로 임하셨음이 눈에 띈다. 암 선고를 받고도, 한마디로 '나는 이제 죽었다'는 생각으로 의기소침해진 것이 아니라 "만약 지난 1년 6개월 채식을 하지 않았더라면 아마도 나는 지금쯤 유방암 말기로 판정 받았을 것이다. 따라서 지금처럼 채식을 계속하면, 나는 반드시 살아난다"는 확고한 신념을 가진 것이었다.

과거 2001년 저자를 맨발걷기에 눈뜨게 해 주신, 간암 말기에 임파선암, 폐암까지 온몸에 암이 번졌던 청계산 이주선 씨의 경우도 "암과 싸워 이길 수 있었던 것은 바로 '살 수 있다'는 자신감과 좋은 체력 덕분이었다"며 "피눈물을 쏟으면서 살려고 발버둥을 쳤기 때문에 지금 이 자리에 있을 수 있는 거죠. 암환자들에게 가장 중요한 게 뭔지 아세요? 바로 나 자신을 믿는 거예요. 난 할 수 있다는 자신감 말이에요"라고 결론지었던 내용과도 그대로 일치한다.

이소명 님도 그러한 암의 치유에 대한 확고한 신념과 긍정적인 태도, 그리고 그를 실천하는 불굴의 의지가 있었기에 닥쳐 온 유방암을 극복해낸 것이다.

여기 이소명 님의 이야기에 더 나아가, 최근 영민 님, 미숙 님은 물론 연례 님, 순례 님 그리고 병목 님 등께서 그 어려운 암들로부터 치유되도록 한 매일매일 하루 3~4시간의 맨발걷기가 더해진다면, 금상첨화다.

지금 현재 각종 암과 투병하고 계시는 전국에 계시는 암환우 여러분들께서는 조금도 두려워 하시지 말고, 다시 한번 용기와 신념을 가지고, '채식과 신선한 먹거리 그리고 맨발걷기'로 머지 않은 날 기적같은 치유의 증언들을 웅변할 수 있는 멋진 날들이 도래하길 우리 모두 힘차게 응원하고 같이 동행한다.

채식이 잡식보다
건강에 더 좋은 이유

  통상 우리는 채식이 건강에 더 좋다는 이유로 채식을 많이 권하고, 일부 사람들은 채식만을 고집하는 경우도 있다.

  실제 2023년 12월 2일 미국 스탠퍼드대 의과대학의 영양학 박사인 크리스토퍼 가드너Christopher Gardner 교수팀은 미국 의학협회AMA 저널 〈JAMA 네트워크 오픈JAMA Network Open〉에서 "일란성 쌍둥이 22쌍을 대상으로 한 8주 간의 임상실험 결과 잡식 식단보다 완전 채식이 심혈관 건강 개선에 더 효과가 있는 것으로 나타났다"고 밝혔다.

  동 연구에서 가드너 교수는 "쌍둥이를 대상으로 한 이 연구는 기존 잡식성 식단보다 완전 채식 식단이 건강에 좋다는 것을 입증하는 획기적인 방법을 제공한다"며 "이 결과는 식물성 식품을 더 많이 섭취하는 것이 대부분의 건강과 장수에 도움이 된다는 것을 보여준다"고 말하고, "대부분 사람이 완전 채식을 하지는 않겠지만 식물성 식품을 조금이라도 더 섭취하게 하면 건강 개선에 도움이 될 것"이라고 덧붙였다.

그런데 가드너 교수팀은 왜 채식 섭취 식단이 잡식 식단보다 건강한지, 그것이 단지 심혈관질환 환자들에게만 해당되는지 등에 대해서는 전혀 언급을 하지 않고 있다.

이에 그럼 왜 채식이 잡식보다 더 좋은지에 대해 접지이론의 관점에서 그 이유를 잠시 생각해 본다.

미국 접지이론 창시자의 한 사람인 고 스티븐 시나트라 박사는 우리 몸의 에너지대사의 핵심 물질인 ATP 생성이 상당 부분 신선한 야채와 과일의 섭취 시 그로부터 공급되는 자유전자의 덕분으로 이루어진다고 하였다. 여기서 신선한 야채와 과일은 그를 섭취하는 사람에게 자유전자를 공급하여 에너지대사의 핵심 물질인 ATP를 생성케 하는데, 잡식은, 예를 들어 육식은 그러한 자유전자의 공급이 없다는 사실에서 그 해석의 단서를 발견하게 된다.

즉 채식을 할 때 자유전자는 어디에서 와서 채식에 존재하고 잡식 즉 육식에는 왜 없느냐 하는 의문을 푸는 실마리가 바로 그 답이 될 것이다.

이제까지 저자는 지구가 음전하를 띤 자유전자가 충만한 배터리라 하였다. 그리고 그 자유전자는 당초 태양에서 태양풍을 타고 지구의 전리층으로 와 번개와 뇌우를 통해 지구에 대전帶電된다 하였다. 즉 땅속 자유전자는 태양으로부터 비롯된 햇살이나 산소와 마찬가지로 모든 생명체의 각종 생리적작용들이 정상적으로 작동케 하는 충전체로서 매우 중요한 의미를 띠고 있다 할 것이다. 그래서 모든 생명체는 지구에 뿌리를 박거나 지구에 접지함으로써 지구로부터 전자를 충전 받아 그 싱싱한 생명력을 유지하며 살아가고 있는 것이다.

그런데 땅속 자유전자가 동물의 몸으로 올라갔을 때와 식물의 잎이나 줄기로 올라갔을 때 어떻게 변하고 존재하는지에 대한 추가적인 해석이 필요하다 여겨진다. 이것은 과학자들이 과학적으로 설명하여야 하는 영역이지만, 과학적 지식이 부족한 저자는 하나의 통찰로 그 과정과 역할을 추론해본다.

땅속 자유전자는 동물의 경우 땅을 밟거나 접지하고 있을 때 몸 안으로 올라와서 1차 짝을 잃은 활성산소의 전자의 짝을 찾아준다. 그리고 적혈구의 표면전하를 올려서 제타전위를 올리고 혈액을 맑게 해준다. 그리고 그 전자들은 세포의 발전소인 미토콘드리아의 전자전달계로 공급되어 산소와 결합, 산화적 인산화과정을 거쳐 ATP로 생성되어 나와 에너지의 원천으로 사용되게 된다. 또한 동물의 생체 내 생리적 과정을 거치고도 남은 전자는 생체를 이루는 반도체의 연결조직 connective tissue의 전하 저장장치charge reservoirs에 보관되어서 생체에 염증 등이 생길 경우 재생물질로 공급되어진다. 그런 일련의 과정을 거쳐 동물 내에서의 전자의 일생은 끝나는 것으로 보여진다.

관련하여 폴란드의 의사들인 쏘칼 부자父子 박사들은K. Sokal, P. Sokal 인체를 접지하는 것이 이화과정(생물이 체내에서 고분자유기물을 좀더 간단한 저분자유기물이나 무기물로 분해하는 과정으로 이때 미토콘드리아에서 ATP 등 에너지가 생성되어 방출된다)의 활동 증가를 포함하여 인간의 생리적 과정에 영향을 미치며 '내분비 및 신경계를 조절하는 우선적인 요인'일 수 있다고 결론 짓고 있음도 참고하면 좋겠다.

반면 식물의 경우에는 위와 같은 동물의 체내, 항산화작용과 같은 생리적인 작용이 작동하지 않는다. 예컨대 세포내 잃어버린 전자의 짝을 찾아 생을 마치는 일이 없고, 따라서 땅속에서 식물의 줄기나 잎으로 흡수된 전자는 식물의 일생 동안 또 그 사후에도 그대로 식물의 잎과 줄기 그리고 뿌리에 그대로 존재하고 있는 것으로 보여진다. 그래서 그 식물을 사람이나 동물이 채식으로 식용할 경우, 그 자체 신선한 야채가 되고, 그 야채 속 전자가 인체나 동물의 몸속의 미토콘드리아 전자전달계로 들어와서 ATP 생성의 원재료가 되는 전자로 작동하게 되는 것으로 보여진다.

따라서 채식이 건강에 좋다는 것은 바로 채식 속에 포함되어 있는 땅속 자유전자가 식용을 통해 우리 몸 안으로 들어와서 ATP 생성의 전자전달계로 공급이 되면서 ATP가 생성되는 에너지대사의 원천이 되거나 활성산소를 중화해 주고, 혈액을 맑게 해 주는 접지 효과 때문이라는 결론이 되겠다.

여기서 우리는 우리 조물주의 거대한 설계도 사이클을 다시 한번 인지하게 된다. 1) 당초 태양의 태양풍을 통해 전자를 지구로 보내, 2) 지구에 대전帶電된 형태로 그 전자들이 땅속에 존재하게 한 후, 3) 그 지구를, 땅을 밟고 사는 모든 생명체를 그 전자의 충전을 통해 건강하게 살게 만들고, 4) 또 어떠한 이유든 그 전자가 부족한 인간들이나 동물들에게는 채소를 식물로 식용케 하여 그 채소에 잔존하는 전자들로 추가적인 전자를 공급하게 함으로써 우리 인간과 동물 등 생명체가 건강하게 살아갈 수 있도록 전체의 생명 현상의 구도와 체인을 설계해 놓으신 것으로 보여진다.

얼마나 정밀하고 원대한 조물주의 구도이자 설계도인가? 이러한 조물주의 태양과 지구를 중심으로 한 원대한 섭리와 구도를 위 스탠포드대학의 의학자들은 알고 있지 못하기 때문에, 단지 채식이 잡식보다 심혈관질환에 좋다는 사실의 발견에 만족하고 있다 여겨진다.

여기서 우리는 조물주의 그 엄청난 기적과 같은 섭리와 우리가 명명한 '생명의 자유전자'의 연원淵源과 존재 그리고 그 역할에 다시 한번 감동하게 된다. 채식이 건강에 좋다는 사실은, 또 그것이 단지 심혈관질환 뿐만 아니라 전반적인 건강에 좋다는 사실은, 바로 이러한 조물주의 원대한 섭리와 생명의 설계도 덕분임을 우리는 알아야 되겠다.

제**6**장

맨발걷기의
방법과 시간
그리고 발관리

01

맨발걷기의
바른 자세

숲길 맨발걷기는 근골격계 전체가 똑바로 서서 정자세로 걷는 아름다운 걷기 자세를 지향한다. 우리가 걸을 때 정자세로 똑바로 걷느냐, 아니면 구부정한 자세로 걷느냐, 또 발바닥을 또박또박 떼어 놓으면서 걷느냐, 아니면 팔자걸음으로 어기적어기적 걷느냐에 따라서 몸의 체형이나 균형 자체가 완전히 달라진다.

조물주가 우리 인간을 창조하셨을 때, 맨발로 걸으며 정자세로 똑바로 걷는 모습을 전제로 하고, 모든 몸의 근골격계와 그 안에 분포한 각종 근육과 신경계들이 작동하도록 설계하셨다. 따라서 그러한 균형된 자세를 잃을 경우, 몸의 각종 근육과 신경계통의 작동 역시 잘못 작용하거나 정상궤도를 이탈할 개연성이 높다.

그러면 어떠한 자세가 정자세라고 할 것인가? 통상은 아프리카 마사이족의 걸음이 정자세로 알려져 있다. 발의 뒤꿈치를 먼저 땅에 딛고 다음 발바닥을 둥글게 접지한 후 발가락에서 마지막 추동력을 확보하는 걸음 형태다. 그렇게 발뒤꿈치부터 접지하게 되면, 허리를 똑바로 받치고 몸을 바르게 세워주는 효과가 있다는 점에서 마사이족의 걸음 형태는 정자세의 바른 걸음이다.

관련하여 우리가 주의해야 할 사항은 발의 뒤꿈치로부터 발바닥과 가운데 아치 부분 그리고 발가락의 세 부분으로 연결되는 걷기 동작에서 발뒤꿈치를 먼저 접지하는 것이다. 양 발바닥의 둥근 아치는 양발의 양쪽으로 대칭을 이루면서 몸을 굳건하게 접지하게 함과 동시에, 두 발과 무릎, 골반, 요추, 척추, 경추로 이어지는 몸의 근골격계 전체가 똑바로 서게 하는 그런 중요한 중심축 기능을 한다. 발가락 부분은 걸을 때 땅을 끌어당김으로써 걷는 추동력을 확보하게 하는 엔진기능을 한다.

요약하면 발뒤꿈치를 땅에 먼저 착지한 후, 양발의 아치를 중심축으로 하여 몸의 근골격계 전체를 똑바로 떠받친 후, 발바닥의 뒤에서 중간, 앞쪽의 발가락으로 힘을 이동한 후(황새처럼 걷기), 발가락의 엄지, 검지, 중지를 끌어당기면서 발가락이 마치 부챗살처럼 펴지는 형태의 걷기를 통해서 앞으로 나아가는 추동력을 얻는 걸음 형태(스탬프를 찍듯이 걷기)가 정자세의 걷기라 할 것이다. 즉 황새처럼 걷는 걸음과 스탬프를 찍듯이 걷는 걸음을 결합한 정자세의 걸음 형태로 걷게 되면, 양발의 양쪽 바깥날로 뉘어서 걷는 잘못된 걸음 형태를 방지하고, 몸의 균형이 흐트러지고 안짱다리 등이 형성되는 오작동도 예방한다. 동시에 몸 전체의 근육과 신경계까지도 제대로 작동하도록 촉진하는 역할을 한다. 그 경우 근골격계 전체가 똑바로 서서 정자세로 걷는 아름다운 걷기 자세가 되고, 그것은 맨발로 걸을 때 구현이 가능하다.

맨발걷기의
일곱 가지 걸음방법

① 두꺼비처럼 걷기

숲길을 맨발로 걷는 일곱 가지 걸음 중 첫 번째 걸음이 두꺼비처럼 걷는 걸음이다. 답답했던 신발을 벗어 던지고 맨발로 어머니 대지를 밟고 서는 첫 번째 걸음이다.

두꺼비처럼 걷는 걸음은 우선 온몸에 힘을 다 빼고 또 양어깨를 무겁게 누르고 있던 스트레스와 고뇌를 다 내려놓고 어머니 대지로 침잠해 들어가는 그러한 걸음이다.

맨발 발바닥으로 어머니 대지를 어루만지고 느끼면서 부드럽게 천천히 걷는 걸음이다. 마치 두꺼비가 땅에 딱 붙어서 천천히 움직이듯 그렇게 걸으며 어머니 대지를 느낀다. 그리고 그 어머니 대지와 합일되는 나 자신을 인지한다. 그리고 나 자신의 실존으로 천착한다. 달리 표현하면,

|그림 47| **두꺼비처럼 걷기**

나 자신의 내면의 실상과 대면하는 그런 명상의 걸음이다.

두꺼비 걸음을 걸으면 두꺼비처럼 마음이 편안해진다. 그리고 마음이 평화로워진다. 그것이 바로 두꺼비처럼 걷는 첫 번째 맨발걷기의 의미다.

생리적으로는 이 첫 번째 걸음을 통해서 몸의 전압이 300~600mV에서 0V로 떨어진다. 몸속의 모든 활성산소가 발바닥과 대지의 접촉을 통하여 땅속으로 조용히 완전히 소멸한다. 그리고 몸이 깨끗해진다. 혈관도 깨끗해진다.

동시에 딱딱한 신발의 밑창이나 구두의 뒷굽으로 인해서 발걸음을 떼어 놓을 때마다 충격이 왔던 발뒤꿈치와 무릎, 고관절, 요추, 척추, 경추 등 관절 주변의 모든 근육의 충격을 완화하고 소멸한다. 이 첫 번째 걸음을 통해 모든 근골격계에 주어졌던 충격과 근육의 경직화 현상이 완화한다. 한마디로 모든 몸의 관절을 싸고 있는 근육이 말랑말랑해지는 것이다. 따라서 경직된 근육들에 의해 눌려 있던 신경이 제대로 작동하고, 모든 근골격계 통증의 치유가 시작되는 것이다.

결국 첫 번째 걸음인 두꺼비 걸음은 발바닥 밑쪽의 통증인 족저근막염과 무릎관절 연골의 문제들로 비롯된 퇴행성관절염의 통증, 고관절의 통증, 척추관협착증의 통증 등 모든 근골격계의 통증들을 소멸하고 완화하는 걸음이다.

맨발과 대지의 접촉과 동시에 딱딱한 신발의 뒤축이나 구두의 뒤축으로부터 발생하였던 충격과 경직화 현상을 해소함으로써, 관련 근골격계의 통증들이 하나같이 완화되고 치유되는 것이다.

결국 숲길 맨발걷기의 첫 번째 걸음인 '두꺼비처럼 걷기'는 나 자신의 실존에 천착하는 명상의 걸음임과 동시에 몸속의 활성산소를 다 내보내는 걸음이며 평소 구두, 등산화 등 신발을 신음으로써 충격을 받고, 경직화되었던 온몸 관절 주변의 근육을 부드럽고 말랑말랑하게 하여 근골격계의 통증을 완화하는 치유의 걸음이다.

② 황새처럼 걷기

숲길 맨발걷기의 두 번째 걸음인 '황새처럼 걷기'는 어깨를 쭉 펴고 바른 자세로 세상을 향해 당당히 나아가는 자신만만한 걸음이다.

숲길 맨발걷기의 첫 번째 걸음은 '두꺼비처럼 걷는 걸음'이었다. 맨발과 땅의 첫 접촉이기에 땅을 내려다보고 어머니 대지를 맨발로 어루만지며 그 촉촉한 느낌을 확인해 가는 그런 걸음이었다. 세상살이에서 오는 온갖 고뇌와 스트레스를 다 내려놓고 어머니 대지와 합일하여 그

|그림 48| **황새처럼 걷기**

품속으로 안기는 그러한 명상의 걸음이었다. 우리는 그를 통해 모든 번뇌를 다 내려놓았다. 그로부터 가슴 속은 텅 비게 되고, 그 텅 빈 가슴 속으로 새로운 희망과 용기가 그리고 삶의 의지가 맑은 샘물이 차오르듯 용솟음치게 된다.

그래서 이제는 세상을 향해 자신만만하게 나아갈 수 있다. 어깨를 쭉 펴고 바른 자세를 취하며, 대지를 향해 내렸던 시선은 하늘로 당당히 향하고, 세상을 향해 자신만만한 자세로 서는 것이다. 그리고 걷기 시작한다. 발뒤꿈치로부터, 발허리, 발살, 발부리, 그리고 발가락 순으로 둥글게 둥글게 접지하면서 자신만만하게 걷는 걸음이다. 자연스럽게 팔을 앞뒤로 휘휘 내젓게 된다. 그것은 이제 세상에 대한 자신감 회복의 선언이 된다. 그래서 그 걸음은 어떠한 어려움이나 고뇌도 과감히 물리치고 당당하게 설 수 있는 그런 힘과 자신감 그리고 신념으로 충만한 그런 걸음이 된다.

황새처럼 걷기를 하면 누구나 당당한 자세, 원래 우리 인간이 창조된 그대로의 아름다운 균형미를 갖춘 걸음걸이의 모습이 된다. 심리적으로는 자신만만하게 세상을 향해 나아가며 포효하는 걸음이다. 설령 과거에 어떠한 어려운 질병이나 마음의 상처, 돌이키기 힘든 상실감이 있었다 하더라도 이제는 세상을 향해 당당히 걸어나가는 자신만만한 걸음이다.

이 황새처럼 걷는 걸음을 걷게 되면, 가슴을 쭉 펴고 균형 있는 아름다운 자세로 걷게 될 뿐만 아니라, 갑작스러운 사랑하는 가족의 죽음으로부터 비롯된 상실감으로부터도 회복하게 된다. 또 여러 가지 세상의 부조리와 부당함에 억눌렸던 울화병까지도 극복할 수 있는 걸음이 된다.

그래서 황새처럼 걸을 때는 시선을 하늘로 향하고, 당당한 자세로, 균형 잡힌 아름다운 걸음을 걷는다. 그리고 동시에 부조리한 세상에 대한 분노를 해소하면서 주변 사람들과 세상에 대한 넉넉한 사랑과 포용으로 세상을 향해 여유롭게 나아가며 걷는다.

궁극에는 우리가 추구하는 긍정과 감사 그리고 행복으로 충만한 마음으로 세상을 향해 나가길 바라는 기대와 염원이 우리의 두 번째 걸음인 '황새처럼 걷기'에 실려 있다. 그래서 황새처럼 걷는 아름다운 자세로 당당하게 걸으며 세상을 가득 가슴에 품는 그런 멋진 삶을 살아가기를 바라는 것이다.

그것이 바로 '황새처럼 걷기'에 담긴 의미이기도 하다.

③ 까치발 걷기

맨발걷기의 세 번째 걸음은 발의 뒤꿈치를 들고 발부리와 발가락 부위로만 걷는 걸음이다. 마치 까치가 꼬리를 사뿐사뿐 위아래로 흔들며 걷는 모습의 걸음이다.

까치는 오랜 옛날부터 우리에게는 반가운 소식을 전해주는 길조로 알려졌다. 그 생김이 단아하고 날렵하여 보기에도 아름다울 뿐만 아니라 날 밝은 아침 집 앞 나뭇가지에 앉아 즐거운 소식을 전하는 듯 노래하기 때문이다.

아침에 까치가 울면 기쁜 손님이나 좋은 소식이 있다는 믿음도 그렇게 형성되어 왔다. 특히 설날 아침에 들리는 까치 소리는 그해의 길운을 점치게 하는 소리로 여겨져 왔다. 까치는 그래서 삶에 대한 희망과 미래에 대한 즐거운 기대, 그것의 상징이 되었다.

까치발 걸음으로 걷게 되면 발부리와 발가락 부위에 집중하여 자극을 줄 수 있다. 몸의 무게 중심이 그곳으로 이동하기 때문이다. 평소의 걸음에서는 발가락 부위 쪽에 몸무게의 약 1/3의 지압이 가해지지만, 이 까치발 걷기에서는 몸무게 전체가 발가락 부위에 집중이 된다. 따라서 그만큼 발가락 부위에 지압 효과가 극대화한다.

발부리와 발가락에는 우리의 머리, 눈과 귀 그리고 가슴에 해당하는 반사구들이 분포되어 있다. 그래서 까치발 걸음은 머리를 맑게 해 주고, 눈과 귀를 밝게 해 주는 걸음이다.

밤에 잠자기 전 숲길이나 운동장을 맨발로 걸으면서 까치발 걸음으로 한 시간 정도 걸어보라. 평소보다 훨씬 더 숙면할 수 있다. 조금 과

|그림 49| **까치발 걷기**

장해서 표현하면, 잠자면서 기절할 정도로 숙면한다. 그것은 까치발 걸음을 통해서 머리 쪽으로 혈류가 왕성하게 흘러 뇌의 기능이 활성화하고 숙면 효과를 가져오기 때문이다.

만성두통이나 안구건조증, 비염, 이명증, 이석증, 치주염 등으로 고생하는 사람은 숲길을 맨발로 걸을 때 종종 까치발 걸음으로 걸으면 관련 치유 효과가 좀 더 빨라질 수 있다. 불면증을 앓고 있거나 숙면에 어려움을 느끼고 있는 사람도 '까치발 걷기'를 자주 하는 것이 좋겠다.

'까치발 걷기'는 또 사타구니의 근육과 허리의 힘을 강화해 주는 작용을 한다. 발가락으로 설 때 발생하는 힘의 부하와 근육의 작용은 바로 허벅지와 사타구니를 통해 곧바로 척추와 연결된다. 그래서 우리 옛말에 남자들이 오줌을 눌 때 까치발을 하면 정력이 왕성해진다는 말이 있다. 여성들의 경우에는 이 까치발 걸음이 발목과 종아리 근육을 긴

장시켜 예쁜 다리를 만드는 데도 도움을 준다.

맨발걷기의 세 번째인 이 '까치발 걷기' 걸음은 이렇게 다양한 효용을 가진 걸음이다. 우리의 머리와 눈, 코, 귀, 입을 맑게 치유하는 자정의 걸음이고, 거기에다 남녀 모두에게 젊음과 자신감을 되찾게 하는 활력의 걸음이다.

사뿐사뿐, 낭창낭창, 그렇게 까치발 걸음을 해 보라. 그렇게 맨발로 까치가 되어 보라. 잠시라도 맨발의 까치발로 걸으며 머리와 눈, 귀, 코, 입과 가슴을 맑게 하고 젊음과 활력을 되찾게 하는 자정의 걸음, 활력의 걸음을 걸어 보기 바란다.

④ 잇몸을 우물거리듯 걷기

앞서 이야기한 '까치발 걸음'은 발뒤꿈치를 들고 발부리와 발가락 부위로만 걷는 걸음으로 발가락 끝과 발부리에 산재한 머리, 눈, 코, 귀, 입 그리고 가슴에 해당하는 반사구들의 지압 효과를 극대화하는 걸음이었지만, '잇몸을 우물거리듯 걷기'는 발가락을 완전히 하늘로 쳐들고, 즉 발가락은 만세를 부르는 상태에서 오로지 발바닥 중앙부위인 발허리로만 걸어, 발바닥 중앙에 지압 효과를 극대화하는 걸음이다. 즉 걸음의 추진력이 다른 걸음들처럼 발가락들이 접지하면서 대지를 끌어당겨 얻는 것이 아니라 발바닥의 발허리와 발부리 천장 부분이 대지를 잇몸으로 우물거리듯 한 모습으로 구르면서 걷게 되는 걸음이다.

이 걸음으로 발바닥과 대지가 좀 더 생생하게, 좀 더 적나라하게 서로를 마찰하고 지압한다. 땅바닥에 산재한 조그만 모래, 자갈, 나뭇가

|그림 50| 잇몸을 우물거리듯 걷기

지 하나하나가 발바닥의 반사 부위를 집중적으로 자극하기 때문에, 이 걸음은 발 지압의 관점에서 보면 맨발걷기 중 가장 완벽한 발바닥의 지압을 실현하는 걸음이다. 다른 걸음들에서는 발가락이 걸음의 추동력을 얻게 하지만 '잇몸을 우물거리듯 걷기'에서는 발바닥의 천정과 발부리 부분이 대지와 마찰하면서 걸음의 추진력을 얻게 한다.

발바닥의 중앙에는 온몸의 주요 장기의 지압점들이 다 분포되어 있다. 심장, 폐, 간, 췌장, 신장, 위까지 모든 주요 장기가 발바닥 중앙에 다 분포된 것이다. 네 번째 걸음인 '잇몸을 우물거리듯 걷는 걸음'은 동 주요 장기에 혈액을 왕성하게 공급하고 동 장기들이 활발하게 기능하도록 촉진하는 걸음이다. 심장의 기능이 활성화하고, 폐, 간, 췌장, 위 등의 기능 역시 활성화하여 관련 심혈관질환이나 폐암, 간암, 췌장암, 위암 등을 예방하거나, 설령 해당 질병들에 감염이 되어 있다 하더라도 스스로 치유하는 그런 걸음이다.

'잇몸을 우물거리듯 걷는 걸음'은 우리 몸의 주요 장기들을 무서운 질병으로부터 지키고 방어하는 매우 중요한 운동이다. 발바닥 중앙부를 대지에 밀착하고 그 지압 효과를 극대화함으로써, 대지로부터 그 기운을 오롯이 받아들일 뿐만 아니라 강력한 지압을 통해 각 장기에 강력하게 혈액을 공급함으로써 기능을 활성화하는 그런 중요한 걸음이다.

따라서 숲길에서 이렇게 '잇몸을 우물거리듯 걷는 걸음'을 걸으면 심장의 기능이 강화되어 관련 심혈관질환을 치유하고, 유방암을 치유하고, 당뇨병이나 갑상선암, 신장염도 치유한다고 생각하면서 걸으면 좋겠다. 또 혹시 간암이나 간경화 또는 간염 증세를 보이는 분이 맨발로 숲길을 '잇몸을 우물거리듯 걷는 걸음'으로 걷는다면 똑같이 그런 질환도 치유되는 효과가 주어질 것이다. 이는 저자가 2001년 맨발로 걷게 된 것이 바로 간암 말기의 청계산 이주선 씨가 한 달의 여생을 선고받은 후 청계산을 맨발로 걸어서 간이 재생하여 완전한 건강을 되찾았던 사례로부터 비롯되었기 때문이다.

숲길을 맨발로 걸을 때 이렇게 '잇몸을 우물거리듯 걷는 걸음'을 걸어보시라. 그러면 제일 중요한 장기인 심장, 폐, 간, 췌장, 신장이나 위장 등 모든 주요 장기가 활발하게 작동하는 것을 느끼게 될 것이다. 그리고 혹시 관련 장기에 암 등 심각한 질환들이 있다 하더라도 이른 시일 안에 치유될 것이다.

'잇몸을 우물거리듯 걷는 걸음'은 몸의 주요 장기에 해당하는 모든 부위의 암이나 질환들을 다 치유하는 걸음이다. 발가락 끝을 하늘로 높이 처들고, 발바닥으로 땅을 잇몸을 우물거리듯 강하게 지압하며, 그를 느끼며 천천히 걸어보시라. 심장, 폐, 간, 췌장, 신장, 위장 등 몸속의 주요 장기들이 모두 다 치유되는 건강하게 작동하는 건강의 걸음, 치유의 걸음이 될 것이다.

⑤ 주걱을 엎어 놓은 듯 걷기

맨발로 걷는 다섯 번째 걸음은 '주걱을 엎어 놓은 듯 걷는 걸음'이다.

발가락 전체를 다 오므려 다섯 발가락이 동시에 땅을 디디며 뒤로 밀듯 걷는 모습이 마치 주걱을 엎어 놓은 듯 보이는 걸음이다. 발뒤꿈치와 오므려진 발가락 끝이 땅을 부여잡고 발허리, 발샅, 발부리 등은 아치처럼 둥글게 휘어져 걷는 그런 걸음이다.

이제까지의 걸음들이 발뒤꿈치로부터 발허리, 발샅, 발부리, 발가락에 이르기까지 뒤에서 앞으로 차례로 힘의 배분이 이루어져 왔고, 무게 중심이 위에서 아래로, 뒤에서 앞으로 자연스럽게 이동되는 순順의 걸음이었음에 비해, '주걱을 엎어 놓은 듯 걷는 걸음'은 그 힘의 배분이 발가락으로부터 거꾸로 뒤로 작동하게 되는 역순의 걸음이다. 즉 걸음의 동작과 힘의 배분이 앞에서 뒤로, 아래에서 위로 이루어지는 역逆의 걸음인 것이다.

시냇물도 너무 고요하게만 흐르면, 그 바닥에 이끼가 끼듯이 우리 몸의 기氣나 혈관, 혈액도 마찬가지다. 물이 바위와 부딪혀 소용돌이를 만들고 그 과정에서 산소를 얻듯이 기나 혈액의 흐름에도 역방향의 자극이 필요하다.

|그림 51| **주먹을 엎어 놓은 듯 걷기**

그런 면에서 '주먹을 엎어 놓은 듯 걷는 걸음'은 기의 흐름을 일시적
으로 바꿔 신선한 충격을 주게 된다. 혈액의 흐름에도 역으로 작용해
혈관 속에 찌꺼기가 끼는 것을 사전에 차단하는 효과를 준다. 또한 발
바닥과 발가락의 모든 관절도 일상의 움직임과는 다른 힘을 받음으로
써 오히려 그 안에 쌓여 있던 피로감을 푼다.

초등학교 시절 학교 조회시간에 교장 선생님의 훈화가 길어지는 등
땡볕에 오래 서 있어서 몸과 발에 극도의 피로감을 느낀 경험이 있을
것이다. 이럴 때 신발 안에서 발가락을 오므린 상태에서 발가락 끝에
힘을 모으고 서 있었던 경험이 있을 것이다. 여기서 말하는 주먹을 엎
어 놓은 듯 걷는 걸음과 같은 자세다. 그렇게 하면 오래 서 있음으로
인해 몰려오던 몸과 마음의 피로가 일순 걷히는 상쾌함을 느낀다. 그
리고 몸 전체가 더욱 견고한 모습으로 서게 되는 것도 느끼게 된다. 다

섯 번째 걸음은 바로 그런 효과를 맨발걷기와 자연스럽게 연결하는 걸음이다.

지압 효과의 측면에서 보면 발가락 끝의 반사점들은 뇌의 상층부와 눈, 코, 귀 등에 직접 연결되어 있어서 두뇌의 활동, 눈의 활동, 코와 귀, 입의 기능을 활성화할 수 있는 걸음이다. 다섯 번째 걸음을 걸으면, 두통이 가시게 되는 효과는 물론 눈도 밝아지고, 귀의 기능도 조화롭게 된다. 두통을 해소하고, 뇌졸중이 치유되고, 눈물샘이 정상적으로 작동하고, 이석증 등도 치유할 수 있다.

그러나 이 다섯 번째 걸음은 앞에 제시한 네 가지 걸음들을 다 걸은 후 행하는 보충의 걸음이다. 기초가 잘 다져져야 건물이 흔들리지 않는 것처럼 걸음도 기본적인 것에서부터 차근차근 밟아가야 한다. 아울러 이 주걱을 엎어 놓은 듯 걷는 걸음은 기와 혈액의 흐름이 고정되어 피로감이 나타날 때 그를 뒤집는 반전요법의 하나로 이용하면 좋다. 이렇게 다섯 번째 '주걱을 엎어 놓은 듯 걷기'는 뇌와 눈, 귀 등의 기능을 밝고 깨끗하게 함과 동시에 역의 묘미, 반의 쾌감과 같은 그러한 아름다움과 효용성을 선사해주는 걸음이다.

⑥ 스탬프를 찍듯이 걷기

맨발로 걷는 여섯 번째 걸음은 '스탬프를 찍듯이 걷는 걸음'이다. 발바닥 전체로 지구와 대지를 어루만지고 마치 스탬프를 찍듯이 걷는 걸음 자세다.

종일 여러 가지 일로 바빠, 맨발걷기를 못한 날 저녁에는 모든 일을

|그림 52| **스탬프를 찍듯이 걷기**

다 마치고, 바로 집 옆 숲길로 달려나간다. 그리고 오랫동안 못 만났던 애인을 대하듯 대지를, 숲길을 맨발바닥으로 마음껏 어루만진다. 이럴 때 하는 '스탬프를 찍듯이 걷는 걸음'은 우리의 발바닥 전체와 발가락을 부챗살처럼 펴 엄지와 검지, 중지 등의 순서로 끌어당기며 숲길과 지구를 어루만지고 사랑하는 그런 걸음이다.

실제 '스탬프를 찍듯 걷는 걸음'이 걷는 모습 자체로는 두 번째 걸음인 황새처럼 걷는 걸음과 유사하다. 그러나 황새처럼 걷는 걸음의 경우에는 발바닥 전체가 동시에 땅을 디디지는 않는다. 발뒤꿈치부터 발허리, 발가락 끝까지 둥글게 접지하기 때문에 뒤꿈치가 접지하면 발가락은 하늘을 향하고 있고, 마지막에 발가락을 접지하면 발뒤꿈치는 들려지는 그런 걸음이었다. 그러나 이 스탬프를 찍듯 걷는 걸음은 발뒤꿈치와 발허리, 발가락까지 모두 동시에 대지를 딛는다. 그리고 대지를 발바닥으로 어루만진다. 그리고 발가락의 엄지, 검지, 중지의 순서로 땅을 끌어당기면서 걸음의 추동력을 얻는 그러한 걸음이다.

이 걸음의 명칭을 '스탬프를 찍듯이 걷는 걸음'으로 명명한 것은 사실은 틱낫한 스님이 걷기 명상을 할 때는 발로 스탬프를 찍듯이 대지를 꾹꾹 눌러 가면서, 이 아름다운 지구를 음미하면서 걸으라고 말씀하신 바와 같다. 그것은 나의 존재, 나의 실존에 대해 끊임없이 인지하는 그런 깨어있음, 영어로는 '마인드 풀니스mind fullness'를 실천하는 것이 바로 걷기 명상이라고 말씀하신바 바로 그것이다.

'스탬프를 찍듯이 걷는 걸음'은 발바닥을 땅에 밀착시키면서 동시에 앞의 발가락들이 엄지, 검지, 중지 순으로 차례로 대지를 끌어당기는 그런 걸음이 되겠다. 그렇게 함으로써 지압의 측면에서 보면, 발뒤꿈치와 발바닥의 지압 효과는 물론 앞쪽에 있는 발가락에까지 지압 효과가 고루 작용함으로써, 온몸의 장기는 물론 머리, 눈, 코, 귀 등의 지압 효과를 강화함으로써 해당 부분의 혈류를 강화하고 그 기능을 활성화하는 그런 걸음이다.

따라서 '스탬프를 찍듯이 걷는 걸음'은 자신의 실존에 천착하는 그런 명상의 걸음임과 동시에 우리의 몸속 각 장기는 물론 머리 부분에 해당하는 뇌와 눈, 코, 귀 등 모든 기관이 활발하게 작동하는 효용성이 뛰어난 걸음이다. 아울러 '스탬프를 찍듯이 걷는 걸음'은 나 자신의 존재에 대한 뚜렷한 인식은 물론 동시에 내가 사는 이 지구를 발바닥으로 어루만지고 사랑하는 걸음이 된다.

또한 발바닥의 아치가 양쪽으로 견고한 균형을 이루면서 우리의 자세를 균형 있게 받쳐주는 걸음이다. 그것은 흐트러진 몸의 자세로 인해 뒤틀려진 무릎, 요추, 척추, 경추 등 관절들의 위치까지 정확하게 바른 위치를 되찾도록 하는 걸음이다. 동시에 발바닥과 발가락으로 추동력을 얻기 때문에 몸 전체에 위로 전달하는 탄력 자체가 부드럽고 자연스럽다. 따라서 신발을 신고 걸을 때 딱딱한 고무 밑창으로 인해 주어졌던 근골격계의 충격이나 경직화 현상이 이 스탬프를 찍듯 걷는 걸음을 걸으면 완화되고, 더 나아가 근골격계를 싸고 있는 근육들이 말랑말랑해지는 효과를 가져온다.

스탬프를 찍듯이 걷는 걸음은 몸의 자세를 양발의 아치를 중심으로 굳건히 그리고 균형 있게 구축되도록 해줌과 동시에 근골격계를 싸고 있는 모든 근육을 자연 그대로 말랑말랑한 모습으로 변화시킨다. 참으로 많은 효용을 가진 걸음이다. 어떻게 보면 앞에서 서술한 다섯 가지 걸음의 효과들이 집약되는 최고의 걸음걸이 형태가 되겠다.

따라서 이 스탬프를 찍듯이 걷는 걸음은 앞에서 이야기한 다섯 가지의 걸음들을 다 걸어 보고 난 다음 마지막으로 발뒤축부터 발바닥 전체와 발가락으로 땅을 어루만짐과 동시에 땅을 끌어당기면서 추동력을 얻는 걸음으로 마무리를 하면 좋겠다.

결국 이 걸음은 나 자신의 실존에 충실해지는 명상의 걸음임과 동시에 사랑하는 지구를 어루만지고 쓰다듬는 멋진 걸음이다.

⑦ 가재처럼 뒤로 걷기

맨발로 걷는 마지막 일곱 번째 걸음은 '가재처럼 뒤로 걷기'다. 이 걸

|그림 53| 가재처럼 뒤로 걷기

음은 걷는 모습이 마치 가재가 뒤로 기어가는 것과 닮았다. 뒤로 걷는다는 면에서 앞의 여섯 가지 걸음과 전혀 다른 형태의 걸음이고 그 느낌과 효과 등에서도 현저한 차이가 있다.

뒤로 걷는 걸음은 발바닥 각 부위의 착지 순서가 두 번째 걸음인 황새처럼 걷는 걸음과 정반대의 순서로 이루어진다. 황새처럼 걷는 걸음의 경우는 발뒤꿈치로부터, 발허리, 발살, 발부리 그리고 발가락의 순서로 둥글게 접지되었지만, 가재처럼 뒤로 걷는 걸음은 이와 역순으로 둥글게 접지되는 것이다. 평소에 행하지 않는 걸음이라 조금은 부자연스럽지만, 후진을 통해 색다른 즐거움을 얻을 수 있는 걸음이다.

앞으로 걸을 때와는 달리 뒤로 걸으면 숲길 양옆의 나무들이 마치 파노라마처럼 양쪽 눈을 스쳐 지나가는 기분을 느끼게 된다. 역방향의 좌석에 앉아 여행할 때 차창 밖으로 지나는 풍경을 대하는 것과 같다.

뒤로 걷기의 재미와 운치가 여기에 있다.

지나온 숲길을 뒤돌아보며 걸으면 과거의 삶을 다시 한번 반추해 보게 한다. 천천히 뒤로 걸으며 그 여유와 멋을 즐겨보시라.

그러나 뒤로 걸으면 발이 자칫 엉뚱한 곳에 빠지거나 장애물에 부딪힐 수 있으므로 뒤에 놓인 길의 상황을 잘 살펴 걸어야 한다. 부부나 사랑하는 사람과 같이 걷는 등 동행이 있으면 손을 잡고 한 사람은 앞을 보며 길을 인도하면서 교대로 뒤로 걷기를 하는 것이 가장 좋은 방법이다. 길을 걷는 동안 동행자와 손을 잡고 걷는 따뜻한 정의 교감과 연대는 또 다른 수확이 될 것이다.

또한 '가재처럼 뒤로 걷기'는 앞으로 걷는 걸음들보다 더 많은 운동량을 가져 온다. 발과 장딴지 등에 전해지는 힘의 방향이 통상의 걸음과 정반대로 작용하기 때문에 평소에 쓰지 않던 근육을 사용하여 근육 발달의 불균형을 막아 준다.

스포츠의학 전문의 조성현 박사는 그의 《워킹 다이어트법》에서 뒤로 걷기는 앞으로 걷는 걸음보다 세 배 정도 운동량이 많다고 했다. 뒤로 걷기를 10분간 했을 때와 앞으로 걷기를 30분간 했을 때의 체온상승과 뇌파 변화가 거의 같다는 것이다. 그래서 뒤로 걷는 걸음은 좁은 공간에서 걷는 사람들이나 하루에 많은 시간을 걷기운동에 투자할 수 없는 사람들에게 권하는 걸음이다.

일본의 의학박사 오오누마 아끼다가도 《건강 365일》이란 책에서 '뒤로 걷기 백 보는 앞으로 걷기 만 보'라고 쓰고 있으니 뒤로 걷기의 탁월한 운동 효과는 관련 학자들에게 이미 공인된 사실이다.

뒤로 걷기 즉 '가재처럼 걷는 걸음'은 탁월한 운동량과 효과를 갖지만 진행되는 양상을 보면 느림의 걸음, 여유의 걸음, 관조의 걸음이다. 앞의 여러 걸음이 각기 그 자체의 의미와 지압 효과 등 추구하는 바에 따라 나름대로 긴장도와 치열함을 갖고 있지만, 뒤로 걷기는 그것들을 다 내려놓고 뒤를 돌아보게 하는 휴식의 걸음이다. 지나온 삶을 반추하게 하는 관조의 걸음이다. 그리고 동행자와 함께 따뜻한 정을 나눌 수 있는 연대와 교감의 걸음이기도 하다.

천천히 뒤로 걷노라면 파노라마처럼 스쳐 지나가는 나무들이 손을 흔들어 인사한다. 그리고 어머니 대지가 문득 일어나 앉아 뒤에서 맨발로 걷는 나를 한 번 꼭 안아 주실 것만 같은 그러한 걸음이다.

03

1일 3회
맨발걷기의 원칙

  맨발걷기를 하였는데, 왜 빨리 치유가 안 되는지를 묻는 분들의 경우, 맨발을 얼마나 하셨나 반문해보면 대부분, 며칠에 한 번씩 또는 주말에만 한다는 분들이 많고 또 하루에 한 번 정도 한다는 분들도 많다. 그럼 맨발 시간과 횟수가 부족하다는 답변을 드리고, "하루 세끼 식사하시듯이 하루 3회 맨발하시라"고 권해 드린다. 며칠에 한 번 하시면 며칠에 한 끼 식사하는 것과 같고, 하루에 한 번 하심도 하루에 한 끼 식사하는 것과 진배없다 말씀 드린다.

  그 이유는 우리 몸의 활성산소는 끊임없이 생성되고, 혈액도 끊임없이 끈적끈적해지고, 에너지대사의 핵심 물질은 끊임없이 소진되는데, 며칠에 한 번씩 맨발을 하거나 하루 1회 정도 맨발을 하면, 그 나머지 시간에 활성산소가 온몸에 가득 차 성한 세포를 공격하여 염증과 각종 만성질환을 촉발할 수 있고, 끈적끈적해진 혈액에 혈전이 생겨 무서운 심혈관질환, 뇌질환의 원인이 될 수 있으며, ATP가 소진되어 활력이 떨어지고, 피부와 세포 등에 산화와 함께 노화가 올 수 있기 때문이다.

저자 역시 과거 금융인 생활을 할 때 하루 1회 맨발하기가 쉽지 않았고, 당시도 각종 스트레스 때문에 한 때 안구정맥 폐색증 등을 앓은 적도 있었고, 당시 여전히 불면의 밤이 시도 때도 없이 찾아온 적이 많이 있었다. 그러나 지난 2016년 대모산에 '맨발걷기국민운동본부'를 시작하고, 지난 3~4년 간 하루 3회 이상 정확하게 맨발걷기를 실천한 이후에는 비교적 모든 상황이 안정되고, 일체의 약물이나 영양제 등의 도움 없이 건강하고 활기찬 삶을 영위해가고 있다.

아침에 기상 직후 회원 여러분들에게 전하는 단톡방 아침 메시지를 쓰기 위해 하루도 빠짐없이 아파트 마당을 한 시간씩 걷거나 제자리걸음을 하고 있고, 점심시간 이후에는 가능한 30분 내지 1시간을 대모산에 오르고, 퇴근 후에도 집 앞 아파트 마당 등을 최소 10분에서 30분 정도 맨발로 걷고 난 후 귀가한다. 그리고 저녁 식사 후에도 다시 밤 9시 경 집을 나와 탄천변 맨발산책로를 1시간 이상 맨발로 걸으며 '맨발걷기국민운동본부' 카페에 올릴 '맨발로 쓰는 아침편지'를 핸드폰으로 구술하거나 정리하며 마지막 맨발걷기를 한다. 매일 하루 최소 1만보 이상의 걸음 수를 목표로 하고 있다. 그러한 일상의 하루 3~4회 맨발걷기의 하루도 빠짐없는 루틴한 일상의 반복이 자신의 건강한 신체와 건전한 정신을 담보하고 있다는 것이 저자의 확고한 결론이다.

실제 하루 한 번 1시간 정도 맨발하여 혈압, 혈당, 이명, 비염이나 자가면역질환 등 증상에 크게 도움이 안 되었던 분들이 하루 최소 2회 내지 3회 이상, 총 2~3시간 이상 맨발걷기의 실천으로 원하던 건강상태와 치유를 마침내 이루었다 증언하는 분들을 많이 보게 되었음 역시 '하루 3회 맨발걷기의 원칙'의 타당성을 방증한다.

옛날 날이 아무리 춥더라도 때가 되면 어머니께서 언 부엌으로 나가서서 하루 세끼 밥을 차리셨듯이 날이 아무리 춥거나 기상 조건이 나쁘더라도 맨발로 걷는 하루 3회 땅과 맨발의 만남, 땅으로부터의 생명의 자유전자의 맨발 충전을 빼먹어서는 아니 되는 이유다.

그런 점에서 일상에서의, 특히 강추위 속 우리의 맨발걷기는 사뭇 비장하고 엄숙하다. 어떠한 난관이 있더라도 멈추지 않고 뚫고 나가 이겨야 하는 건강한 삶과 치유에의 엄중한 목표 속 불퇴전의 대장정이다.

겨울철 맨발걷기 방법과 '300m vs 300m 룰'

봄, 여름, 가을 우리의 숲길, 바닷길은 맨발로 걷는 사람들로 가득 찬다. 많은 사람들이 맨발로 걸어 치유되고, 많은 사람들이 건강해지고 그리고 많은 사람들이 잊었던 웃음을 되찾기 때문이다.

그러나 날씨가 추워지면 전국의 수많은 숲길, 황톳길을 넘치게 걷던 많은 맨발인들의 인적이 뜸해진다. 특히 영하로 날씨가 뚝 떨어지고, 영하 10도를 넘어서면 인적을 찾기가 쉽지 않다. 날씨가 추워지면서 많은 사람들이 움츠러들고 맨발로 나서는 것을 두려워하기 때문이다.

그러다 보니 실제 봄, 여름, 가을 맨발로 걸어 많은 질병들이 치유되었던 분들이 한겨울 동안 서너 달을 맨발을 쉬면서 또다시 통증을 호소하거나 치유되었던 과거의 병들이 재발된 경우들이 적지 않다.

이에 저자의 '맨발걷기국민운동본부'는 11월 3째 주 종강을 함과 동시에 그 다음 날부터 '동절기 맨발걷기 100일 대장정'을 실시한다. 한겨울 내내 하루도 빠지지 말고 맨발로 걸어 건강한 삶을, 더 이상 질병의 질곡에 빠지지 않는 그런 삶을 기약하기 위함이다.

그래서 '맨발걷기국민운동본부'의 단톡방과 네이버 카페는 뜨겁다. 겨우내 100일 동안 하루도 빠짐없이 맨발로 걷는 엄숙하고도 장엄한 행진이 계속되기 때문이다. 그 과정에 추위를 이겨 나가는 많은 방법들이 지혜롭게 찾아내지고 또 그것을 여러 사람들이 공유한다.

예컨대 두터운 수면양말이나 등산양말 등의 바닥에 구멍을 두 군데 내어 신고 걷게 되면 웬만한 추위는 이겨 나갈 수가 있다. 땅과의 접지를 유지하기 위한 방편이다. 소위 구멍 양말의 지혜다. 또한 거기서 날씨가 좀 더 추워지면 양말을 신은 발등에 발등팩이라는 핫팩을 붙이기도 한다. 그러면 좀 더 추운 날씨도 이겨 나갈 수가 있다. 그리고 발등 보호대와 같은 여러 가지 방법들도 찾아낸다. 털신이나 방한화의 밑창을 잘라내어 발등을 덮어 보호하되 발바닥은 땅과의 접지를 유지하는 그런 방편이다.

거기에다 눈이 오면 또 다른 방법을 찾아낸다. 저자가 말하는 '300m vs 300m의 룰'이다. 눈 덮인 숲길을 맨발로 걸을 때, 특히 영하의 날씨 속에서는 슬리퍼를 신고 가서 '300m vs 300m 룰'을 따르도록 권한다. 처음 약 300m는 슬리퍼를 벗어 들고 맨발로 걸으면서 맨발로 걷는 눈길의 청량한 쾌감을 즐기고, 또 다음 300m는 들고 간 슬리퍼를 다시 신고 걸으며 그 따뜻함의 묘미를 즐기는 것이다. 이 방법을 활용하면 맨발이 얼어 동상이 걸릴 수 있는 위험을 피할 수 있다. 비록 고무 밑창으로 된 슬리퍼라도, 또 발바닥에 눈이 많이 묻은 상태에서 슬리퍼를 그대로 신더라도, 발바닥의 체온이 밖으로 빠져 나가지를 않고 발바닥과 슬리퍼 바닥 사이에 따뜻한 물기로 남기 때문에 한 20~30m만 걷고 나면 금방 슬리퍼 속 발바닥이 따뜻해짐을 느끼게 된다. 마치 발바닥이 집 안으로 들어온 듯한 그런 따뜻한 느낌이다.

그렇게 300m는 맨발로, 또 다음 300m는 슬리퍼를 신고 걷는 것을 반복하면 눈길이라도 장시간 맨발로 걸을 수 있다. 맨발로 걸을 때의 청량감도 한 쾌감이지만, 그다음 슬리퍼를 신고 걸을 때 발바닥의 따뜻함 역시 또 하나의 쾌감이다. 얼얼할 정도의 차가운 눈의 청량한 촉감과 슬리퍼 속의 발바닥으로 느껴지는 따뜻함의 그 극명한 대조는 눈 덮인 숲길 맨발걷기의 또 다른 쾌감이자 묘미다.

'300m vs 300m 룰'을 지키며 교대로 걸을 때 느껴지고 확인되는 또 다른 이점이 있다. 그것은 맨발로 걸을 때와 슬리퍼를 신고 걸을 때 발가락의 위치와 역할 그 기능은 물론 몸의 직립 상태의 위치와 균형 등이 현격히 차이가 있음을 현장에서 확인할 수 있기 때문이다.

맨발로 걸을 때는 발바닥으로 땅을 어루만짐과 동시에 발가락이 부챗살처럼 펴지면서 땅을 끌어당기며 앞으로 나아가는 추동력을 확보하는 것이 확연하게 드러난다. 그런데 슬리퍼를 신는 순간 그 발가락은 부챗살처럼 펴지는 것이 아니라 슬리퍼 속에서 발가락들이 오므라들어 버리는 상황이 됨을 확인할 수 있다. 다시 말해 발가락의 엄지와 검지, 중지들의 역할이 맨발로 걸을 때만큼 그렇게 쫙 펴지면서 작동하지 못한다.

또 맨발로 걸을 때는 발바닥이 땅에 딱 붙어 착지하면서 발의 아치가 제대로 바로 선다. 양쪽 발의 아치가 땅을 굳건히 디디고 서면서 몸의 골격과 뼈대 전체가 똑바로 정위치하면서 균형 있는 자세를 확보한다. 그런데 슬리퍼(또는 등산화 등 신발)를 신고 걷게 되면, 우선 슬리퍼의 바닥의 각도가 앞쪽은 낮고, 뒤쪽은 높아서 발바닥이 땅과 딱 붙는 평행을 이루지 못하고 앞으로 약간 기울어지며 걷는 형태가 된다. 자연히 몸의 골격과 뼈대가 똑바로 균형 있게 서지를 못하고, 미세하나마 앞으로 기우는 자세로 걷게 된다.

그렇게 '300m vs 300m 룰'의 걸음걸이를 반복하면 맨발로 땅을 걸을 때와 슬리퍼(또는 등산화 등 신발)를 신고 걸을 때의 그 차이가 현격히 드러나는 것이다. 다시 말해 맨발로 걷는 것이 얼마나 건강하고 균형 있는 바른 몸의 자세를 확보하게 되는지를 바로 현장에서의 슬리퍼를 신을 때와 직접 대비하면서, 스스로 뚜렷하게 느끼고 인지할 수 있다.

눈 덮인 숲길을 이 '300m vs 300m 룰'을 따라 걸으면, 맨발로 걷는 청량감 외에 슬리퍼를 신고 눈밭을 걸을 때의 따뜻함까지 같이 누리는 호사를 경험할 수 있다. 동시에 슬리퍼를 신고 걸을 때의 발과 발가락의 부자연스러운 위치와 작동상황 등을 극명하게 비교, 확인하여 왜 숲길을 맨발로 걸어야 하는지를 깨달을 수 있는 절호의 기회를 제공한다. 그 점에서 눈 덮인 숲길을 걸을 때의 '300m vs 300m 룰'은 여러 가지 면에서 유익하고 유용한 법칙이라 하겠다.

05

맨발걷기의
여섯 가지 안전수칙

평생 신발을 신고 살았던 사람들의 경우, 맨발로 걸으라 하면 당장 혹시 발바닥을 뾰족한 물체에 찔리거나 위험물을 발로 차는 등 다칠 위험이 없는가를 걱정한다. 또 비가 오는 산길을 맨발로 걷다 보면 미끄러지지 않을까 염려한다. 그러나 지난 8년간 대모산을 찾은 수많은 사람들 중 특히 처음 신발을 벗고 맨발로 걷는 사람들의 경우, 3시간여를 같이 맨발로 걸어도 발바닥을 다친 경우가 거의 없다. 단지 가을에 밤송이가 떨어져 있을 때 그를 밟아 밤가시에 찔린 경우가 몇 번 있었을 뿐이다.

하지만 어떠한 경우에도 부주의로 인한 상처 등 위험에 처할 수 있기에, 그를 최대한 방지하고 맨발로 걷는 경우의 안전 확보를 위해 아래에 여섯 가지 안전수칙을 공지하고 수시로 안내한다.

① 간단한 준비운동으로 근육과 관절을 풀어준다

맨발걷기 전 허리와 무릎 등을 부드럽게 풀어주는 맨발체조를 반드시 실시해야 한다. 맨발로 걷는 동안 동 신체부위들이 잘 작동하여, 신체에 조금의 무리라도 가지 않도록 사전 대비하여야 한다.

② 걸을 때는 항상 눈 앞 1~2m의 지면을 응시하되, 위험물이 있을 시 즉시 피하도록 한다

특히 산길에 간혹 떨어져 있는 밤송이는 맨발로 걷는 사람들에게는 즉각 피해야 할, 주의가 요구되는 위험물질이다. 눈앞을 계속 응시하면서, 밤송이나 뾰족한 나뭇가지 등 위험물질을 잘 피해서 걷도록 한다.

③ 항상 발걸음을 똑바로, 수직으로 내딛도록 걷는다

발을 질질 끌거나 땅을 차면 땅 위의 돌출 물질에 발을 차여 통증을 느끼게 되거나, 상처가 날 가능성이 있으니, 발걸음을 가능한 또박또박 걷는 느낌으로 걷기 바란다.

④ 길 밖이나 풀섶은 맨발로 들어가지 않는다

사람이 다니는 길이 아닌 길 밖이나 풀섶은 절대 맨발로 들어가지 않도록 각별히 주의를 요한다. 길 밖이나 풀섶에는 눈에 보이지 않는 가시나 낡은 철조망 등 위험물질이 있을 수 있기 때문이다.

⑤ 비탈진 경사면을 내려 올 때는 반드시 주변의 나뭇가지 등을 붙잡고 내려 오고, 특히 비가 올 때는 경사진 길을 걷는 것을 사전에 피하도록 한다

비가 오면 비탈 진 경사면은 지극히 미끄러워 자칫 뒤로 넘어질 염려가 있으니, 가능한 비탈진 길은 피하고, 불가피한 경우에는 반드시 주변의 나뭇가지 등을 붙잡고 단단히 지지한 상태에서 내려 와야 미끄러지는 사태를 사전에 예방할 수 있으니 각별히 유의하기 바란다.

⑥ 파상풍 예방접종을 실시한다

만약 상처가 났을 경우, 병균이 침투할 수 있으니, 인근 병원이나 의원에 가서 파상풍 예방접종을 받기를 적극 권장한다. 파상풍 예방접종을 한 번 받으면 그 효과가 10년간 지속된다 하니, 반드시 파상풍 예방접종을 받고 마음 편하게 숲길 맨발걷기를 즐기기 바란다.

06

맨발걷기 후의
발관리

맨발로 걸은 후 생기는 굳은살에 대해 고민을 이야기하는 경우가 종종 있다. 발바닥을 맨땅과 접촉하며 걸으니, 당연히 굳은살이 생긴다. 하지만 그를 1~2주에 한 번씩 각질제거기로 제거해 주고 발크림이나 바셀린 등을 바르면, 우리의 발바닥은 찰고무처럼 탄력성 있는 선홍색의 아름다운 피부로 변신하게 된다. 그리고 그것은 어느 날 우리 몸에 가장 자신 있는 부분이 되고, 또 누구에게나 자랑하고 싶은 건강의 상징미가 되는 것이다.

그러기 위해서는 평소 발관리를 잘 해 주어야 하고, 특히 동절기가 되면서 그 필요성이 더 커진다. 날씨가 건조하고 또 춥기 때문에 발바닥의 각질들이 쉽게 갈라져 통증을 초래하는 경우가 종종 있기 때문이다. 특히 매일 맨발로 걷는 사람들일수록 발바닥이 이곳저곳 갈라질 확률이 매우 높다. 이에 맨발걷기 후 발관리에 대해 잠시 설명한다.

맨발로 흙길, 모랫길, 자갈길 등을 걷기 시작하면 그동안 신발과 양말 속에서 약해진 발바닥에는 물집이 생길 수 있다. 그렇다고 해서 맨발걷기를 중단할 수 없기에, 물집이 잡힌 부위는 터뜨린 후 소염제와 연고를 바르고 일회용 밴드를 붙이면 된다. 거기에 붕대를 감으면 별다른 이상 없이 다시 맨발걷기를 즐길 수 있다. 그리고 맨발걷기가 끝날 때마다 상처 부위를 잘 씻고 약을 바르면 수일 후 상처는 저절로 아문다.

그렇게 지속적인 맨발걷기가 진행되면 이제는 발바닥에 굳은 각질이 생기기 시작한다. 특히 동절기에는 그 정도가 더 심해진다. 그리고 이를 잘못 관리하면 발바닥 이곳저곳이 갈라져 심한 통증을 유발하게 된다.

저자는 그동안 시중의 발크림이나 바셀린을 구해 매일 바르곤 하였는데, 추운 날씨에도 매일 걷다 보니 한 곳이 나으면 다른 데가 갈라지고, 또 다른 데가 갈라지는 등 상황이 간단치 않았다. 특히 일회용 밴드를 붙이고 나가면, 들어와서 다 떼어 내고 발크림을 바르고 다시 밴드를 붙이는 등 번거롭기 짝이 없었다.

그런데 지난 겨울 어느 날 맨발로 걷고 있던 한 회원 부부가 발바닥이 자꾸 갈라질 때 약국에서 파는 상처치유용 습윤드레싱 인공피부를 사서 붙인다며 추천을 해 주었다. 즉시 약국에 가서 그를 구입하여 잘라서 갈라진 부위에 붙였더니, 너무나 편해졌다. 그를 바르고 나니 걸을 때 우선 통증도 바로 사라지고, 또 나가서 맨발로 걷고 들어와서도 뗄 필요 없이 나을 때까지 그대로 붙이고 있었더니 2~3일 후 갈라진

자리에 하얗게 피부가 새로 돋아나는 것이었다. 달리 그 부위에 약이나 발크림을 바르지 않아도 동 인공피부에 치료성분들이 함유되어 있어, 자연스럽게 치유가 된 것이다. 혹시 발바닥 등 피부가 갈라지면, 동 인공피부를 사서 붙이기 바란다.

한편 평소의 맨발걷기 후 발관리를 위해서는 다음과 같은 유의사항을 따르고, 우리 자신의 아름다운 맨발에 대한 자신감을 고양할 필요가 있다.

맨발걷기가 끝난 후에는 발바닥을 깨끗이 씻고, 발크림이나 바셀린, 오일 등을 발라서 항시 수분이 유지되도록 해야 한다. 약국에 가면 일반적인 발의 거칠어진 피부나 갈라진 뒤꿈치에 바르는 발크림이나 연고도 구입할 수 있으니 그를 구입하여 수시로 바르면 좋다.

그리고 일주일에 한 번 정도 각질 제거기를 이용해 각질을 제거함으로써 발바닥의 탄력을 유지시키는 것이 좋다. 그것은 맨발걷기 시 발바닥과 지표면의 접촉의 강도를 항상 적정 수준이 되도록 유지하는 일이며, 선홍색의 건강한 발바닥을 유지할 수 있는 길이기도 하다. 각질 제거 후 깨끗해진 발바닥은 생고무 같은 탄력성을 갖게 되고, 불그스레하게 화색이 돌아 새로 태어난 맨발의 아름다움을 느끼게 될 것이다.

맨발걷기와 발 관리로 건강해진 발은 이제 웬만한 자극에는 상처를 입지 않을 것이다. 신발을 신고 다닐 경우, 종종 물집이 생기는 경우를 접하게 된다. 하지만 신선한 공기와 맞닿아 건강해진 맨발은 신발보다도 더욱 더 안전한 발걸음을 인도한다.

이렇게 맨발에 대한 코페르니쿠스적 인식의 전환이 필요하다. 단순한 걷기의 수단에서 사유의 진원지로, 단순히 몸을 지지하는 도구에서 생명의 근간이자 원천으로 발에 대한 생각을 바꾸어 나가야 한다.

그럴 때 발은 구두 속에 갇혀 고약한 발 냄새가 나는 창백한 신체의 한 부위가 아니라, 누구에게나 내보이고 싶은 자랑스러운 발로 또 우리 신체의 건강의 상징으로 아름답게 재탄생하게 될 것이다.